Operative Skoliose-Eingriffe – das erwartet Sie – so bereiten Sie sich vor

Ein Handbuch für Patienten

Ein detaillierter und objektiver Einblick in das, was Sie vor und während eines operativen Skoliose-Eingriffs erwartet

Dr. Kevin Lau
Vorwort von Dr. med. Siddhant Kapoor

DIE GESUNDHEIT
IN IHREN HÄNDEN

∧C∧ Amerikanischen Vereinigung der Chiropraktiker

DIE AMERICAN CHIROPRACTIC ASSOCIATION FREUT SICH ALS MITGLIED BEGRÜßEN ZU DÜRFEN

Kevin Lau, D.C.

HIERMIT WIRD BESTÄTIGT, DASS DER GENANNTE CHIROPRAKTIKER EIN MITGLIED DER AMERICAN CHIROPRACTIC ASSOCIATION IST. DIE ACA SETZT SICH FÜR PATIENTENRECHTE UND PATIENTENENTSCHÄDIGUNG EIN. DER CHIROPRAKTIKER GELOBT, DIE ETHISCHEN KONVENTIONEN VON ACA ZU BEFOLGEN, WONACH DAS HÖCHSTE ZIEL DER CHIROPRAKTISCHEN PROFESSION DAS WOHL DES PATIENTEN IST.

April 17, 2012
Date

Keith S. Overland, DC
President

ACAS ZIEL
Führend in der medizinischen Versorgung zu sein und der chiropraktischen Profession und ihrem natürlichen Ansatz für Gesundheit und Wohlergehen eine positive Vision zu bieten

ACAS MISSION
Die chiropraktische Profession und die Dienste von Chiropraktikern zum Wohle der Patienten, denen sie dienen, zu bewahren, zu verbessern und zu fördern

ACAS VISION
Den Fokus der medizinischen Versorgung von der Krankheit auf das Wohlergehen hin zu verlagern

---

▌ SOSORT

INTERNATIONALE GESELLSCHAFT FÜR ORTHOPÄDIE UND REHABILITATION DER SKOLIOSE

In Anerkennung für seine Verdienste um die Pflege und die konservative Behandlung von Skoliose wird,

Kevin LAU, DC,
Singapur, Singapore

hiermit zum
Assoziierten Mitglied von SOSORT im Jahr 2012 gewählt

Dr. med. Stefano Negrini,
Italien, Präsident

Dr. Patrick Knott,
Arzt-Assistent Generalsekretär

Ein Handbuch für Patienten
Operative Skoliose-Eingriffe

Über den Autor

Dr. Kevin Lau D.C., Absolvent der RMIT Universität Melbourne, Australien, und des Clayton College Alabama, USA, vereint in seiner Person akademisches Wissen und jahrelange praktische Erfahrung in natürlicher und präventiver Heilkunde. Sein erfolgreicher ganzheitlicher Ansatz für die Behandlung von Skoliose befreit nicht nur den Körper, sondern auch den Verstand und den Geist von dieser Krankheit.

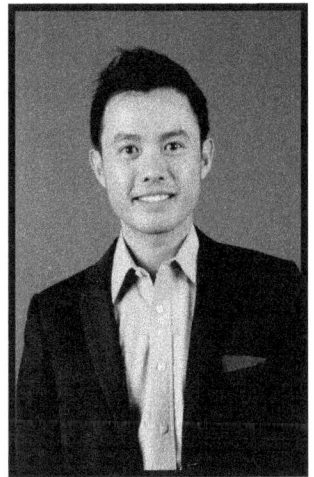

Auf Sie wartet ein erstaunliches Sortiment an Büchern, Zeitschriften und Informationsmaterial, das Sie auf Ihrem Weg hinaus aus der Skoliose begleiten und Ihnen helfen soll. Dr. Kevin Lau bietet Ihnen nie zuvor dagewesene, informationsreiche und höchst leserfreundlich gestaltete Bände und Bücher zum Thema Skoliose an. Einige der besten natürlichen Behandlungsmethoden finden Sie in dem Amazon Bestseller *Ihr Plan für eine natürliche Behandlung und Vorbeugung von Skoliose*. Als perfekte Ergänzung dazu begleitet Sie die *Ihr Arbeitsbuch zur natürlichen Skoliose-Behandlung* auf dem Weg Ihrer Therapie. Erwarten Sie ein Kind, dann gibt Ihnen Dr. Lau *Skoliose und eine gesunde Schwangerschaft* an die Seite – ein bahnbrechendes Buch voller praktischen Wissens zu Empfängnis und Schwangerschaft bei Skoliose-Betroffenen.

Darüber hinaus nutzt Dr. Kevin Lau moderne Medien, um mit seinen Heilverfahren möglichst viele Betroffene zu erreichen. Die DVD *Skoliose-Übungen* stellt Ihnen eine allumfassende Sammlung von Korrekturübungen vor. Für Ihr iPhone steht *ScolioTrack*, eine der beliebtesten medizinischen Apps, zur Verfügung und *Scoliometer*, eine ausgeklügelte App, mit der Sie den Grad Ihrer Krümmung verfolgen und Ihren Fortschritt kontrollieren können.

Durch die Zusammenarbeit mit Hunderten von Skoliose-Patienten und anderen Erkrankten ist es Dr. Kevin Lau gelungen, die klaren Vorteile einer nicht-operativen, d.h. konservativen Skoliosebehandlung nachzuweisen.

Ausgehend von seinen Erfahrungen mit Patienten ist Dr. Lau sich sicher, dass wir Krankheit und Gesundheit kontrollieren können. Betroffene, mit denen er gearbeitet hat, stammen aus sämtlichen sozialen Schichten, ihr Alter reicht vom Kleinkind bis hin zu Neunzigjährigen. Dr. Lau ist Preisträger des von Straits Time, der führenden englischsprachigen Tageszeitung in Singapur, verliehenen Best Health-Care Provider Award (Preis für beste medizinische Versorgung).

In seiner Laufbahn verfügt Dr. Lau aufgrund seiner langjährigen Erfahrung über Fachkenntnisse in der Behandlung von Skoliosepatienten, Diabetikern und Betroffenen, die unter Depressionen, Arthrose, Bluthochdruck/Hypertonie, Herzproblemen, chronischen Nacken- und Rückenschmerzen sowie chronischer Müdigkeit und anderen „modernen Krankheiten" leiden.

Dr. Lau weiß, dass es die Natur ist, die die beste Medizin liefert, und kein Labor, das synthetisch und in Masse produziert.

Dr. Kevin Lau über seine Mission

Um eine Skoliose wirklich zu behandeln, muss man ihre Wurzel beseitigen. Ich möchte an dieser Stelle betonen, dass es mein Ziel ist, die ursächlichen Faktoren einer Skoliose zu erforschen. Die heutige Wissenschaft beschränkt sich auf die Analyse von Rumpforthesen und operativen Methoden, die nur die Symptome und die Auswirkungen der Störung angehen. Die Erforschung der Ursachen für eine Skoliose und deren Behandlung bietet noch zahlreiche Ansatzpunkte.

Ein Großteil meines Buches intendiert daher, ein Verständnis für die Wurzel der Skoliose zu entwickeln, damit wir kommenden Generationen diese weit verbreitete Wirbelsäulendeformität ersparen.

Vorwort

D er Mensch ist an einem erstaunlichen, schwindelerregenden Gipfel angelangt. Nie zuvor wurde ein solcher Höhepunkt so intensiv angestrebt. Gott hat uns die Werkzeuge an die Hand gegeben, mit moderner Medizin und Wissenschaft immer tiefer in die Welt der Forschung, der Entdeckungen und erstaunlichen Erfindungen zu dringen. Damit wir ein Teil dieses Szenarios werden, damit wir effektiv unseren Beitrag leisten und den erwünschten Gewinn daraus erzielen, müssen zwingend Körper und Geist in Bestform sein. Doch bestimmen Krankheit und Unsicherheiten unseren Alltag, insbesondere da der Segen unseres modernen Lebens auch mit negativen, ungesunden Aspekten einhergeht.

Es ist der Körper, diese physiologische, biologische Maschine, Gottes Schöpfung, der die Gefahren, die von unserem Beruf, von unserem Lebenswandel aus auf unsere Existenz einwirken, am meisten zu spüren bekommt.

Das hat fatale Folgen gerade für denjenigen Körperteil, der uns buchstäblich aufrecht hält. Jüngste Studien belegen, dass Rückenprobleme, darunter Skoliose, zunehmend die am häufigsten genannte Ursache für tödlich verlaufende Erkrankungen in den USA sind.

Operative Skoliose-Eingriffe, ein Handbuch für Patienten ist der Versuch, die Mechanismen der menschlichen Wirbelsäule glasklar verständlich zu machen. Sie erhalten umfassende Informationen zur Skoliose, einer der am häufigsten vorkommenden Wirbelsäulendeformitäten. Verstauchungen und Risse, die durch die Verformung hervorgerufen werden, sowie sämtliche Aspekte, die damit in Zusammenhang stehen, werden ausführlich behandelt. In leicht verständlichen Schritten stellt der Autor alle wesentlichen Faktoren der Deformierung vor, so dass der Leser sie leicht nachvollziehen und seine eigene Situation davon ausgehend besser einschätzen kann. Vorliegendes Buch deckt das gesamte Spektrum ab, von der Frage, wie es überhaupt zu einer Krümmung kommen kann, über das Bestimmen ihres Ausmaßes, die Analyse von Behandlungsmethoden, bis hin zu den Besonderheiten korrigierender Wirbelsäulenchirurgie.

Dr. Siddhant Kapoor, M.B.B.S, D.N.B.
Orthopädischer Chirurg

Dr. Kevin Lau
302 Orchard Road #06-03,
Tong Building (Rolex Centre),
Singapur 238862.

Weitere Informationen zu der begleitenden Übungs-DVD, dem Hörbuch und der ScolioTrack
App für iPhone, Android oder iPad besuchen Sie uns unter:

www.HIYH.info
www.ScolioTrack.com

Gedruckt in den Vereinigten Staaten von Amerika

ISBN: 9789810910037

Haftungsausschluss

Danksagung

Meiner Familie, meinen lieben Freunden und vor allem meinen wundervollen Patienten, die mich voller Zuversicht und Vertrauen in meiner Arbeit, Beratung und Hilfestellung unterstützt haben.

Operative Skoliose-Eingriffe ist meinen Kollegen gewidmet, die daran mitgewirkt haben, meine einzigartige Theorie zur Funktionsweise der menschlichen Wirbelsäule, zu ihren Verformungen und Behandlungen, zu entwickeln.

Weitere Danksagungen und Anerkennungen

Nemanja Stankovic *(Graphikdesigner, GB) – der einen ausgesprochen professionellen und kreativen Einband gestaltet und dem Buch damit einen ganz neuen Eindruck verliehen hat.*

Adriana Nicoleta Zamfir *(Graphikdesigner, Rumänien) – dafür, dass er das Buch so äußerst leserfreundlich gestaltet hat, so dass es für den Leser nicht nur nützlich, sondern auch ansprechend ist. Ihm habe ich die perfekte künstlerische Mischung meiner Publikation zu verdanken.*

Jasmin Pannu *(Herausgeber, Dr. med., USA) – für seine Hilfe dabei, genau diejenigen äußerst wertvollen Informationen herauszugeben und zur Verfügung zu stellen, die Patienten suchen.*

Jennifer Carter *(Herausgeber, Orthopäde, Singapur) – dafür, dass er die Informationen in diesem Buch gründlich überprüft hat und seine wertvollen Kenntnisse in der Chirurgie mit uns teilt.*

Dr. James Carter *(Herausgeber, Dr. med., USA) – für seine Hilfe dabei, genau diejenigen äußerst wertvollen Informationen herauszugeben und zur Verfügung zu stellen, die Patienten suchen.*

Dr. Siddhant Kapoor *(Herausgeber, Orthopäde, Singapur) – dafür, dass er die Informationen in diesem Buch gründlich überprüft hat und seine wertvollen Kenntnisse in der Chirurgie mit uns teilt.*

Jee Choi *(Model, Korea) – dafür, dass sie die im Buch beschriebenen Übungen so klar verständlich vorgeführt hat.*

Jericho Soh Chee Loon *(Fotograf, Singapur) – für all seine professionellen Bildaufnahmen.*

Ritwij Sasmal *(Illustrator, Indien) – für sein kreatives Know-How, mit dem der Inhalt und das Konzept nun durch anschaulich gestaltete, beschreibende Bilder visualisiert wird.*

Inhaltsangabe

TEIL 1

Überblick über die Krankheit

KAPITEL 1

Was ist Skoliose?

S ie haben das Buch erworben, es liegt vor Ihnen, es ist Ihnen klar, was der Zweck dieses Buches ist. Ich möchte Sie nun gerne an der Hand nehmen und ein wenig herumführen, um Ihnen genauer zu zeigen, worum es hier geht. In diesem Kapitel mache ich Sie mit der Wirbelsäule vertraut, ihrem Aufbau und, besonders wichtig, den verschiedenen Krankheiten und Störungen, von denen sie betroffen sein kann. Des weiteren mache ich Sie mit der Skoliose, einer der häufigsten Wirbelsäulendeformitäten, vertraut und gebe Ihnen die Gründe an die Hand, warum es sich bei einer solchen spinalen Krümmung um einen Zustand handelt, den man auf mehreren Ebenen angehen muss – orthopädisch, physiotherapeutisch, chirurgisch, chiropraktisch usw. Über all dem aber steht das wesentliche Prinzip der richtigen Ernährung, des Trainings und einer veränderten Lebensweise.

Der Ist-Zustand

Jeder von Ihnen hat sicherlich bereits die Hektik des Alltags zu spüren bekommen. Sicher bemühen Sie sich, mehr Ziele und Tätigkeiten in Ihren Tagesablauf zu packen als Sie oder Ihr Körper verarbeiten können. Wir möchten weiterkommen, erfolgreich sein, mehr verdienen, deshalb neigen wir dazu, unseren Geist und unseren Körper jenseits des Vertretbaren zu belasten.

Natürlich erfordert das Leben Handeln und Beweglichkeit, den Körper dabei aber über ein gewisses Maß hinaus zu belasten greift die Natur an. Es schwemmt Ihre physischen Kräfte aus, Ihr Verstand verliert seine Kraft und Stärke, und was noch viel wichtiger ist: Ihr physiologisches System beginnt zu rebellieren.

Von allen Körperteilen bekommt besonders die Wirbelsäule Ihren Lebenswandel zu spüren. Es ist ihre komplexe Struktur, die den Körper buchstäblich zusammenhält und sämtlichen Alltagsstress auffängt.

Um diesen äußerst wichtigen Körperteil, die Wirbelsäule, geht es im ersten Teil dieses Abschnittes. Sie erfahren im Detail wie Ihre Wirbelsäule aussieht, woraus sie besteht und besonders, welche Probleme Ihre Wirbelsäule entwickeln kann.

1) Unsere Wirbelsäule

Wir wollen zunächst einmal das Aussehen unserer Wirbelsäule betrachten. Die menschliche Wirbelsäule ist, wie der Name bereits sagt, eine säulenförmige Ansammlung von Knochen, die Wirbel, Vertebrae, genannt werden. Die Wirbelsäule reicht von Ihrem Schädel bis zum Steißbein. Geschützt in ihr verläuft das Rückenmark. Darüber hinaus stützt die Wirbelsäule die Brust, den Bauch und das Becken.

Die Wirbelsäule ermöglicht unsere körperliche Bewegungsfähigkeit und Flexibilität, das Stehen, Sitzen, sich Biegen, Krümmen und Verdrehen, wann immer wir wollen. Tatsächlich trägt sie beinahe unser halbes Körpergewicht.

Wir werden uns die Grundstruktur der Wirbelsäule etwas näher ansehen, um im Anschluss daran zu untersuchen, welche Probleme eine Krankheit, eine Dysfunktion oder eine andere Störung auslösen kann.

Hauptbestandteile Ihrer Wirbelsäule

Die Wirbelsäule besteht aus fünf wichtigen Regionen oder Teilen. Von oben nach unten sind es der zervikale Abschnitt (Hals), der thorakale (Brust), die Lendenwirbel, das Sakrum (das Kreuzbein) und das Steißbein als unterer Abschluss. Versuchen Sie es sich folgendermaßen vorzustellen: Ihre Wirbelsäule besteht aus 33

Knochen, die aufeinander gestapelt sind. Im Nacken beginnend haben Sie zunächst 7 zervikale oder Nackenwirbel, die man in der Medizin als C1-C7 bezeichnet. Es folgen dann 12 thorakale, d.h. Brustwirbel T1-T12. Schließlich folgen die 5 Lendenwirbel, bezeichnet als L1-L5. Wenn wir an der Wirbelsäule noch weiter nach unten gehen, finden wir dort zwei Bereiche, in denen Wirbel miteinander verwachsen sind – das Kreuzbein und das Steißbein.

Hier eine tabellarische Übersicht, der Sie die Lage der einzelnen Teile und ihre Aufgabe im Körper entnehmen können.

Name	Ort	Anzahl der Wirbel/ Vertebrae	Medizinische Bezeichnung	Aufgabe
Nackenwirbel	Nacken	7	C1-C7	Stützen den Kopf, ermöglichen Kopfschütteln, Nicken, Neigen, Wenden, Heben
Brustwirbel	Brusthöhe	12	T1-T12	Verbunden mit den Rippen, bilden deren Grundgerüst
Lendenwirbel	Unterer Rückenbereich	5	L1-L5	Tragen den Großteil des oberen Körpergewichts
Sakrum/ Kreuzbein	Beckengegend	5, miteinander verwachsen	S1-S5	Bildet die Rückseite des Beckens
Steißbein	Unteres Ende der Wirbelsäule	4, miteinander verwachsen	NA	Evolutionär bedingter Rest eines Schwanzes aus weiteren Wirbeln

Der Wirbel/Vertebra

Wie wir gerade gesehen haben, sind die Wirbel die entscheidenden Bestandteile der Wirbelsäule, wobei das Gewicht in erster Linie vom Wirbelkörper getragen wird. Hier werden wir uns nun anschauen, woraus die Wirbel bestehen und wie es durch natürliche Abnutzung oder durch Verletzung ihrer Bestandteile zu Problemen kommen kann.

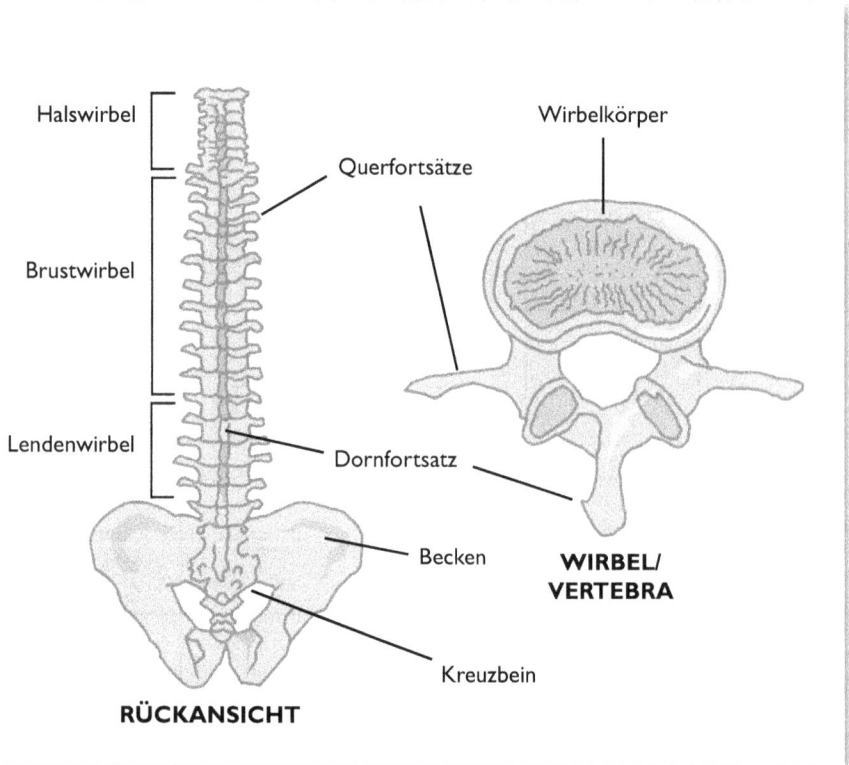

Halswirbel

Wirbelkörper

Querfortsätze

Brustwirbel

Lendenwirbel

Dornfortsatz

Becken

WIRBEL/ VERTEBRA

Kreuzbein

RÜCKANSICHT

Jeder einzelne Wirbel setzt sich aus verschiedenen Bestandteilen zusammen und ist selbst von zahlreichen Komponenten umgeben. Bevor wir weitergehen, müssen wir diese Bestandteile verstehen:

- Wirbelkörper – Der große, blockförmige Knochenanteil des Wirbels, der das Hauptgewicht der Wirbelsäule trägt.

- Rückenmarkskanal – Die zentrale Öffnung in der Wirbelsäule, durch die das Rückenmark verläuft.

- Bogenblatt – Deckt den Rückenmarkskanal ab und erstreckt sich vom Wirbelkörper aus. Durch seine Ringform schließt es das Rückenmark ein und bietet ihm Schutz von hinten.

- Dornfortsatz – Eine zentrale schnabelförmige Erweiterung des Bogenblatts nach hinten. Den Dornfortsatz tasten Sie, wenn Sie am Rücken mit Ihrem Finger über die Wirbelsäule streichen.

- Querfortsätze – erstrecken sich im rechten Winkel zum Dornfortsatz an den Seiten des Bogenblattes und bieten der Rückenmuskulatur einen Ansatzpunkt.

- Bogenwurzel –Verbindet das Bogenblatt und den Wirbelkörper.

- Gelenkfortsätze – Wie im restlichen Körper gibt es auch zwischen den Wirbeln Gelenke. Jeder Wirbel hat insgesamt vier Gelenke. Ein Gelenkpaar weist dabei nach oben, ein anderes nach unten. Die Gelenke verbinden den Wirbel mit dem jeweils folgenden Wirbel und stabilisieren die Wirbelsäule so.

- Bandscheiben – Kleine, gelartig weiche Kissen zwischen den einzelnen Wirbeln. Die Bandscheiben sind rund und flach und fest mit den oberen und unteren Wirbeln verbunden. Diese Scheiben federn den Druck ab und verhindern, dass die Knochen aufeinanderstoßen und sich so gegenseitig abreiben. Sie bestehen aus jeweils zwei Komponenten: aus dem Faserring und dem Nucleus Pulposus, dem Gallertkern. Der Faserring ist die härtere, robustere äußere Schicht, die den inneren Kern, den Nucleus, umgibt. Die Bandscheiben sind die wahrscheinlich stärksten und wichtigsten Stoßdämpfer des Körpers. Sie müssen sämtliche Belastungen, die sich aus Ihrem Lebenswandel ergeben, jeden Druck bei Training und sonstigen körperlichen Belastungen abfedern. Bei einem gesunden Durchschnittserwachsenen ist die Bandscheibe gut hydriert und weist einen Wasseranteil von 80-85% im Kern und ca. 80% im Faserring auf. Bedingt durch den normalen Alterungsprozess und den damit in Verbindung stehenden biochemischen Veränderungen im Körper sinkt der Wasseranteil auf meist 70%. Alles was diesen altersbedingten Normbereich unterschreitet, begünstigt das Entstehen einer krankhaften Bandscheibendegeneration.

Zum Rückenmark

Bei dem Rückenmark handelt es sich um ein Nervenbündel, das durch den Wirbelkanal, die zentrale Öffnung der Wirbelsäule verläuft und am Gehirn ansetzt. Es ist Teil des Zentralen Nervensystems (ZNS). Über diese Nerven werden sämtliche Informationen des Gehirns an den gesamten Körper übertragen. Das Rückenmark ist im Durchschnitt 46cm lang und reicht von der Schädelbasis bis zum ersten/zweiten Lendenwirbelkörper. Die Nervenfasern bestehen aus folgenden zwei Arten von Motoneuronen oder motorischen Neuronen:

Obere Motoneuronen (UMN): Sind zuständig für die willkürliche Motorik. Sie befinden sich in der motorischen Rinde des Gehirns und ziehen zu den unteren Motoneuronen.

Untere Motoneuronen (LMN): Diese leiten die vom Gehirn ausgehenden Impulse an die Muskeln weiter. Sie bilden damit die motorische Kernsäule des Rückenmarks.

2) Probleme mit der Wirbelsäule

Wir wissen nun, dass wir der Wirbelsäule eine Menge Funktionen verdanken, die wir tagtäglich verwenden. Es ist sicher nicht zu weit gegriffen, wenn wir sagen, dass für ein gesundes Leben eine gesunde Wirbelsäule unverzichtbar ist. Umgekehrt jedoch muss man davon ausgehen, dass wenn irgendeiner der unzähligen Bestandteile nicht voll funktionsfähig ist, die Bandscheiben, Wirbel oder Gelenke, dies eine Reihe von Komplikationen und Störungen hervorrufen wird. Das können angeborene Fehlbildungen sein, unfallbedingte oder durch Infektionen hervorgerufene Dysfunktionen, oder auch Tumore und andere Erkrankungen wie Spondylitis ankylosans/Morbus Bechterew und Skoliose.

Bandscheibenschmerzen

Die Fachleute teilen sämtliche Arten von Bandscheibenschmerzen in folgende zwei grobe Kategorien ein:

Axialer Schmerz: Einen solchen Schmerz verspüren Sie, wenn er von der Bandscheibe selbst ausgeht. Er tritt auf, wenn Sie unter der degenerativen Bandscheibenkrankheit leiden. Diese wiederum hängt mit der Abnutzung der Bandscheiben im Verlauf des natürlichen Alterungsprozesses zusammen. Die Polsterung, der Abstand zwischen den Wirbeln, verringert sich, dadurch kommt es zu weiteren kleinen Rissen am äußeren Rand der Bandscheibe, wodurch in der Folge die Wirbelsäule schmerzt.

Radikulärer Schmerz: Dabei handelt es sich um einen Nervenwurzelschmerz, der sich an einem Nerven entlang bewegt, der von der Wirbelsäule ausgeht. Einen radikulären Schmerz verspüren Sie, wenn der innere, weiche Kern reißt oder durch Risse im Faserring austritt und auf die Nervenwurzel drückt. Diesen Zustand bezeichnet man auch als Bandscheibenhernie, –prolaps oder Bandscheibenvorfall. Der Kern kann auf jeder Seite der Bandscheibe reißen und eventuell auf die Nervenwurzel drücken. Das nennt man dann einen eingeklemmten Nerv, der den radikulären Schmerz hervorruft. Manchmal kann jedoch auch eine andere Ursache und nicht eine eingeklemmte Nervenwurzel die Ursache des Schmerzes

Axiale Sicht (Draufsicht) auf eine Bandscheibe

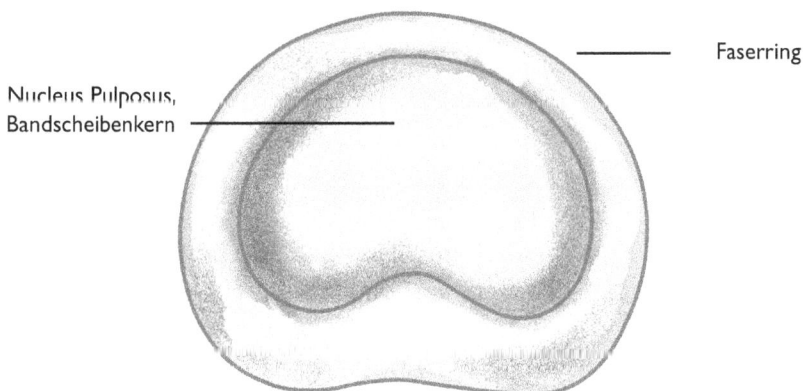

Faserring

Nucleus Pulposus, Bandscheibenkern

Der Kern tritt in den Faserring vor und berührt eine Nervenwurzel oder klemmt sie ein = Radikulärer Schmerz

sein. Kleine Kernfragmente können im Epiduralraum eine Entzündung hervorrufen, die zu einer Entzündung des benachbarten Wurzelnervs führt, wie Jenkins in seiner Studie belegen konnte, in der bei 5% der Patienten mit Rücken- oder Beinschmerzen eine Ausdehnung der Nervenwurzel festgestellt wurde. Für Nichtmediziner verständlich formuliert besagt diese Studie, dass ein eingeklemmter Nerv, wie oben beschrieben, tatsächlich für Schmerzen im Rücken, sogar im Bein verantwortlich sein kann, obwohl rein oberflächlich betrachtet kein Zusammenhang zwischen den beiden zu bestehen scheint.

	Arten von Wirbelsäulenstörungen				
Degenerative Wirbelsäulen-erkrankung	Wirbel-bruch	Defor-mierung der Frontal-ebene, sagittale Defor-mierungen	Entzündungen	Rücken-marks-verlet-zungen	Andere
Bandscheiben-vorfall (Hals-, Brust- oder Lendenwirbel)	Kompres-sionsbruch	Lordose	Spondylitis	Tetraplegie	Spina Bifida (gespaltenes Rückenmark) und spinaler Dysraphismus
Spinalstenose (Hals-, Lendenwirbel, foraminal)	Berstungsbruch	Kyphose	Morbus Bech-terew	Paraplegie/	Spinaltumoren (gutartig und bösartig)
Quer schnitts-lähmung	Wirbelsäulentumor (gutartig und bösartig)	Scoliosis			Spondylolysis
Wirbelsäu-leninstabilität		Skoliose			Spondylolyse
Spondylose	Bruch + Luxation	Hyperlordose			Spondylolisthes
	Stabiler vs. instabiler Bruch				

Die Tabelle liefert einen detaillierten Überblick über häufige Erkrankungen und Störungen, von denen die Wirbelsäule betroffen sein kann.

Wir werden uns von nun an auf die Skoliose konzentrieren und detaillierte Informationen zu den verschiedenen Aspekten dieser Krankheit geben, vom historischen Hintergrund, den Kategorien und den auslösenden Faktoren bis hin zu dem Personenkreis, der besonders davon betroffen ist. Abschließend diskutieren wir verschiedene Behandlungsmethoden und warum es so entscheidend ist, bereits frühzeitig korrigierende Maßnahmen zu ergreifen und erst in einem letzten Schritt operative Mittel zu wählen, wenn sich andere Behandlungsweisen als nicht effektiv herausgestellt haben.

3) Skoliose – Die Deformitätskrankheit

Skoliose verstehen

Als Skoliose wird ein muskuloskelettaler Zustand beschrieben, dessen auffälligstes Merkmal eine abnorme Seitenkrümmung der Wirbelsäule ist. Die Wirbelsäule der Betroffenen krümmt sich bei einer Skoliose seitlich und nähert sich einer S- oder einer C-Form an.

Allgemein kann sich eine Skoliose entweder im Brustwirbelbereich (mittlerer Rücken) oder dem Lendenwirbelbereich ausbilden, wo dann die Krümmung dementsprechend sichtbar wird.

Andere Deformitäten können diesen Zustand noch verschlimmern, beispielsweise eine Lordose, eine Innenkrümmung oder ein Vorwärtsbiegen der Wirbelsäule, oder auch eine Kyphose, eine Außenwölbung oder eine rückwärtige Wölbung der Wirbelsäule.

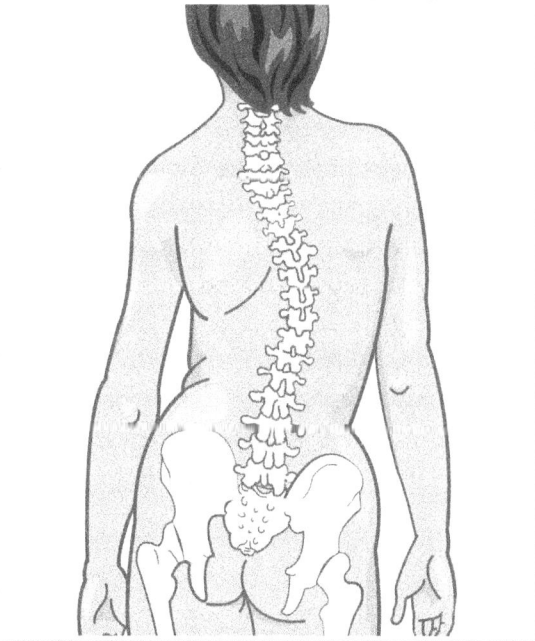

Vereinfacht formuliert, eine Skoliose ist eine Wirbelsäulendeformität, d.h., es handelt sich um einen Zustand, in dem die Wirbelsäule von hinten betrachtet von ihrer normalen Form, der geraden Linie, abweicht. Der Name leitet sich von dem griechischen Wort „skolíosis" her, was so viel bedeutet wie „Krümmung". Möglicherweise unter einer abweichenden Bezeichnung ist diese Erkrankung seit langer Zeit bekannt und wird bereits in antiken Texten häufig erwähnt.

Diese recht häufige Muskel-Skelett-Erkrankung tritt besonders oft in der Altersgruppe der 10-15-Jährigen auf, doch können auch Erwachsene und kleinere Kinder davon betroffen sein. Statistiken zufolge leiden in den USA 2-3% der Bevölkerung unter Skoliose, das sind umgerechnet erstaunliche 6 Millionen Betroffene allein in den Vereinigten Staaten. Die International Scoliosis Society schätzt, dass von neun Frauen wahrscheinlich eine unter Skoliose leidet, die Anzahl der Männer ist etwas geringer. Im folgenden Kapitel werden wir näher auf die Ursachen einer Skoliose eingehen und die Faktoren angeben, die das Erkrankungsrisiko bei bestimmten Erwachsenen- oder Kindergruppen erhöhen.

In manchen Fällen wird die Krümmung der Wirbelsäule durch eine Reaktion auf ein anderes körperliches Funktionsproblem hervorgerufen. Häufig sind es Spasmen in der Rückenmuskulatur, unterschiedliche Beinlängen oder Haltungsfehler über einen längeren Zeitraum.

Dennoch forschen Wissenschaftler weiter an der Frage, ob es sich bei der Skoliose tatsächlich in der Hauptsache um ein Problem der Wirbelsäule handelt, zumindest was das Anfangsstadium betrifft. Der tatsächliche Mechanismus, der die Skoliose auslöst, muss noch genau untersucht werden, aber Studien haben eine möglicherweise mangelhafte Entwicklung des Zentrums für die Haltungskontrolle im hinteren Gehirn oder dem Hirnstamm ergeben. Aufgrund einer solchen neuronalen Entwicklungsstörung kann der menschliche Mechanismus das schnelle Wachstum beim Jugendlichen nicht koordinieren. Weitere Informationen zum Thema mögliche genetische Ursachen für eine Skoliose finden Sie in Kapitel 2.

Das Diagramm gibt Ihnen einen allgemeinen Überblick über den Verlauf einer Skoliose und die in den verschiedenen Stadien möglichen Behandlungsmethoden.

Was bewirkt die Skoliose bei Ihnen?

Wenn Sie an Skoliose leiden, zeigt Ihr physisches Erscheinungsbild dies, zumindest bei näherem Hinsehen, deutlich. Da es sich bei der Skoliose um eine physische Asymmetrie und Unausgewogenheit handelt, zeigt sich die Erkrankung anhand physischer Merkmale.

Aber wie genau verändert sich Ihr Aussehen, wenn Sie von einer Skoliose betroffen sind? Hier eine Auflistung von Veränderungen und Abweichungen in Ihrer Körpersymmetrie, die Ihnen oder anderen auffallen könnten:

- Verschiedene Beinlängen
- Unterschiedliche Schulter- oder Hüfthöhe
- Ihr Kopf scheint nicht über der zentralen Körperachse zu sein
- Der Brustkorb oder die Schulterblätter stehen vor, insbesondere, wenn Sie sich nach vorne beugen
- Sichtbare Kurve in der Wirbelsäule
- Hosen oder auch Rocksäume hängen schief.

Fachleute gehen davon aus, dass eine Skoliose letztendlich Auswirkungen auf den gesamten Körper hat. Sie betrifft das ganze System und wirkt sich auf eine Vielzahl körperlicher Funktionen aus. Eine idiopathische Skoliose (eine Skoliose ohne offensichtliche Ursachen) wird oft als eine vielschichtige Erkrankung bezeichnet, die 5 überaus wichtige organische Systeme in Mitleidenschaft zieht: den Verdauungstrakt, die Muskulatur, den Hormonhaushalt, das Skelett und die neurologischen Funktionen.

Betroffene Bereiche können sein:

- Jeder Teil des Knochengerüsts, darunter die Rippen (Rippendeformität), die Wirbelsäule und das Becken
- Das Gehirn sowie das Zentrale Nervensystem (ZNS)
- Der Hormonhaushalt und der Verdauungstrakt
- Herz und Lungen (Kurzatmigkeit)
- Chronische Schmerzen

Das Bild auf der folgenden Seite zeigt die gekrümmte Wirbelsäule noch einmal deutlicher.

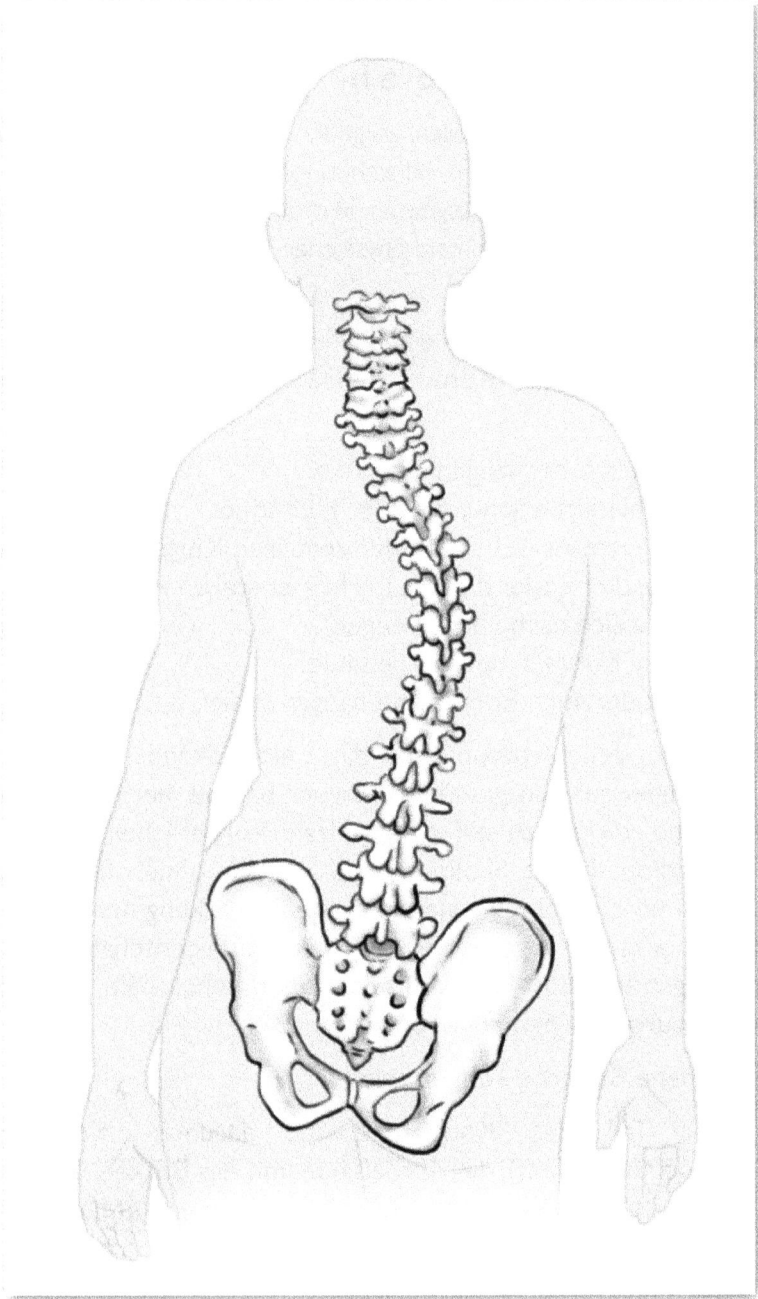

Behandlung in der Geschichte der Medizin

Die früheste Erwähnung eines der Skoliose ähnlichen Krankheitsbildes in der Geschichte der Medizin findet sich im Corpus Hippocraticum, einem medizinischen Werk, das zwischen dem 5.Jh.v.Chr. und dem 1.Jh.n.Chr. verfasst wurde. Eine Krümmung der Wirbelsäule konnte besonders häufig bei jungen Mädchen beobachtet werden, insbesondere bei denjenigen, die erst spät ihre erste Menstruation hatten.

Im Laufe der Geschichte blieb die Skoliose meist unbehandelt. In der Erwartung, die langsam voranschreitende Krümmung werde von selbst stoppen, oder besser noch, sich wieder normalisieren, begnügte man sich mit passiver Beobachtung. Leider wird eine Skoliose bei jungen Heranwachsenden oft übersehen und erst dann festgestellt, wenn sich starke Schmerzen, Beschwerden oder nachlassende Leistungsfähigkeit einstellen. Bis vor wenigen Jahren wurde in diesem Stadium häufig zunächst eine Rumpforthese angelegt, um die Krümmung zu stoppen. Um aber tatsächlich eine Wirkung zu zeigen, muss eine solche Rumpforthese über einen langen Zeitraum getragen werden. Dies schränkt den Aktionsgrad des Betroffenen erheblich ein.

Warum ist ein frühes Eingreifen so wichtig?

Studien belegen deutlich, dass eine Skoliose bis zu einem bestimmten Stadium verhindert oder gar umgekehrt werden kann. Da das spätere Entstehen einer Skoliose häufig mit Umweltfaktoren zusammenhängt, kann die Krümmung bereits in den Anfangsstadien gestoppt oder sogar umgekehrt werden.

Bei der Geburt bildet die Wirbelsäule von hinten betrachtet eine gerade Linie. Setzt die Deformierung der Wirbelsäule ein, nimmt sie langsam die Form eines „S" oder eines „C" an. Was wäre nun die einfachste Maßnahme? Die gerade Linie daran zu hindern, sich fortschreitend in ein „S" oder ein „C" zu verwandeln, oder ein voll ausgebildetes „S" oder „C" zurückzuverwandeln, wie wir es mit Rumpforthesen und Operationen versuchen? Die moderne Wissenschaft legt daher verstärkt Wert auf Faktoren wie das frühzeitige Erkennen, physische Manipulation, verbesserte Ernährung, geeignete Fitnessmaßnahmen und natürlich einen besseren Lebenswandel.

Hier sind 5 Gründe dafür, warum eine ganzheitliche Herangehensweise, zu der auch korrigierende Maßnahmen gehören, möglicherweise hilfreicher ist, als gleich mit einer Rumpforthese oder einer Operation zu beginnen.

1. Rumpforthesen können sehr unbequem sein.
2. Rumpforthesen garantieren keine vollständige Reversion.
3. Eine Operation kann sich als kompliziert herausstellen und geht immer mit einem gewissen Risiko einher.
4. Bei jungen Heranwachsenden kann sich eine Rumpforthese negativ auf das Selbstbewusstsein auswirken und zu einem Minderwertigkeitskomplex führen.
5. Manchmal ist selbst durch einen operativen Eingriff eine vollständige Reversion nicht garantiert.

Es gibt einen weiteren Grund dafür, warum ein frühzeitiges Eingreifen und ein ganzheitliches Vorgehen angezeigt sind: Skoliose ist eine fortschreitende Erkrankung. Die Krümmung kann sich auch dann noch verschlimmern, wenn das Skelett sich bereits vollständig ausgebildet hat.

Studien belegen sehr überzeugend, dass unabhängig vom Alter, vom Krümmungsgrad oder dem genetischen Hintergrund die Chancen für eine vollständige Reversion, wenn man systematisch vorgeht, zu einem großen Grad durch frühzeitige Diagnose und sofortige korrigierende Maßnahmen verbessert werden.

Weiter unten werde ich Ihnen die verschiedenen Optionen sowie deren Vor- und Nachteile vorstellen, damit Sie die für Sie passendste Behandlungsmethode auswählen können.

Interessante Tatsachen, die Sie wissen sollten!

Manche denken immer noch, dass allein das Tragen von schweren Gegenständen, verschiedene Sportarten, falsche Haltung oder eine kleine Abweichung in den unteren Extremitäten eine Skoliose auslösen können. Das ist nicht vollkommen richtig, aber Studien belegen, dass diese Faktoren den Grad einer Wirbelsäulenverkrümmung erheblich verstärken können und so den Zustand noch verschlimmern.

→ Junge Mädchen leiden häufiger an einer Skoliose als Jungen
→ Skoliose war bereits in der Antike bekannt
→ Auch eine Golferin ist daran erkrankt!

Eine wahre Skoliose-Geschichte: Die Operation

Skoliose kommt häufig vor und betrifft sämtliche Altersgruppen und jeden gesundheitlichen Hintergrund.

Tracy (Name geändert), eine leidenschaftliche Golferin, war erst 11 Jahre alt, als im Rahmen einer Schuluntersuchung bei ihr eine Skoliose entdeckt wurde. Tracy ist heute professionelle Golferin in der LPGA Tour (Ladies Professional Golf Association). Den Gipfel ihrer Karriere erreichte sie nachdem sie eine schwere Skoliose durchgemacht hatte und eine entsprechend schwierige Operation hat über sich ergehen lassen müssen.

Als die Skoliose bei ihr entdeckt worden war, musste Tracy zunächst lange 7,5 Jahre eine Rumpforthese tragen, um ihre Wirbelsäule zu begradigen. Obwohl sie sie täglich beinahe 18 Stunden lang trug, verstärkte sich die Krümmung äußerst rapide, als sie die Rumpforthese mit 18 Jahren ablegte. Eine Operation schien der einzige Ausweg. Bei der folgenden korrigierenden OP wurden ein einzelner Stab und 5 Schrauben in ihre Wirbelsäule eingesetzt. Nach der Operation musste sie 3 weitere Monate eine Rumpforthese tragen und investierte noch einmal 6 Monate in eine Golf Reha nach der OP.

Heute ist ihre Wirbelsäule ausbalanciert, ihr Körper gesünder und Tracy kann trotz der Widrigkeiten, denen sie sich ausgesetzt sah, dem Sport ihrer Wahl wieder unbeschwert nachgehen.

KAPITEL 2

Was sind die Ursachen für eine Skoliose?

Jetzt, da Sie wissen, was eine Skoliose ist, sollten Sie erfahren, wie es möglicherweise dazu kommt. Folgendes Kapitel beschäftigt sich mit der Frage, was eine Skoliose auslösen kann und ob Sie eventuell davon betroffen sind. Ich werde Ihnen die Personengruppen vorstellen, die besonders anfällig dafür sind und Ihnen erklären warum.

Allein in den USA sollen ungefähr 1,5 von 1000 Personen unter einer Skoliose oder Wirbelsäulenkrümmung von mehr als 25 Grad leiden.

Sie wissen, dass man unter Skoliose eine Deformität der Wirbelsäule versteht. Was zunächst einfach eine „krumme" Wirbelsäule genannt wird, entwickelt sich langsam von der natürlichen, „geraden Linie" zu einer „S"- oder „C"-Form. Vielleicht kommen Ihnen jetzt folgende Fragen in den Sinn: Ist das angeboren? Ist das durch Ihren Lebenswandel bedingt? Ist das ererbt? Spielen die Nerven dabei eine Rolle?

Möglicherweise bereiten Ihnen diese Fragen zur Skoliose tatsächlich Sorgen. Lesen Sie weiter, um Antworten zu erhalten.

Im 18. und 19. Jahrhundert meinte man, eine schlechte Haltung oder Haltungsschäden lösten eine Skoliose aus. Um jedoch wirklich zu verstehen, warum es zu einer Skoliose kommt, wollen wir uns ihr aus drei verschiedenen Richtungen nähern:

1. Physiologische und degenerative Ursachen, wie Alterung, Krankheit, Unfälle u.ä.
2. Neurologische Ursachen, die angeboren (congenital) sind oder später erworben werden
3. Unbekannte, nicht feststellbare (idiopathische) Ursachen

Bevor wir uns näher um die Ursachen einer Skoliose kümmern, sollte zunächst betont werden, dass 80% aller Skoliose-Fälle idiopathischer Natur sind, d.h., eine zugrundeliegende Ursache ist nicht bestimmbar. Das Vorkommen einer idiopathischen Skoliose ist so weit verbreitet, dass sie in weitere Unterkategorien unterteilt werden kann:

• kleinkindlich idiopathisch
• kindlich idiopathisch
• jugendlich idiopathisch
• erwachsen idiopathisch

Interessanterweise tritt eine idiopathische Skoliose besonders häufig bei jungen Mädchen auf, insbesondere während der pubertären Wachstumsschübe. Weiter unten werde ich Ihnen die einzelnen Unterkategorien näher vorstellen.

Im nächsten Abschnitt mache ich Sie mit den möglichen Ursachen der Skoliose vertraut. Dabei beziehe ich mich auf Erfahrungswerte, die ich von Patienten gesammelt habe, auf die Krankheitsgeschichte ihrer Familie, einflussreiche Umweltfaktoren usw.

Degenerative und physiologische Ursachen

Der Körper befindet sich ununterbrochen im Wandel. Auch der Gesundheitszustand verändert sich fortwährend durch Alterung, Unfälle, den Lebenswandel und Krankheiten. Ich werde Ihnen in diesem Unterkapitel verschiedene physiologische Ursachen und Krankheiten vorstellen, die eine Skoliose bewirken können.

Degeneration und Alterung gehören zu den hauptursächlichen körperlichen Veränderungen, die eine Skoliose begünstigen. Dieser Zustand tritt meist ab dem 50. Lebensjahr ein, zeichnet sich durch einen Abbau der Bandscheiben aus und kann zu einer zunehmenden Wirbelsäulenkrümmung führen.

Folgende Vorfälle, Krankheiten und körperliche Anomalien können u.a. mit einer Skoliose in Zusammenhang stehen:

→ Wirbelsäulenbruch oder Verletzungen

→ Osteoporose

→ Abnormer Wuchs oder Tumoren in der Wirbelsäule. Syringomyelie, eine Störung, bei der sich entlang der Wirbelsäule Zysten bilden, ist ein Beispiel dafür, wie abnormer Wuchs eine Skoliose hervorrufen kann.

→ Ein abnormes Wachstums- oder Funktionsmuster der Muskeln, wie es sich im Fall einer Wachstumsstörung der paravertebralen Muskeln manifestiert, könnte eine mögliche Ursache für eine idiopathische Skoliose sein.

→ Muskellähmung und Belastungsbrüche.

→ In manchen Fällen können Missbildungen des Rückenmarks und des Hirnstamms eine entscheidende Rolle bei der Verschlimmerung der Krümmung spielen.

Studien deuten überdies darauf hin, dass ein Missverhältnis zwischen den Muskeln um die Wirbelsäule herum vorliegen könnte. Aufgrund dieses Missverhältnisses können Deformitäten oder Verdrehungen der Wirbelsäule, die bereits früher vorhanden waren, im Alter erheblich fortschreiten.

Zudem gibt es weitere physiologische Gründe, die eine zeitweise oder nicht strukturierte Skoliose hervorrufen können. Bei diesen Skoliosearten entspricht die Wirbelsäule der Norm. Die Krümmung ergibt sich aus anderen Ursachen, beispielsweise einer unterschiedlichen Beinlänge, aus Muskelkrämpfen, einer Blinddarmentzündung oder anderen derartigen Leiden. Im folgenden Abschnitt lesen Sie Weiteres zu dieser Skolioseart.

Das sollten Sie wissen

Es existiert nur eine schmale Trennlinie zwischen muskulären und neuromuskulären Ursachen einer Skoliose. Die muskulären Ursachen basieren allein auf physiologischen Gründen, bei den neuromuskulären dagegen hat die Zusammenarbeit oder Abnormität der Nerven Auswirkungen auf den Muskelmechanismus oder umgekehrt.

Neurologische Ursachen

Zahlreiche Studien belegen, dass jede Form der Störung im Haltungsreflexsystem dazu führen kann, dass sich eine Skoliose ausbildet , Bevor Sie nun weiterlesen, wollen wir uns die Begriffe Haltung und Gleichgewicht näher ansehen. Skoliose soll in einem engen Zusammenhang mit der natürlichen Haltung, dem Haltungsmuster stehen. Auf zwei verschiedenen Ebenen kann jede Abnormität, selbst jede noch so kleine Abweichung von der Norm und der gleichmäßigen Haltung zu einer Skoliose führen:

→ Eine anfängliche Asymmetrie in der Haltung kann eine Skoliose auslösen

→ Das Ausmaß der Asymmetrie in der Haltung kann den Krümmungsgrad beeinflussen.

Als dritthäufigste Ursache nach der idiopathischen und der physiologischen Skoliose können neurologische Ursachen zu einer sogenannten neuromuskulären Skoliose führen. Diese Skolioseart kann durch eine Reihe neurologischer Störungen oder Krankheiten hervorgerufen werden. Zu den Krankheiten, die Sie anfälliger für eine Skoliose machen, zählen:

- Kinderlähmung
- Muskeldystrophie
- Poliomyelitis (Polio)
- Spina Bifida (offener Rücken)
- Myopathien (Muskelerkrankungen)

Zudem können verschiedene degenerative Ursachen, wie eine Spondylose, hinter einer Skoliose stecken. Auch weitere Faktoren wie eine Verletzung des Rückenmarks oder eine traumatische Hirnverletzung können damit zusammenhängen.

In der Mehrheit solcher Störungen haben Kinder einen schwachen Oberkörper, der das Körpergewicht nicht tragen kann. Daher verformt sich die Wirbelsäule zu einer langen „C"-förmigen Kurve. Bei Kindern, die mit einer solchen Störung zur Welt kommen, kann es eine Weile dauern, bis sich erste Anzeichen einer Skoliose entwickeln, aber sie zeigen sich ausnahmslos bevor sie ins jugendliche Alter kommen. Beinahe 80% aller Kinder mit angeborener Myelodysplasie zeigen mit 10 Jahren Symptome einer Skoliose. Damit wird im allgemeinen eine Gruppe von Krankheiten bezeichnet, bei der das Knochenmark nicht normal funktioniert. Es produziert daher nur unzureichend viele Blutzellen im Körper, was zu weiteren Komplikationen führt.

Darüber hinaus können sogar Hirnverletzungen eine Krümmung der Wirbelsäule hervorrufen. Ein typisches Beispiel dafür ist das KISS-Syndrom (Kopfgelenkinduzierte Symmetrie-Störung). Dabei ist derjenige Teil des Gehirns verletzt, der für Koordination und die Reizzufuhr zuständig ist. Eine solche Störung findet sich häufig bei Neugeborenen, die ein Geburtstrauma erlitten haben, welches sich bei Vielgebärenden ergibt, bei erschwerten oder langen Wehen, bei instrumentaler Geburtshilfe, Kaiserschnitten usw.

Spielen Vererbung und die Gene eine Rolle?

Moderne Wissenschaft betont immer stärker den genetischen Hintergrund als Auslöser für eine Skoliose. Die Epigenetik geht jedoch davon aus, dass ein zu Skoliose neigender Betroffener seine genetischen Informationen durch einen veränderten Lebenswandel, eine bessere Ernährung und Training positiv beeinflussen kann.

Wissenschaftliche Ergebnisse liefern konkrete Beweise, dass die Gene eine wichtige Rolle für die Entwicklung einer Skoliose spielen. Eine in der Zeitschrift Natural Genetics publizierte Studie weist auf einen möglichen direkten Zusammenhang zwischen dem Gen GPR 126 und dem Beginn einer idiopathischen Skoliose im Jugendalter hin. Laut den Experten ist es höchstwahrscheinlich, dass jemand eine

Skoliose entwickelt, wenn diese in der Familie bereits vorgekommen ist, was man als den familiären Hintergrund bezeichnet.

Überdies haben sie eine bestimmte vererbbare Störung entdeckt, die die Wahrnehmung und Koordination beeinflusst. Bei Kindern mit Skoliose kann diese Störung zu einem ungewöhnlichen Wuchs der Wirbelsäule beitragen. Das Turner-Syndrom, eine genetische Fehlentwicklung des weiblichen Fötus, das auch Auswirkungen auf die körperliche Entwicklung und die Fortpflanzung hat, kann eine Skoliose bedingen.

Zahlreiche Studien belegen des Weiteren, dass Vererbung möglicherweise eine Rolle beim Entstehen einer Skoliose spielt. Die Erkenntnisse von Wynne Davies weisen auf ein Erbmuster, bei dem entweder ein einzelnes dominantes Gen oder eine Gruppe von Genen gemeinsam die Störung hervorrufen, Cowell et al dagegen führen die Störung auf eine Vererbung zurück, die möglicherweise in Zusammenhang mit einem geschlechtsspezifischen Gen steht.

Erstaunlich ist die Beobachtung, dass selbst bei eineiigen Zwillingen der eine von dem Leiden betroffen sein kann, während der andere verschont bleibt.

Marker

Jüngste Forschung deutet darauf hin, dass ein verändertes Gen CHD7 eine gewisse Rolle spielen könnte, wodurch Betroffene anfälliger für eine Skoliose sind. Darüber hinaus nennen die Wissenschaftler am Texas Scottish Rite Hospital for Children die Gene CHLI und DSCAM als mögliche Marker einer idiopathischen Skoliose. Laut der Fachleute haben beide Gene Anteil an der Entwicklung der Neuronen und beeinflussen die Richtung des Rückenmarks. Sind die Nervenbahnen aufgrund eines solchen Mechanismus gestört, kann dies eine Skoliose bewirken.

Bis vor kurzem, so betonen die Forscher, wurde Skoliose ausschließlich als eine Knochenerkrankung betrachtet. Dieser Eindruck wird gerade dadurch revidiert, dass neueste Studien auf neurologische Bahnen deuten, die für die Wirbelsäulendeformität verantwortlich sein könnten.

Zu den Krankheiten, die physische Abnormitäten hervorrufen gehören:

- Marfan-Syndrom
- Ehlers-Danlos-Syndrom
- Neurofibromatose
- Osteopetrose (Marmorknochenkrankheit, Albers-Schönberg-Krankheit)
- Morbus Friedreich (Friedreich-Ataxie)
- Rheumatische Arthritis
- Osteogenesis Imperfecta (Glasknochenkrankheit)
- Cushing-Syndrom

Unter allen von einer Skoliose Betroffenen ist der Anteil der Neugeborenen mit angeborenen Wirbelsäulendeformitäten relativ hoch. Dies wird als angeborene Skoliose bezeichnet, die zu einer missgestalteten, verformten Wirbelsäule führen kann. Es kommt zu möglichen Problemen bei der Wirbelsäulen-Formation. Als häufige Beispiele sind hier Halbwirbel oder Keilwirbel zu nennen. Darüber hinaus sind Wirbel entweder nicht richtig miteinander verbunden oder bilden einen zusammenhängenden Block. Kapitel 3 geht näher auf die angeborene Skoliose ein.

Hormone, Enzyme und Körperprozesse

Obwohl das endokrine System oberflächlich betrachtet nicht in unmittelbarem Zusammenhang steht, deuten wissenschaftliche Studien darauf hin, dass eventuell auch hormonelle Abnormitäten Skoliose auslösen können. Betrachten wir beispielsweise Melatonin, ein Hormon, das im Gehirn, genauer: der Epiphyse, produziert wird und in Zusammenhang mit Schlaf und Wachstum steht. Aufgrund bestimmter Erbinformationen kann es sein, dass das Melatoninlevel im Blut sinkt, was wiederum Auswirkungen auf Muskeltonus und -entwicklung während der Schlafphase hat. Im Laufe der Zeit kann das schwer wiegende Folgen für die Krümmung der Wirbelsäule haben. In einer einflussreichen Studie, die an Hühnern vorgenommen wurde, konnte man beobachten, dass Melatoningaben in die Körperhöhle hinein bei Hühnern ohne Zirbeldrüse eine Skoliose verhindern konnte.

Darüber hinaus wurde ebenso beobachtet, dass ein Melatoninmangel sich negativ auf die vestibulospinale Aktivität auswirken kann. Noch dazu kann eine solche eingeschränkte Signalgebung vom Gehirn an das Haltungskontrollzentrum zu Abweichungen vom normalen Aktivitätsmuster der Rückenmuskulatur führen. Andererseits deutet die Forschung auf einen Zusammenhang zwischen einem erhöhten Level eines Enzyms, das als Matrix-Metalloprotease (MMP) bekannt ist, und der degenerativen Bandscheibenerkrankung wie auch der Skoliose.

Andere Mangelerscheinungen, die mit Skoliose assoziiert werden können::

→ Magnesium. Ein Mangel an lebenswichtigen Elementen wie Magnesium steht in Verbindung mit der Mitralklappenprolapse (MVP) und dem Einsetzen und Fortschreiten einer Skoliose.

→ Vitamin K. Ein Vitamin K Mangel kann zu unnatürlich lang anhaltenden Blutungen, zu Osteoporose und schließlich auch zu Skoliose führen.

→ Vitamin D. Ein Vitamin D Mangel kann Rachitis verursachen, welches eine Trichterbrust hervorrufen kann. Damit ist eine eingesunkene Brust gemeint, die mit einer Skoliose in Zusammenhang steht.

→ Niedrige Östrogenlevel wurden oft mit Osteoporose und Osteopenie (geringer Knochendichte) in Verbindung gebracht, die wiederum beide mit einer Skoliose einhergehen.

Dementsprechend können also in der Tat bei einigen Patienten hormonelle Abnormitäten bis zu einem gewissen Grad Skoliose hervorrufen.

Befragen Sie sich selbst

- Haben Sie ununterbrochen Rückenschmerzen oder ein Unbehagen im Rücken ohne eine Diagnose?
- Sind Sie von einer der oben genannten Mangelerscheinungen betroffen?
- Leidet irgendein Familienmitglied an einer der besprochenen Krankheiten?

- Hatten Sie in letzter Zeit einen Unfall oder sind Sie gestürzt, und der Rücken schmerzt noch immer?
- Zeigt Ihr körperliches Erscheinungsbild eindeutige Zeichen einer Skoliose? (Näheres in Kapitel 4)

In den folgenden Kapiteln erfahren Sie mehr über mögliche Anzeichen einer Skoliose und wie Sie sie bei sich oder Ihren Familienmitgliedern entdecken.

Bedenken Sie

Die Ursachenforschung bei Skoliose hat zahlreiche Dimensionen. Einer der wichtigsten Gründe für diese Tatsache ist möglicherweise, dass idiopathische Skoliosen immer noch überwiegen. Gerade die Ungewissheit der Ätiologie ist es, die bewirkt, dass der Fokus eher auf Maßnahmen wie das Anlegen einer Rumpforthese oder operativen Eingriffen liegt, während nur wenige Präventivmaßnahmen vertreten werden.

Man sollte sich auch stets im Klaren sein, dass es aufgrund der komplexen Mechanismen des menschlichen Körpers verfehlt sein kann, eine klare Linie zwischen den verschiedenen Ursachen für eine Skoliose ziehen zu wollen. Es ist möglich, dass der physiologische, der neurologische und selbst der genetische Pfad einander kreuzen. Dies sollte den Leser nicht verwirren.

Interessant zu wissen:

→ Man kann sich vor einer Skoliose nicht schützen, doch das Fortschreiten der Krümmung kann beeinflusst werden.

→ Litten Sie in Ihrer Kindheit unter Polio, ist das Entwickeln einer Skoliose oder anderer Deformitäten mit fortschreitendem Alter wahrscheinlicher.

→ Weibliche Sportler und Balletttänzerinnen neigen leichter zu einer Skoliose.

KAPITEL 3

Skoliosearten

W issen ist in der Tat Macht. Sollten Sie sich gerade rüsten, weil sie gegen Ihre Skoliose kämpfen wollen, sind genaue Kenntnisse dieser Krankheit unabdingbar. Bevor Sie nun den Weg festlegen, über den Sie Ihr Leiden angehen wollen, müssen Sie als erstes herausfinden, um welche Art von Skoliose es sich bei Ihnen handelt. In diesem Kapitel werden wir daher die verschiedenen Skoliosearten ansprechen, ihre Merkmale und wie sie die eine von der anderen unterscheiden können.

Strukturelle vs. nicht strukturelle (funktionale) Skoliose

Unabhängig vom Skoliosetyp und der zugrundeliegenden Ursache – es läuft immer darauf hinaus, dass die Wirbelsäule und deren Krümmung dargestellt werden muss. Die Behandlungsmethoden haben sich im Laufe der Jahre immer weiter verbessert und es hat sich gezeigt, dass ein frühes Entdecken und Bestimmen des Skoliosetyps starken Einfluss auf die zu wählende Korrekturart hat.

Wie wir im vorigen Kapitel festgestellt haben bestimmt die Skolioseursache die Typenzuweisung. So wird beispielsweise eine Skoliose, die aufgrund einer bereits angeborenen Wirbelsäulenabnormität entsteht, als kongenitale Skoliose bezeichnet.

Dementsprechend heißt eine Skoliose, die mit Knochenveränderungen in der Wirbelsäule einhergeht, strukturelle Skoliose, während es sich bei der nicht strukturellen Skoliose um einen Skoliosetyp handelt, der unabhängig von Wirbelsäulenproblemen entsteht und nicht mit Veränderungen der Knochen einhergeht. Eine lang anhaltende nicht strukturelle Skoliose kann indes eine strukturelle Skoliose auslösen.

Darüber hinaus werden die einzelnen Typen anhand verschiedener Kriterien weiter klassifiziert.

Das wichtigste und auffälligste Kriterium zur Unterscheidung zwischen einer strukturellen und einer nicht strukturellen Skoliose ist die Rotation der Wirbelsäule. Eine solche Rotation findet sich bei Patienten mit einer strukturellen Skoliose, nicht jedoch bei einer nicht strukturellen oder funktionalen Skoliose.

Zu den wichtigsten Kriterien, die zur Bestimmung einer Skoliose beachtet werden müssen, gehören::

→ Ursache des Leidens
→ Alter des Betroffenen
→ Bereich, der von der Krümmung betroffen ist

Die Tabellen am Ende dieses Kapitels bieten Ihnen eine Auflistung der verschiedenen Möglichkeiten zur Bestimmung der Skoliose.

Interessant zu wissen ...

Einige Skoliosetypen können mehr als einer Kategorie zugeordnet werden, es kann daher in der Klassifikation zu Doppelnennungen kommen. Eine juvenile idiopathische Skoliose, die bei Kindern auftritt, wird beispielsweise zu den idiopathischen Skoliosen gezählt, findet sich aber auch unter den nach Alter gestaffelten Skoliosetypen. Gleiches gilt für die adulten idiopathischen Skoliosen. Das sollte Sie bei der Klassifizierung nicht verwirren, wenn Sie im Hinterkopf behalten, dass diese Klassifizierung von den zahlreichen Faktoren, die die Deformität betreffen, abhängt.

Im Folgenden eine detaillierte Beschreibung der einzelnen Skoliosetypen.

Strukturelle Skoliose

Bei der strukturellen Skoliose handelt es sich um eine seitliche Krümmung der Wirbelsäule bei gleichzeitiger Rotation. Die degenerative Skoliose ist ein typisches Beispiel dafür. Sie tritt bei Erwachsenen im Rahmen des allgemeinen Alterungsprozesses auf. Wenn sich die Struktur oder die Funktionsweise einzelner Wirbelsäulenbestandteile verändert, kommt es zu dieser Art von Skoliose. Die einzelnen Komponenten der Wirbelsäule und des Rückenmarks habe ich Ihnen in Kapitel 1 bereits vorgestellt.

Da in diesem Fall die Krümmung aufgrund von Wirbelsäulenproblemen aufgetreten ist, ist die Deformierung irreversibel. Man kann das Leiden behandeln und in den Griff bekommen, so dass die fortschreitende Krümmung unter Kontrolle gebracht wird und sich die Lebensqualität verbessert, dennoch ist eine Umkehrung der Deformität unwahrscheinlich.

Im folgenden Abschnitt sollen u.a. folgende häufige Skoliosetypen näher besprochen werden:

→ Kongenitale Skoliose
→ Idiopathische Skoliose
→ Neuromuskuläre Skoliose
→ Adulte Skoliose

Kongenitale Skoliose

Eine kongenitale Skoliose ist typischerweise eine Seitwärtskrümmung der Wirbelsäule, die auf einem angeborenen Defekt beruht. Es handelt sich dabei um eine recht seltene Skolioseform – sie tritt nur bei einem von 10.000 Neugeborenen auf. Im Allgemeinen jedoch wird diese Störung erst mit Eintritt ins Jugendalter offensichtlich.

Drei Arten von Deformitäten können bei einem Kind eine kongenitale Skoliose bewirken:

1. FEHLERHAFTES TRENNEN/FEHLERHAFTE SEGMENTIERUNG DER WIRBEL

Im Anfangsstadium des Fötus entsteht die Wirbelsäule zunächst als ein Gewebeband. Im Laufe der Monate teilt sich dies von selbst auf und bildet zahlreiche winzige Segmente, die nach und nach die Gestalt knöcherner Wirbel annehmen. In einzelnen Fällen verläuft dieser Vorgang nicht vollständig, dadurch bleiben die Wirbelsäulenanteile an manchen Stellen miteinander verschmolzen. Schließlich bildet sich eine knöcherne Spange, bestehend aus zwei oder mehr miteinander verschmolzenen oder verbundenen Wirbeln. Diese Knochenspange stört das normale Wachstumsmuster, dadurch krümmt sich die Wirbelsäule im Laufe der kindlichen Wachstumsphase.

Davon soll Ihnen das Bild am Ende dieses Abschnittes eine genaue Vorstellung geben.

2. FEHLBILDUNG DER WIRBELELEMENTE

Wenn sich die Wirbelelemente auf einer Seite teilweise oder vollständig nicht richtig ausbilden, kommt es zu einer Deformität, die als Keilwirbel oder Halbwirbel bezeichnet wird. Zu ernsthaften Wachstumsschwierigkeiten kann es kommen, wenn sich auf der einen Seite der Wirbelsäule ein Knochenriegel bildet und auf der anderen ein Halbwirbel. Wird dies nicht behandelt, verschlimmert sich die Krümmung rapide und das Wachstum der Kinder ist stark in Mitleidenschaft gezogen.

3. KOMPENSATIONSKRÜMMUNGEN

Wenn Ihre Wirbelsäule sich krümmt, versucht sie möglicherweise, dies durch eine Krümmung in die andere Richtung auszugleichen, um eine aufrechte Haltung beizubehalten. Eine solche Kompensationskrümmung kann sich über oder unter der betroffenen Stelle entwickeln.

In Einzelfällen kann eine kongenitale Skoliose auch aufgrund eines spezifischen Gendefekts wie dem Mayer-Rokitansky-Küster-Hauser-Syndrom (MRKHS) auftreten. Des Weiteren wurde beobachtet, dass Neugeborene mit einer kongenitalen Skoliose häufiger auch weitere angeborene Abnormitäten aufweisen, darunter anatomische Anormalitäten des Urogenitaltrakts oder angeborene Herzfehler.

Überdies lassen auch Kinder, die unter dem Rett-Syndrom leiden, oft Anzeichen einer Skoliose erkennen. Diese seltene Störung steht mit einem veränderten X-Chromosom in Zusammenhang und betrifft in der Hauptsache Mädchen.

Keilwirbel, Halbwirbel, Blockwirbel und unsegmentierte Wirbel

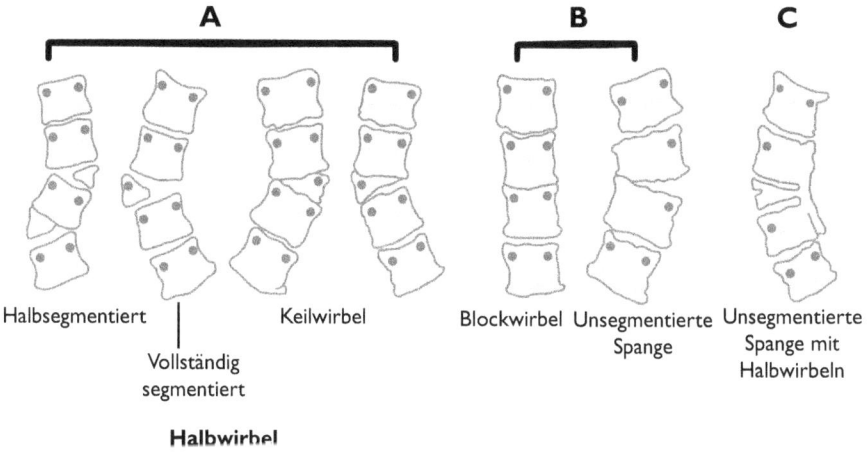

A **B** **C**

Halbsegmentiert   Keilwirbel   Blockwirbel   Unsegmentierte   Unsegmentierte
            Vollständig   Spange   Spange mit
            segmentiert   Halbwirbeln

Halbwirbel

Idiopathische Skoliose

Bei dieser wahrscheinlich häufigsten Form der Skoliose liegt keine erkenn- und erklärbare Ursache zugrunde. Jeder Skoliosefall, für den keine Ursache zu benennen ist, wird als idiopathische Skoliose bezeichnet. Im Laufe der Jahrzehnte hat die Wissenschaft zahlreiche mögliche Faktoren untersucht, die im Zusammenhang mit einer idiopathischen Skoliose stehen könnten, genauer, genetische, skelettale, chemische, neurologische und muskuläre Faktoren. MRT-Untersuchungen einer breiten Patientengruppe mit idiopathischer Skoliose ergaben, dass ungefähr 4-26% außerdem an neurologischen Abnormitäten leiden, beispielsweise Syringomyelie und Chiari-Malformation.

Auch Erwachsene können von einer idiopathischen Skoliose betroffen sein, meist jedoch wird sie bei Kindern festgestellt, insbesondere bei Kindern deren Knochengerüst sich offenbar normal ausbildet.

Bei Kindern unterscheiden wir, abhängig von dem Alter, in dem die Skoliose auftritt, drei Unterkategorien. Hier eine kurze Beschreibung der einzelnen Kategorien.

Infantile idiopathische Skoliose

Bei einer Skoliose, die sich im Zeitraum von der Geburt bis zum vollendeten dritten Lebensjahr entwickelt, sprechen wir von einer infantilen idiopathischen Skoliose. Diese ist gewöhnlich schmerzfrei und tritt häufiger bei Jungen als bei Mädchen auf. Bei 1% aller Fälle idiopathischer Skoliose handelt es sich um den infantilen Typus. Nicht erklärbar ist das Phänomen, dass sich bei der infantilen Skoliose die Wirbelsäule meist zur linken Seite hin krümmt und sich vornehmlich im Brustbereich manifestiert.

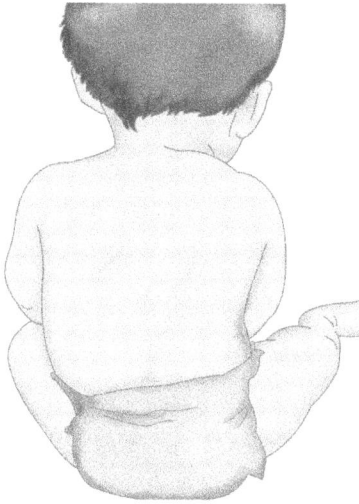

Infantile idiopathische Skoliose eines 20 Monate alten Jungen.

Studien deuten auf die Option einer Reversion im Laufe der Zeit, wenn die Krümmung in den ersten drei Lebensjahren auftritt. Bereits 1965 stellten Lloyd-Roberts und Pilcher fest, dass sich annähernd 92% aller Fälle infantiler idiopathischer Skoliose innerhalb des ersten Lebensjahres zurückbildeten.

Des Weiteren wurde häufig beobachtet, dass kleine Kinder, bei denen sich vor dem fünften Lebensjahr eine Skoliose oder Wirbelsäulenkrümmung manifestiert, auch Abnormitäten im Herz-Lungen-Bereich aufweisen.

Fachleute geben folgende mögliche Ursachen für eine infantile idiopathische Skoliose und eine S-Krümmung der Wirbelsäule an:

→ in manchen Fällen wird der intrauterine Entwicklungsprozess mit der gekrümmten Wirbelsäule in Verbindung gebracht. In einem solchen Fall üben die Gebärmutterwände einen zu großen Druck auf eine Seite des Fötus aus oder erzwingen eine abnorme Positionierung des Fötus, wodurch sich eine Krümmung der Wirbelsäule ergeben kann.

→ Postnataler äußerer Druck, dem das Kind ausgesetzt ist, wenn es in seiner Wiege, seinem Bettchen über einen längeren Zeitraum auf den Rücken und den Hinterkopf gelegt wird. In solchen Fällen wird der Rücken mit einem abnorm hohen Druck belastet, der ernsthafte Auswirkungen auf die Ausrichtung der Wirbelsäulenlinie haben kann. Aus diesem Grund wird eine infantile idiopathische Skoliose häufig mit Plagiokephalie, einem flachen Hinterkopf bei Kleinkindern in Verbindung gebracht.

Trotz dieser Vermutungen bleiben die Ursachen weiterhin hypothetisch und müssen anhand weiterer Studien verifiziert werden.

Juvenile idiopathische Skoliose

Eine juvenile idiopathische Skoliose tritt zwischen dem dritten und dem neunten Lebensjahr auf. Im Unterschied zu der infantilen idiopathischen Skoliose sind mehr Mädchen als Jungen von dieser Skolioseform betroffen. Zudem besteht ein erhöhtes Risiko, dass, wenn die Krümmung nicht rechtzeitig therapiert wird, sich diese in einem kurzen Zeitraum stark verschlimmert. Eine Kontrollstudie, die an 109 Patienten mit juveniler idiopathischer Skoliose vorgenommen wurde, ergab, dass während die Krümmung sich bis zum zehnten Lebensjahr um 1 bis 3 Grad pro Jahr verstärkte, sich dies ab dem zehnten Lebensjahr auf 4,5 bis 11 Grad pro Jahr erhöhte. Des Weiteren wurde beobachtet, dass bei Kindern mit einer juvenilen idiopathischen Skoliose häufiger eine linksseitige Krümmung auftrat, die fortschreitet und häufig mit abnormem Haarwuchs und einem leicht erhöhten Auftreten intraspinaler Erkrankungen einhergeht, wie der Syringomyelie und der Diastematomyelie.

Interessante Tatsache ...

Die juvenile idiopathische Skoliose ist vielleicht die einzige Skolioseform, die zu einer Zeit auftritt, in der es zu keinen größeren Wachstumsschüben kommt.

Die juvenile idiopathische Skoliose tritt etwas häufiger auf als die infantile idiopathische Skoliose und ist für ca. 12-21% idiopathischer Skoliosefälle verantwortlich. In der Altersklasse zwischen 3 und 6

Jahren entwickelt ungefähr eine gleich große Anzahl an Jungen und Mädchen eine Wirbelsäulenkrümmung. Mit zunehmendem Alter, zwischen 6 und 10 Jahren, sind mehr Mädchen als Jungen davon betroffen.

Die Prognose ist bei diesem Skoliosetypus vorwiegend positiv, vorausgesetzt es wird rechtzeitig eine genaue Diagnostik und Behandlung durchgeführt.

Adoleszente Idiopathische Skoliose (AIS)

Die adoleszente idiopathische Skoliose tritt bei Heranwachsenden zwischen dem zehnten und achtzehnten Lebensjahr auf. Die Wirbelsäule krümmt sich dabei um mehr als 10 Grad. Die wichtigste Tatsache im Zusammenhang mit AIS ist, dass sie bei jungen Mädchen stärker verbreitet ist als bei Jungen. Das steht möglicherweise in Zusammenhang mit dem auffallend frühen Wachstum und der schnelleren Entwicklung von Mädchen während der Pubertät. 60-80% aller AIS-Fälle betreffen junge Mädchen. AIS ist die häufigste Skolioseform, die sich bei mindestens 4% aller 9- bis 14-Jährigen feststellen lässt und besonders häufig in Familien auftritt, in denen bereits mehrere Fälle mit dieser Deformität vorkamen.

Infantile Idiopathische Skoliose	Juvenile Idiopathische Skoliose	Adoleszente idiopathische Skoliose
Alter: Geburt bis 3 Jahre	Alter: 3 bis 9 Jahre	Alter: 9 bis 18 Jahre
Mehr Jungen als Mädchen betroffen	Mehr Mädchen als Jungen betroffen	Mehr Mädchen als Jungen betroffen
Trifft auf 1% aller Fälle idiopathischer Skoliose zu	Trifft auf ca. 12-21% aller Fälle idiopathischer Skoliose zu	Häufigste Form idiopathischer Skoliose

An dieser Stelle der Hinweis, dass eine unbehandelte Krümmung bei AIS sehr rasch voranschreiten und zu erheblichen Deformitäten führen kann. Diese Deformitäten können bei den Jugendlichen psychisches Leid und körperliche Schwächen hervorrufen. Überdies wird aufgrund der Rotation auch der Brustkorb in Mitleidenschaft gezogen, was Auswirkungen auf die Herz-Lungen-Funktion nach sich ziehen und zu schweren Symptomen wie Kurzatmigkeit führen kann.

Formen idiopathischer Skoliose – wichtige Tatsachen

Neuromuskuläre Skoliose

Die neuromuskuläre Skoliose leitet ihren Namen von dem altgriechischen Begriff „neuron" her, der den Nerven bezeichnet. Es handelt sich dabei um eine Form, die aufgrund einer Entwicklungsstörung der Wirbelsäule in der Folge gewisser neurologischer Störungen oder einer Form der Muskelschwäche entsteht. Eine neuromuskuläre Skoliose ergibt sich mit anderen Worten aus einer mangelnden Kontrolle über diejenigen Nerven und Muskeln, die die Wirbelsäule unterstützen.

Ein bestimmtes Muskelfunktionsmuster unterstützt in der Wachstumsphase Ausrichtung und Balance der Wirbelsäule. Eine Reihe von neuromuskulären Störungen kann diese normale Funktionsweise verändern und so eine Krümmung der Wirbelsäule hervorrufen. Das kann das Endresultat sein oder parallel entstehen. Dies schreitet gewöhnlich fort.

Eine Abnormität der neuromuskulären Funktionsweise, die zu einer idiopathischen Skoliose führt, wird auf zwei Weisen klassifiziert:

→ neuropathisch – so wird eine Skoliose genannt, die aufgrund einer durch Krankheiten wie der Kinderlähmung abnormen Nervenfunktion auftritt.

→ myopathisch – dieser Begriff bezieht sich auf eine Krümmung, die sich durch eine abnorme Muskelfunktion ergibt. Dies kommt bei Krankheiten wie Muskelschwund vor.

Hier einige der häufigsten neuromuskulären Erkrankungen, die eine derartige Skoliose hervorrufen können:

- Kinderlähmung
- Spina Bifida
- Rückenmarkstumor
- Neurofibromatosis
- Muskelschwund
- Querschnittslähmung

Wichtige Tatsache ...

Die meisten dieser Krankheiten verursachen neuromuskuläre Veränderungen während der Kindheit, d.h., zu einer Zeit, da Körper und Wirbelsäule wachsen und sich anpassen müssen, um den Anforderungen dieses Wachstums gerecht zu werden. Genau jetzt kann die Wirbelsäule auch den größten Schaden nehmen.

Wir wollen nun ein paar wichtige Faktoren zur neuromuskulären Skoliose näher in Augenschein nehmen:

→ Kinder, die an dieser Skolioseform leiden, haben meist ein geringes Koordinationsvermögen im Rumpf-, Nacken- und Kopfbereich.

→ Auch Kyphose, eine abnorme Vorwärtsbiegung der Wirbelsäule kommt häufig parallel vor.

→ Es ist wahrscheinlicher, dass die Krümmung sich verstärkt, wenn sie bereits in jungen Jahren auftritt. Entsprechend wird eine Krümmung, die bereits bei der Erstuntersuchung erheblich ist, sich viel schneller verschlimmern.

→ Die Krümmungen sind bei der neuromuskulären Skoliose gewöhnlich langgezogener und erstrecken sich über die gesamte Wirbelsäule bis hinab zum Steißbein.

→ Es kann bei Kindern in Zusammenhang mit dieser Skolioseform zu einer Schiefstellung des Beckens kommen. Dann ist das Becken geneigt, eine Seite steht also höher als die andere.

→ Größere Krümmungen im Brustbereich (mehr als 80°) und hyperlordose Krümmungen, oder eine Krümmung nach hinten können Lungenprobleme bedingen.

Die Krümmungszunahme verläuft bei einer neuromuskulären Skoliose gewöhnlich schneller als bei einer idiopathischen Skoliose. Auch wenn einige dieser Kinder möglicherweise das Laufen lernen und einige körperliche Tätigkeiten ausüben können, müssen die meisten als Jugendliche bereits einen Rollstuhl benutzen.

Adulte Skoliose

Mit fortschreitendem Alter können Weichteile und andere Komponenten der Wirbelsäule sich abnutzen, auch dadurch kann es zu einer Krümmung der Wirbelsäule kommen. In der Fachwelt bezeichnet man die adulte Skoliose als eine Deformität bei einem ansonsten skelettal ausgewachsenen Menschen und einer Krümmung von mehr als 10° nach der Cobb Methode.

Zu Zwecken der Übersichtlichkeit können wir drei Arten von degenerativer Skoliose unterscheiden:

1. REIN DEGENERATIVE SKOLIOSE

Wenn Menschen mit einer perfekt geraden und gesunden Wirbelsäule allein aufgrund des Alterungsprozesses eine Krümmung entwickeln, nennt man diesen Zustand eine rein degenerative Skoliose. Manche Fachleute sprechen auch von einer de novo ADS und beziehen damit wörtlich die adulte degenerative Skoliose mit ein, die in hohem Alter erneut ausbricht.

Bei einer adulten Skoliose kommt es durch die Alterung der Bandscheiben zu einer Deformität – sie degenerieren. Schließlich versagen die hinteren Wirbelanteile, insbesondere die Wirbelbogengelenke. Die erwartbare axiale Rotation der betroffenen Wirbelsäulensegmente führt dann zu einer seitlichen Wirbelsäuleninstabilität und Nachgiebigkeit oder die Wirbelsäulenbänder geben verstärkt nach.

2. IDIOPATHISCHE KRÜMMUNGEN MIT DEGENERATION

Aufgrund des Alterungsprozesses verschlimmert sich die Krümmung bei Kindern, bei denen eine infantile, juvenile oder adoleszente Skoliose diagnostiziert wurde. Auch wenn die Krümmung in der Kindheit aufgetreten ist, kann der vermehrte Abbau in zunehmendem Alter die Krümmung weiter verstärken.

3. SEKUNDÄRE URSACHEN

Im Leben eines Erwachsenen können zahlreiche Ursachen zum Auftreten einer Krümmung führen, dazu gehören Tumore, Brüche, Schock und Unfälle.

Nicht strukturelle/funktionale Skoliose

Die nicht strukturelle oder funktionale Skoliose ist ein weiterer Typus dieser Störung. Während die strukturelle Skoliose im Zusammenhang mit einer zugrundeliegenden Wirbelsäulenerkrankung oder –störung steht, stammt die funktionale Skoliose von Problemen, die nicht unbedingt direkt mit einem Wirbelsäulenproblem in Verbindung stehen. Vielmehr ergibt sich die Wirbelsäulenkrümmung aus der Störung eines anderen Körperteils, einer fortschreitenden Erkrankung, dem Lebenswandel oder einer Reihe anderer Gründe.

Wir konnen die funktionale Skoliose grob in vier Klassen unterteilen:

→ kompensatorisch – Die Hauptursache für eine funktionale kompensatorische Skoliose beruht auf einem Beinlängenunterschied. Diese Skolioseform entsteht aufgrund der Tendenz Ihres Körpers, solche Ungleichmäßigkeiten auszugleichen.

→ ischiadisch – Versucht Ihr Körper einen Ischiasschmerz zu kontrollieren oder zu vermeiden, indem er sich zu einer Seite neigt, dann kann es langsam zu einer derartigen Skolioseform kommen.

Was ist ein Ischiasnerv?

Der Ischiasnerv ist der längste und größte Nerv des Körpers. Verspüren Sie seinetwegen Schmerzen, kann das sehr unangenehm sein und zu Taubheit und Gefühllosigkeit oder Kribbeln im Unterschenkel führen.

→ inflammatorisch – diese Form der funktionalen Skoliose beruht auf einer Entzündung, beispielsweise einer Blinddarmentzündung oder auf Muskelspasmen.

→ Postural – Ungünstige Körperhaltungen, die über einen langen Zeitraum beibehalten werden, können zu dieser Form der funktionalen Skoliose führen. Mit einer speziellen Anleitung kann dies korrigiert werden.

Im Gegensatz zu einer strukturellen Skoliose ist die funktionale Skoliose reversibel. Die Wirbelsäule kann mit anderen Worten ihre normale Ausrichtung wiedererlangen, wenn die Faktoren, die zu einer Verschlimmerung führen, unter Kontrolle sind.

Nach dem von einer Krümmung betroffenen Bereich

Abgesehen von den im Vorigen genannten Kriterien kann eine Skoliose auch nach dem Bereich und der Krümmungsart klassifiziert werden. Anhand dieser Kriterien unterscheiden wir drei verschiedene Skolioseformen.

1. Thorakale Skoliose: Diese Skolioseart liegt vor, wenn der Brustbereich der Wirbelsäule gekrümmt ist. Meist neigt sich diese Krümmung ungefähr in der Mitte des Rückens nach rechts.

2. Lumbale Skoliose: Wie der Name bereits sagt, findet sich der Großteil dieser Skoliose im lumbalen Bereich, dem unteren Rücken. Die Krümmung neigt sich eher zur linken Seite der Wirbelsäule.

3. Thorakolumbale Skoliose: In diesem Fall ist die Skoliose besonders in dem Bereich sichtbar, wo der thorakale und der lumbale Anteil der Wirbelsäule einander treffen.

Grafiken und Diagramme

Skoliosetypen nach dem Bereich ihres Vorkommens

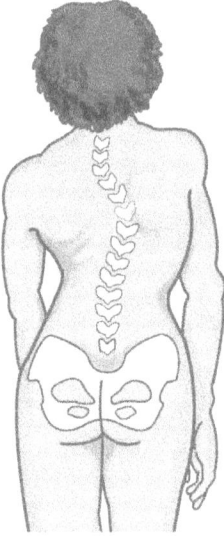

Thorakale
Krümmung

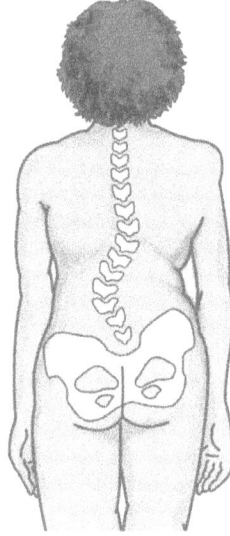

Lumbale
Krümmung

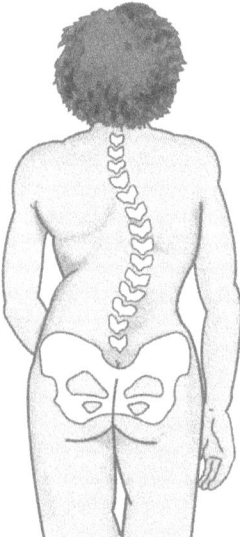

Thorakolumbale
Krümmung

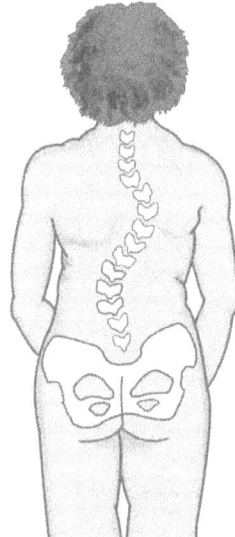

Doppelte starke
Krümmung

Skoliosearten

(1) Strukturelle Skoliose

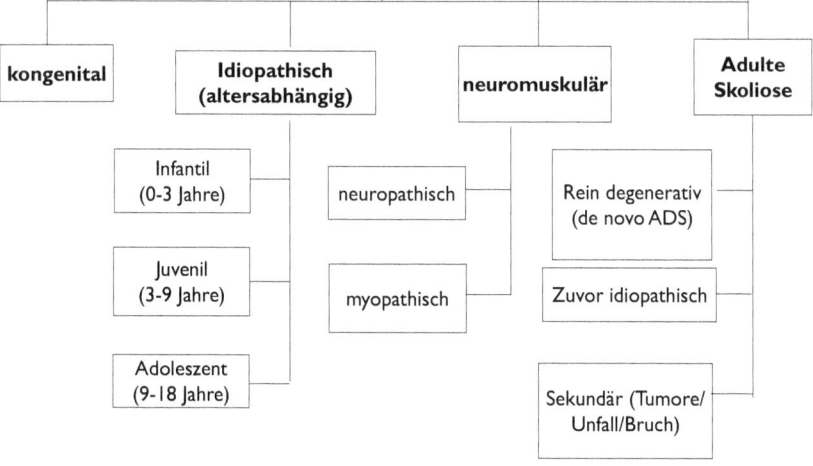

- **kongenital**
- **Idiopathisch (altersabhängig)**
  - Infantil (0-3 Jahre)
  - Juvenil (3-9 Jahre)
  - Adoleszent (9-18 Jahre)
- **neuromuskulär**
  - neuropathisch
  - myopathisch
- **Adulte Skoliose**
  - Rein degenerativ (de novo ADS)
  - Zuvor idiopathisch
  - Sekundär (Tumore/Unfall/Bruch)

(2) nicht strukturelle/funktionale Skoliose (zugrundeliegende Ursache, reversible Krümmung)

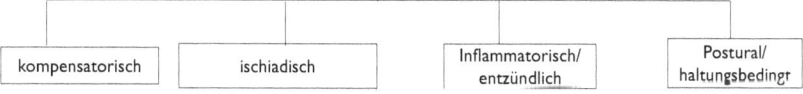

- kompensatorisch
- ischiadisch
- Inflammatorisch/entzündlich
- Postural/haltungsbedingt

(3) nach der Lage der Krümmung

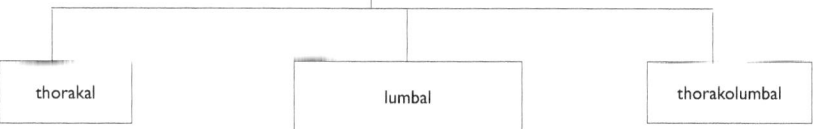

- thorakal
- lumbal
- thorakolumbal

KAPITEL 4
Die Krankheit erkennen

I ch werde in diesem Kapitel die wichtigsten häufigen, aber auch seltenen Anzeichen einer Skoliose besprechen. Ich zeige Ihnen, wie Sie die ersten Veränderungen des Aussehens sowohl bei Kindern als auch bei Erwachsenen wahrnehmen. Darüber hinaus werde ich auf die Schmerzen bei einer Skoliose eingehen und welche Formen diese annehmen können. Sie werden von selteneren aber ernstzunehmenden Hinweisen wie Kurzatmigkeit und Schmerzen in der Brust erfahren, die ein sofortiges medizinisches Eingreifen erfordern.

Körperliche Abnormitäten

Eine Asymmetrie im körperlichen Erscheinungsbild ist der entscheidende Hinweis auf eine Skoliose. Sowohl bei Kindern als auch bei Erwachsenen verändert sich die Haltung, und eine Krümmung der Wirbelsäule wird sichtbar. Fachleute nennen eine solche Veränderung eine abnorme Ausrichtung der Wirbelsäule oder Asymmetrien, die jeden Bereich unseres Körpers, das gesamte System, in Mitleidenschaft ziehen können.

Um die Krankheit erkennen zu können, müssen wir erst einmal verstehen, wie sie unseren Körper beeinflusst und verändert. Einfach formuliert hat eine solche Wirbelsäulendeformität das Potential:

→ Ihr Aussehen zu verändern

→ Die Art und Weise zu verändern, wie Sie simple Tätigkeiten ausführen, darunter Sitzen, Stehen, Gehen

→ Ihre gesamte Lebensweise zu verändern

Im folgenden Abschnitt gebe ich Ihnen eine detaillierte und leicht zu befolgende Anleitung anhand derer Sie den Zustand beurteilen können - körperliche Anzeichen, Besonderheiten des Schmerzes und andere weniger häufige Symptome wie Kurzatmigkeit und Schmerzen in der Brust. Die späteren Kapitel helfen Ihnen einzuschätzen wie gravierend diese Symptome sind und in welchem Stadium Sie beginnen sollten, über eine operative Korrektur Ihrer Deformität nachzudenken.

Während gewisse Anfangszeichen für Skoliose in allen Altersklassen vorkommen können, gibt es bestimmte Veränderungen im Knochensystem, die entweder bei kleinen Kindern, Jugendlichen oder Teenagern vorkommen und dort leicht zu erkennen sind. Hier eine Top-10-Liste der Veränderungen im Erscheinungsbild gerade der jüngeren Altersgruppe.

Rangliste der wichtigsten Veränderungen bei einer Skoliose

1. Ein Schulterblatt ist höher und steht weiter vor als das andere

2. Die Schultern können rund aussehen

3. Eine Hüftseite steht vielleicht weiter vor als die andere

4. Ein Arm wirkt eventuell länger als der andere

5. Ein Bein könnte kürzer als das andere wirken, insbesondere im Liegen

6. Die Kleidung sitzt möglicherweise nicht gleichmäßig

7. Die Brust wirkt eventuell eingesunken

8. Asymmetrische Gürtellinie

9. Der Brustkorb kann auf einer Seite mehr vorstehen

10. Abnorme Falten im Bauchbereich

Wichtige Hinweise

Der gesamte Körper ist auf irgendeine Weise, ob direkt oder indirekt, mit der Wirbelsäule verbunden. Daher muss eine Veränderung der Wirbelsäule zwangsläufig die Ausrichtung des ganzen Körpers verändern und zu Abnormitäten führen, Verletzungen, verringerter Funktionsfähigkeit und Schmerzen in jedem Gelenk.

An dieser Stelle wollen wir uns die genannten Symptome etwas genauer ansehen:

→ Warum sieht die Schulter schief aus?

Die Schulter auf der konvexen Seite der gekrümmten Wirbelsäule erscheint höher als die auf der konkaven Seite.

→ Warum wirkt der gesamte Körper asymmetrisch?

Bei einem gesunden Durchschnittserwachsenen sollte die Schädelkappe genau in einer senkrechten Linie über der Mitte des Beckens sitzen. Aufgrund der Seitwärtsneigung der Wirbelsäule bei einer Skoliose ist das nicht möglich. Daher kommt es zu einer Unausgewogenheit im gesamten Körperbild.

→ Warum steht eine Hüftseite höher?

Genau das passiert, wenn die Krümmung sich hauptsächlich im unteren Rückenbereich befindet. Eine schiefe Hüfte ist eines der auffälligsten Anzeichen für eine Skoliose.

→ Was passiert mit der Haut über der Wirbelsäule?

Ein vielsagendes Zeichen für eine Neurofibromatose kann an der Haut über der Wirbelsäule erkennbar sein, wo sich ein kleiner Flecken rot verfärbt, schuppt oder behaarter ist als die übrige Haut.

In den folgenden Kapiteln stelle ich Ihnen spezielle Tests vor, mit deren Hilfe eine Skoliose entdeckt werden kann, insbesondere wenn diese in Zusammenhang mit Knochenveränderungen in der Skelettstruktur zusammenhängt.

Zu dem bereits Genannten kann bei Neugeborenen und Säuglingen eine Skoliose erkannt werden durch:

→ eine sichtbare Wölbung an Rücken oder Brust des Babys
→ Das Baby legt sich auf eine Seite

Erste Anzeichen bei Erwachsenen

Zu den oben genanten Anzeichen, anhand derer man in den jüngeren Altersgruppen eine Skoliose feststellen kann, gibt es bestimmte körperliche Veränderungen und Abnormitäten, die bei Erwachsenen auftreten. Das ist der Fall, weil die knöcherne Wirbelsäule auf das Nervensystem drückt. Folgende Symptome sind möglicherweise feststellbar:

- Blaseninkontinenz oder Verlust der Blasenkontrolle
- Darminkontinenz oder Verlust der Darmkontrolle
- Schwäche oder Taubheit in Beinen, Füßen oder Zehen
- Bei Männern kann es zu Erektionsschwierigkeiten oder der Unfähigkeit kommen, eine Erektion zu halten

Weitere Symptome, die ausschließlich bei Erwachsenen auftreten u.a.::

- ungleiche Brustgröße bei Frauen
- auf beiden Seiten verschiedene Brustkorbhöhe
- sichtbar unterschiedliche Hautstruktur oder unterschiedliches Aussehen der Haut, insbesondere neben der Wirbelsäule

Zum Thema Schmerz

Bevor wir näher auf den Zusammenhang zwischen einer Skoliose und Schmerzen eingehen, wollen wir uns kurz damit beschäftigen, was ein Schmerz überhaupt ist.

Sie empfinden Schmerzen, aber ist das nur eine Art Unbehagen? Ist es etwas, das Sie nicht ertragen oder ist es ein Anzeichen für eine Abnormität in Ihrem Körper, vielleicht sogar das Signal für eine Krankheit oder eine Verletzung, die Ihnen droht?

In der Fachsprache ist der Schmerz bestimmt als ein unangenehmes Gefühl, das über sensorische Nerven an das Gehirn geleitet wird. Dabei handelt es sich nicht nur um eine Empfindung, sondern beinhaltet die folgenden drei Aspekte:

→ das körperliche Wahrnehmen von Schmerz
→ das Wahrnehmen von Unbehagen
→ subjektive/individuelle Wahrnehmung von Unbehagen

Skoliose und Schmerz

Solange Ihre Wirbelsäule gerade erst beginnt sich zu krümmen, bleibt eine Skoliose meist schmerzfrei, unabhängig vom Alter des Betroffenen. Genau das ist der Grund weshalb eine Skoliose häufig in ihrem Anfangsstadium unentdeckt bleibt, bis, wie oben beschrieben, schließlich körperliche Anzeichen auftreten. In manchen Fällen bereitet eine Skoliose bereits von Anfang an Schmerzen, dann nämlich, wenn abnorme Muskelkontraktionen, Spasmen oder ein anderes Problem durch die Krümmung bedingt wird.

Woher stammt der Schmerz bei einer Skoliose? Vom Knochen oder von den Muskeln? Handelt es sich um einen neuropathischen Schmerz oder um einen Übertragungsschmerz? Die Fachleute sagen, dass er allein mit den Muskeln zusammenhängt. Einfach formuliert betrifft er diejenigen Muskeln, die um den betroffenen Bereich herum angeordnet sind. Diese kontrahieren fortwährend und lockern sich nicht wieder. Durch diese Dauerkontraktionen, die über Monate andauern können, werden diese Muskeln schließlich wund und beginnen skoliotisch zu schmerzen.

Schmerzeigenschaften

Rückenschmerzen und anhaltende Muskelschmerzen gehören zu den ersten Hinweisen auf eine Skoliose. Der entsprechende Schmerz weist dabei eine oder mehrere der folgenden Eigenschaften auf:

- Der Schmerz ist besonders im Sitzen oder Stehen sehr stark und lässt nach, wenn Sie sich auf den Rücken oder auf eine Seite legen.
- Ständiger Schmerz, unabhängig von der Haltung.
- Ein Schmerz, der im Gehen oder Stehen die Wirbelsäule hinunter zur Hüfte verläuft, in die Beine hinein, manchmal auch in die Arme.

Bei manchen Leiden wie der degenerativen Skoliose hat der begleitende Schmerz seine eigenen typischen Eigenschaften. Der Schmerz, der bei einer degenerativen Skoliose auftritt, zeichnet sich meist durch folgendes aus:

→ er entwickelt sich mit der Zeit und setzt bei körperlicher Betätigung ein.

→ Er ist morgens am schlimmsten und verringert sich bei körperlicher Betätigung.

→ In der zweiten Tageshälfte verschlimmert er sich.

→ Aufgrund des Druckes, der auf die Wirbelbogengelenke ausgeübt wird, ist es schmerzhafter zu stehen oder zu gehen als zu sitzen.

→ Stehen und Gehen sind schmerzhaft, insbesondere in den Beinen.

Interessanterweise wird diskutiert, ob der skoliotische Schmerz tatsächlich existiert oder es sich nur um ein Unbehagen handelt, das von dem Betroffenen als anhaltender oder chronischer Schmerz wahrgenommen wird. In der Forschung zeigt sich allerdings, dass der Schmerz, der durch eine Skoliose hervorgerufen wird, auf der Schmerzskala zwischen ungefähr 8 und 10 rangiert, während Zahnschmerzen im schlimmsten Stadium nur eine 6 erreichen.

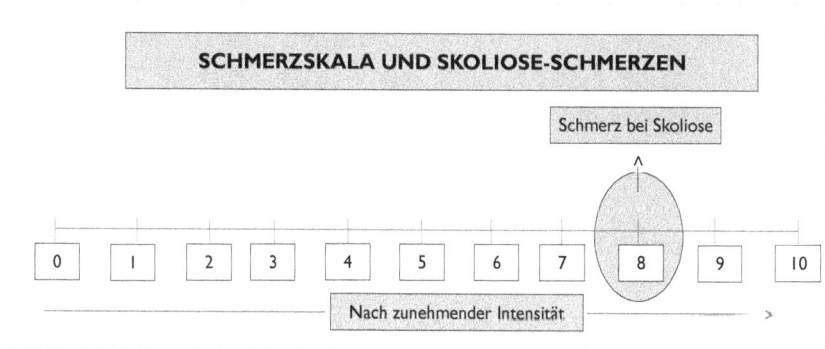

SCHMERZSKALA UND SKOLIOSE-SCHMERZEN

Schmerz bei Skoliose

| 0 | 1 | 2 | 3 | 4 | 5 | 6 | 7 | 8 | 9 | 10 |

Nach zunehmender Intensität

Schmerzarten

Von den Fachleuten wird der Schmerz, der in Zusammenhang mit einer Skoliose steht, unter zwei Aspekten diskutiert und damit das gesamte Spektrum der physischen Seite dieser Störung sowie auch die zugehörigen psychologischen Faktoren.

Symptomatischer Schmerz

Diese Schmerzart bezieht sich auf die Ursachen, die tatsächlich die Wirbelsäule betreffen. Der Schmerz strahlt von einem Bestandteil der Wirbelsäule, der Rückenmuskulatur oder auch einem inneren Organ aus und kann entstehen, da Knochen aufeinander reiben, und ein Nerv oder ein Organ eingeklemmt ist.

Psychosomatischer Schmerz

In manchen Fällen hat ein Patient, bei dem der Verdacht auf eine Skoliose besteht, Angst, diese Diagnose könnte richtig sein. Aufgrund dieser Angst beginnt sein/ihr Gehirn allein auf Grund der Befürchtung schmerzvolle Symptome zu entwickeln, obwohl keine biologische Ursache für einen solchen Schmerz vorhanden ist. Diese Schmerzart strahlt also im Gegensatz zum symptomatischen Schmerz nicht vom Körper, sondern vom Geist aus und wird durch diesen gefördert. Ein Schmerz, der so bedingt ist, reagiert stärker auf Aufklärung und Verhaltenstherapie als auf eine tatsächliche klinische Behandlung.

Schmerz und Bereich der skoliotischen Krümmung

Es hängt außerdem von einer Reihe weiterer Faktoren ab, wie schmerzhaft eine Skoliose sein kann – vom Alter und, besonders wichtig, von der Stelle, an der die Krümmung auftritt.

Beispielsweise kommt es meist bei einer Krümmung im Brust- oder oberen Rückenbereich nicht zu Schmerzen, selbst bei einer Deformität von 90-100°. Lumbale Krümmungen über 45° dagegen verursachen in den meisten Fällen Schmerzen.

Abnorme Lungenfunktion und Brustschmerzen

Es gibt eine Vielzahl von Problemen, die eine Organgruppe und deren Funktion im gesamten Körper beeinträchtigen können, darunter die Atemwege, das Herz, die Lungen oder die Blutgefäße. Atemlosigkeit wird in der Fachsprache als Dyspnoe bezeichnet, während es sich bei einer Hyperventilation um übermäßiges, schnelles Atmen handelt.

Bei einer thorakalen Skoliose von mehr als 70° kann die abnorme Krümmung eventuell den Bereich um Ihr Herz oder Ihre Lungen einengen. Hält dies über einen längeren Zeitraum an kann das die Lungen- und die Herzkapazität einschränken, so dass es zu Atemnot und Brustschmerzen kommt.

Studien belegen, dass, wenn die Skoliose unbehandelt bleibt, in 0,2 bis 0,5% aller Fälle die Skoliose den Raum innerhalb des Brustkorbes so stark einengt, dass eine optimale Herz- und Lungenfunktion in Mitleidenschaft gezogen wird. Dann ist die Lunge gezwungen, stärker zu arbeiten als eigentlich erforderlich. Das wiederum zeigt sich an Kurzatmigkeit und Brustschmerzen.

Kurzatmigkeit ist in der Regel ein Symptom für das dritte Stadium einer Skoliose (s. Tabelle unten). Das besagt, dass sie sich nicht sofort wenn die Wirbelsäule sich zu krümmen beginnt, einstellt. Stattdessen setzt sie erst ein, wenn die Krümmung stärker wird und dann auf die Brust oder die Lungen einwirkt. Eine schlechter werdende Krümmung sorgt für eine Verdrehung des Brustkorbes. Diese Bewegung wiederum baut dann einen großen Druck auf Herz und Lungen auf und führt zu starker Kurzatmigkeit oder Dyspnoe. Aufgrund dieses Phänomens verliert Ihre Brust mit anderen Worten also an Raum und hindert Sie dadurch daran, frei zu atmen.

Wussten Sie ...

Durchschnittlich macht ein normaler, gesunder Erwachsener mit einem Körpergewicht von 70kg im Ruhezustand 14 Atemzüge pro Minute.

Die Forschung hat ergeben, dass ein weiterer Mechanismus den Ort der Krümmung und Atemlosigkeit in einen Zusammenhang bringt. Bei Patienten mit einer Krümmung von mehr als 50 Grad im Brustbereich ist das Risiko für Atemnot relativ höher, und es besteht sogar Lebensgefahr .

Skoliose und Kurzatmigkeit

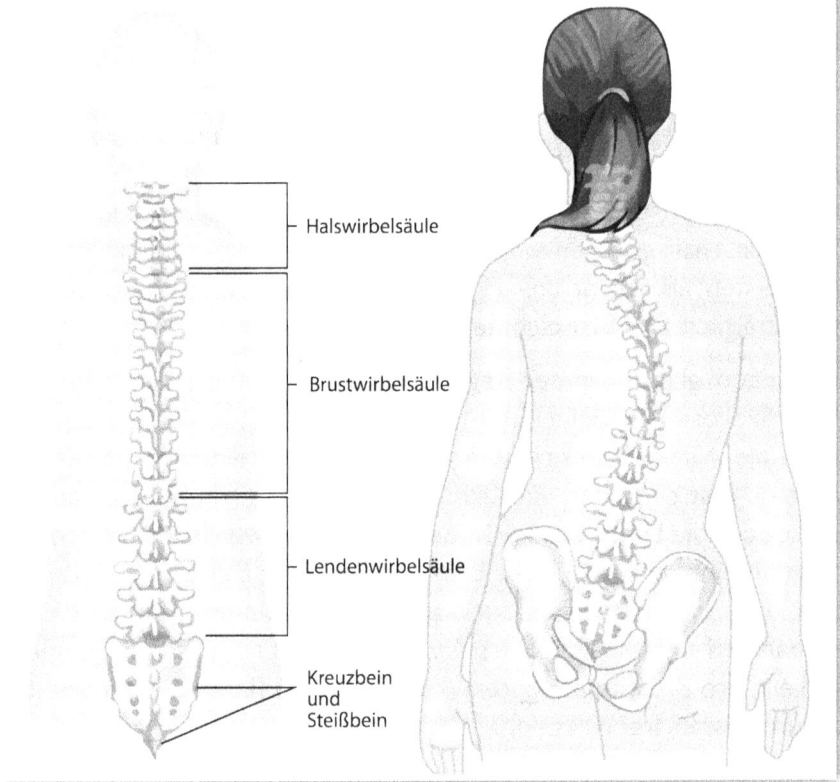

Halswirbelsäule

Brustwirbelsäule

Lendenwirbelsäule

Kreuzbein und Steißbein

Sie sollten wissen, dass Kurzatmigkeit und Schmerzen in der Brust auch noch Jahre nachdem die Skoliose diagnostiziert wurde, als Symptom oder Ausfall auftreten können. Junge Menschen, bei denen eine Skoliose festgestellt wurde, klagen plötzlich, 10-12 Jahre später, über Kurzatmigkeit und Schmerzen in der Brust, obwohl vermutet wurde, dass die Krankheit nicht weiter fortschreiten werde.

ANZEICHEN EINER SKOLIOSE – 3 STUFEN

Stufe 1 — Anfangsstadium

Symptome	Merkmal	Wert
Leichte Haltungsveränderung	Sofort sichtbar	Nein
Wirbelsäulenkrümmung	Ruft Schmerzen hervor	Nein
Asymmetrie im Körper	Kann festgestellt werden	Ja, beim Röntgen
	Medizinische Beobachtung	Kann kontrolliert werden

Stufe 2 — Fortgeschrittenes Stadium

Symptome	Merkmal	Wert
Sichtbar geneigte Haltung	Sofort sichtbar	manchmal
Auffällige Wirbelsäulenkrümmung	Ruft Schmerzen hervor	Einsetzen eines leichten Schmerzes
Fortgeschrittene Asymmetrie des Körpers	Kann festgestellt werden	Ja, beim Röntgen
	Medizinische Beobachtung	Kann kontrolliert werden

Stufe 3 — Akute/schwere Krümmung

Symptome	Merkmal	Wert
Drastische Veränderung des Erscheinungsbildes	Sofort sichtbar	Ja
Beginn körperlicher Schwäche	Ruft Schmerzen hervor	Chronisch, konstant
Kurzatmigkeit, Schmerzen in der Brust	Kann festgestellt werden	Ja
	Medizinische Beobachtung	Rumpforthese, Physiotherapie, OP

KAPITEL 5

Entdecken und Diagnose

etzt sind Ihnen die Symptome des Anfangsstadiums bekannt, anhand derer Sie eine Skoliose diagnostizieren können. Wir wollen uns nun mit den Instrumenten befassen, die zur Untersuchung, dem Screening, verwendet werden. Wir werden außerdem über die Vor- und Nachteile des Screenings sprechen und die einzelnen Aspekte der verschiedenen Instrumente betrachten.

Screenings – Vorgang, Aspekte, Vor- und Nachteile

Screening ist der Fachausdruck für verschiedene Methoden, die angewendet werden, um während einer medizinischen Untersuchung Krankheiten zu entdecken. Bei der Skoliose besteht das Screening aus einer körperlichen Untersuchung, mit der die noch unerkannte Störung entdeckt werden soll.

Die Hauptabsicht besteht darin, das Ergebnis der Haltungskontrolle zu verifizieren oder zu widerlegen und die äußerlich wahrnehmbare Deformität mit der Intensität der Wirbelsäulenverdrehung in Beziehung zu setzen.

Die American Commission on Chronic Illnesses definiert das Verfahren des Screenings als: „Mutmaßliches Identifizieren einer unerkannten Krankheit oder einer Störung durch das Anwenden von Tests, Untersuchungen oder anderer Mittel, die ein rasches Ergebnis liefern."

Das sollten Sie wissen ...

Die Diagnose beginnt mit dem Herleiten des Zustandes aus ersten körperlichen Anzeichen. Weiter geht es, unter Verwendung von Tests, mit einem Screening zur körperlichen Beweglichkeit und schließlich einem Vermessen der Krümmung.

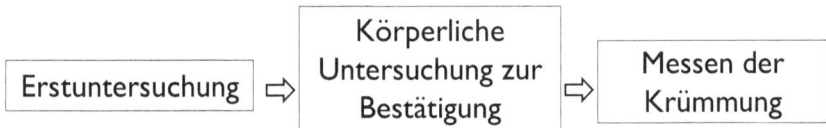

Erstuntersuchung	⇨	Körperliche Untersuchung zur Bestätigung	⇨	Messen der Krümmung

Der erste Teil wurde bereits im vorigen Kapitel besprochen, in vorliegendem Kapitel geht es um das Screening, im nächsten beschäftigen wir uns mit dem Vermessen der Krümmung.

Untersuchung auf Skoliose – der Zweck

Bei einer Skoliose konzentriert sich das Screening vornehmlich auf die Körperbewegung; Es wird bei den Vorsorgeuntersuchungen und der Einschulungsuntersuchung durchgeführt.

Wir wollen uns kurz klar machen, warum ein Screening bei Skoliose so bedeutsam ist. Fachleute betonen, dass bei Verdacht auf Skoliose mit Hilfe einer körperlichen Untersuchung andere mögliche Ursachen für eine Wirbelsäulendeformität ausgeschlossen werden sollen. Die Erstuntersuchung dient also zunächst einer Ausschlussdiagnose. Der Arzt nutzt sie, um sekundäre Ursachen für die Krümmung und begleitende Symptome auszuschließen.

Sekundäre, durch das Screening auszuschließende Ursachen sind u.a.:

- Angeborene Bindegewebsstörungen wie das Ehlers-Danlos-Syndrom und das Marfansyndrom
- Neurologische Störungen wie Syringomyelie, Tethered Cord (Verwachsung des Rückenmarks) und Kinderlähmung
- Muskel-Skelett-Probleme wie Entwicklungsdysplasie der Hüfte, Klippel-Feil-Syndrom und ähnliches

Screening in amerikanischen Schulen – Aspekte

Zahlreiche Staaten in den USA haben Richtlinien für vorgeschriebene oder freiwillige Skoliose-Screenings in den Schulen erstellt. Wir werden unten die verschiedenen Aspekte des Screening-Vorgangs betrachten und Kernpunkte der Forschung beleuchten. Darüber hinaus wollen wir Aspekte wie Effizienz, Vor-, Nachteile und das Erfordernis solcher Screening-Programme in Schulen diskutieren.

In der Vergangenheit wurden amerikanische Schulkinder in verschiedenen Altersstufen auf Skoliose hin untersucht:

→ erstes Screening – Alter 10-15 Jahre, Jungen und Mädchen
→ zweites Screening – Mädchen 10-12 Jahre, Jungen 13-14 Jahre

Auf diese beiden Screenings möchte ich im Folgenden näher eingehen.

Erstes Screening

Wenn die Kinder im Alter zwischen 10 und 15 Jahren einem Screening unterzogen werden, können Wirbelsäulenkrümmungen in einem sehr frühen Stadium entdeckt werden. Das erspart den Kindern mögliche weitere schwere Gesundheitsschäden.

Zweites Screening

Wird das Screening auf diese Weise so selektiv vorgenommen, erlaubt dies den Ärzten, sich nur auf die stark gefährdeten Kinder zu konzentrieren. Weiterhin bleibt jedoch das hohe Restrisiko bestehen, dass ein Fall übersehen wird.

Werden keine Screenings durchgeführt, spart das natürlich zunächst einmal Zeit. Längerfristig jedoch kann Sie das teuer zu stehen kommen, dann nämlich, wenn weitere Gesundheitsprobleme hinzukommen und die Krümmung sich verschlimmert.

Interessant ...

Wenn doch, mit den Schulscreenings in den USA und den Vorsorgeuntersuchungen in Deutschland, Untersuchungen so flächendeckend durchgeführt werden – wie kommt es dann, dass immer noch bei vielen Kindern keine Diagnose stattfindet? Die Fachleute führen das auf die Mode zurück. Viele Jugendliche tragen besonders als Teenager locker sitzende Kleidung. Eine langsam fortschreitende Krümmung der Wirbelsäule ist daher leicht übersehbar!

Diskussion

In den letzten Jahrzehnten ist das Skoliosescreening zu einem festen Bestandteil der routinemäßigen Vorsorgeuntersuchungen geworden, insbesondere auf der Suche nach einer adoleszenten idiopathischen Skoliose. Ich habe Ihnen in den vorigen Kapiteln verdeutlicht, wie wichtig in dieser Altersgruppe das frühe Entdecken einer Skoliose ist, um ein Fortschreiten der Wirbelsäulenkrümmung zu vermeiden.

Studienberichte und von verschiedenen medizinischen Einrichtungen veröffentlichte Richtlinien unterstreichen das Erfordernis regelmäßiger Skoliosescreenings und des Entdeckens einer Krümmung, damit diese weiter behandelt werden kann. Die American Association of Orthopedic Surgeons (Amerikanische Gesellschaft orthopädischer Chirurgen) empfiehlt regelmäßige Untersuchungen bei Mädchen zwischen 11 und 13 Jahren und bei Jungen zwischen 13 und 14 Jahren. Nach den 1996 erstellten Richtlinien der U.S. Preventive Services Task Force sind Mediziner gehalten, bei ihren Routineuntersuchungen Heranwachsende besonders gründlich auf sichtbare Krümmungen hin zu untersuchen.

Doch es gibt auch einen negativen Aspekt, wenn das regelmäßige Screening so vehement gefordert wird. Es kommt verstärkt zu unbegründeten Verdachtsfällen, wenn bei Heranwachsenden auch nur die unbedeutendste Krümmung festgestellt wird. Studien belegen, dass solch eine Überinterpretation auch dann vorkommen kann, wenn verschiedene Instrumente zur Diagnostik eingesetzt werden. Die körperliche Untersuchung ist dementsprechend nicht allein für eine zu große Zahl an Meldungen verantwortlich zu machen.

Zudem kam es zwischen den einzelnen Hinweisen und Anleitungen zu Widersprüchlichkeiten. So empfiehlt beispielsweise die American Academy of Pediatrics, dass der Vorbeugetest (Adams Test) bei den normalen Vorsorgeuntersuchungen mit 10, 12, 14 und 16 Jahren durchgeführt werden sollte. Widersprüchlicherweise können diese Empfehlungen jedoch durch keine tatsächlichen Beweise unterstützt werden.

Es werden außerdem regelmäßige Untersuchungen außerhalb der Schule an Kindern in gefährdetem Alter empfohlen. Die American Academy of Pediatrics spricht sich für jährliche Well-Child Besuche bei 10-18-Jährigen aus, sowohl für Jungen als auch für Mädchen. Im Idealfall sollte ein solcher Well-Child-Besuch auch eine körperliche Untersuchung und darin eine Rückenkontrolle enthalten, wobei besonderes Augenmerk auf eine abnorme Krümmung zu legen ist.

Körperliche Untersuchung

Im vorigen Kapitel haben Sie gelesen, auf welche Weise die ersten Anzeichen einer Skoliose das Vorhandensein einer Wirbelsäulendeformität signalisieren können. Eine sichtbare Haltungsänderung oder eine offensichtliche Asymmetrie in der Skelettstruktur spricht für das Erfordernis einer systematischeren und ergebnisorientierten Untersuchungsmethode.

Zu diesem Zweck sollte der erste Schritt nach der Haltungsanalyse darin bestehen, eine genaue körperliche Untersuchung und in deren Rahmen ein neurologisches Testverfahren durchzuführen. In Verdachtsfällen sollte bei der körperlichen Untersuchung auf Folgendes geachtet werden:

- Sichtbare Asymmetrie

- Eingeschränkte Beweglichkeit
- Muskelschwäche
- Schmerz oder Unwohlsein
- Reflexe in den Extremitäten
- Taubheitsgefühl

Bei solchen körperlichen Untersuchungen wird der Arzt Sie von drei verschiedenen Blickwinkeln aus inspizieren, von:

- vorne
- hinten
- der Seite

Der Patient sollte bei der Untersuchung so weit wie möglich entkleidet sein. Folgende Symptome können dabei sichtbar werden:

→ eine sichtbare Asymmetrie der Wirbelsäule
→ Asymmetrie der Schulterhöhe, Hüfthöhe, des Brustkorbes, der Höhe der Brustwarzen oder eine Hohlbrust
→ Hinweise auf eine Asymmetrie des Rumpfes, die auftreten können, wenn der Stamm nicht zentral über dem Becken sitzt
→ Abtasten auf asymmetrische Vorsprünge neben der Wirbelsäule. D.h., der untersuchende Arzt muss abnorme Unebenheiten, Strukturen im Muskelgewebe neben der Wirbelsäule ertasten.
→ Sichtbarer Beinlängenunterschied

Darüber hinaus bittet Ihr Arzt Sie eventuell, auf Ihren Zehenspitzen und Ihren Fersen zu gehen. Dabei werden schon kleine motorische Schwächen in den Muskelgruppen der unteren Extremitäten sichtbar.

Bei einer körperlichen Untersuchung auf eine Skoliose hin sollte auch das Tannerstadium bestimmt werden. Dieses ist sehr entscheidend, denn gewöhnlich tritt ein Fortschreiten der Krümmung während Tannerstadium 2 oder 3 auf.

Was ist das Tannerstadium?

Bei den Tannerstadien handelt es sich um eine Skala körperlicher Entwicklung bei Kindern, Jugendlichen und Erwachsenen (s. Bild unten). Diese Stadien legen den körperlichen Entwicklungsgrad anhand äußerer primärer und sekundärer Geschlechtsmerkmale fest, beispielsweise dem Schamhaar, der Brustgröße, den Genitalien usw.

Überdies werden Sie wahrscheinlich auch auf neurologische Störungen hin getestet, auf Reflexe, Muskelfunktion und Nervenempfindlichkeit.

Anschließend werden Sie dem Vorbeugetest (Adamstest) unterzogen. Für die weitere Auswertung und ein Auswerten des Ergebnisses wird die Krümmung mit einem Skoliometer vermessen.

Tannerstadien

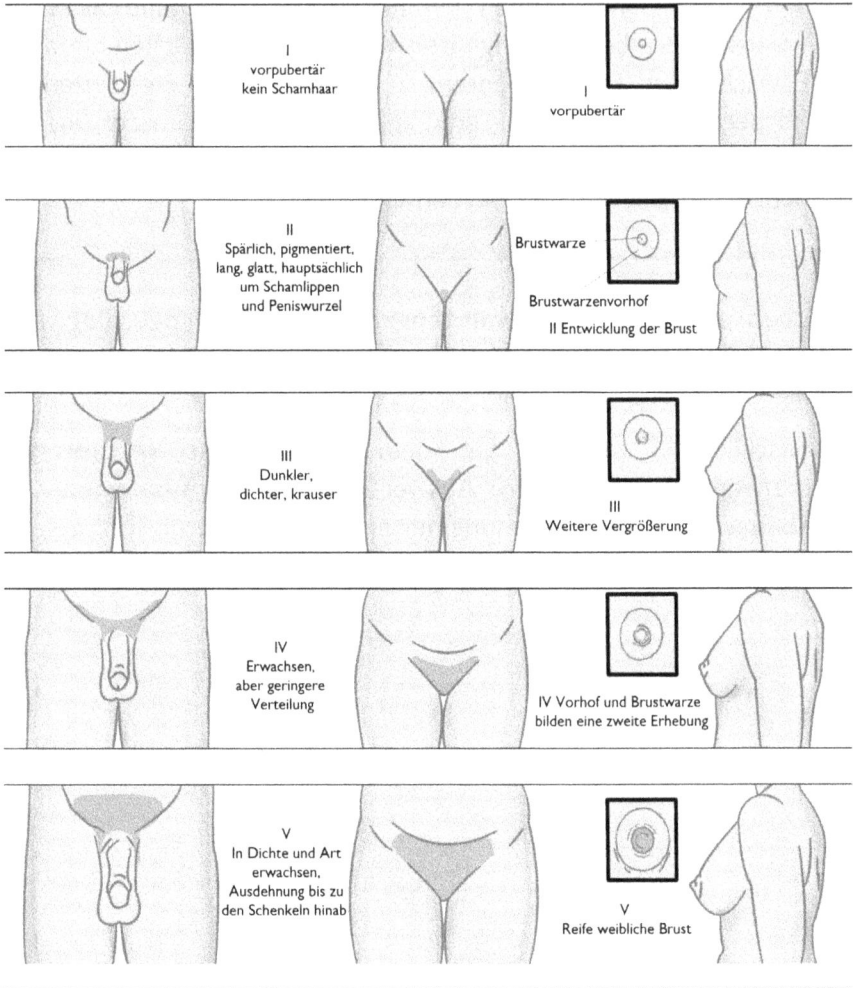

I vorpubertär kein Schamhaar		I vorpubertär
II Spärlich, pigmentiert, lang, glatt, hauptsächlich um Schamlippen und Peniswurzel	Brustwarze Brustwarzenvorhof	II Entwicklung der Brust
III Dunkler, dichter, krauser		III Weitere Vergrößerung
IV Erwachsen, aber geringere Verteilung		IV Vorhof und Brustwarze bilden eine zweite Erhebung
V In Dichte und Art erwachsen, Ausdehnung bis zu den Schenkeln hinab		V Reife weibliche Brust

Vorbeugetest (Adamstest)

Der Vorbeugetest, auch Adamstest genannt, wird normalerweise als erster eigentlicher Test zur Diagnose verwendet, wenn Anzeichen wie eine entsprechende Haltung oder eine leichte Krümmung sichtbar geworden sind. Er ist zudem bei der Untersuchung auf eine Wirbelsäulenkrümmung hin der häufigste in Schulen und bei

Kinderärzten durchgeführte Test, insbesondere dann, wenn bereits eine Haltungskontrolle eine Skoliose vermuten lässt.

Meist wird der Adamstest während der Mittelstufe durchgeführt, zu einer Zeit raschen jugendlichen Wachstums. Grundsätzlich wird dabei die Oberfläche des Rückens untersucht.

Testablauf

1. den Rücken um 90° nach vorne beugen, die Arme dabei hängen lassen
2. Die Füße müssen nebeneinander stehen, die Knie bleiben durchgedrückt
3. Der gesamte Rücken des Patienten muss unbekleidet sein, damit die Wirbelsäule bei der Untersuchung gut zu erkennen ist.

Worauf achtet der Arzt bei der Untersuchung?

→ Asymmetrie in der Schulterhöhe
→ Asymmetrischer Hüft-Boden-Abstand
→ Unterschiedliche Arm-Boden-Länge
→ Unterschiedliche Brustkorbhöhen, was meist als „Rippenbuckel" bezeichnet wird und im Grunde durch die Rotation der Wirbel bedingt ist
→ Asymmetrisches Hervortreten der Schulter
→ Auffällig vortretende paravertebrale Muskeln auf einer Seite der Lendenwirbelsäule
→ Der Kopf ist nicht mittig
→ Insgesamt seitliche Abweichung der Wirbelsäule

Der Adamstest für Nichtmediziner

Für Nichtmediziner ist der Adamstest eine leicht anzuwendende, praktische und schnelle Methode, um konkrete Hinweise auf eine Skoliose zu entdecken. Zwar wird bei diesem Test nicht das Ausmaß der Skoliose bestimmt, doch wenn sich die genannten Merkmale bei Durchführung des Tests zeigen, gibt Ihnen das eine recht zuverlässige Diagnose an die Hand.

Der Vorbeugetest (Adamstest)

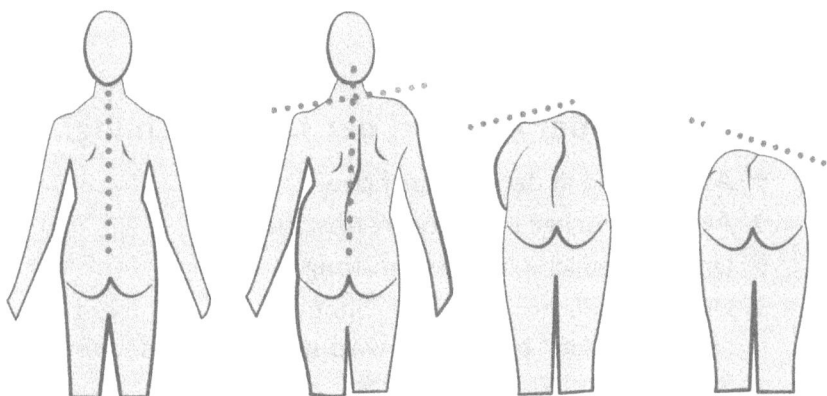

Normal
Der Oberkörper ist symmetrisch, Kopf und Becken bilden eine senkrechte Linie, die Schultern sind gleich hoch

Mögliche Skoliose
Der Kopf befindet sich nicht senkrecht über der Pofalte, sondern auf einer Seite; die Schultern bilden keine waagerechte Linie

Mögliche Skoliose
Buckel, meist im Bereich der rechten Brustwirbelsäule; asymmetrische Schulterblätter

Mögliche Skoliose
Buckel, meist im Bereich der linken Lendenwirbelsäule, asymmetrische Hüfte

Das sagt die Forschung

Der Sinn und Nutzen des Adamstests wird kontrovers diskutiert. Meist werden folgende Punkte angesprochen:

- kann der Test mögliche andere Ursachen ausschließen?
- Werden zusätzlich zu der sichtbaren Krümmung oder der verdrehten Haltung andere mögliche Abnormitäten berücksichtigt?
- Berücksichtigt der Test sämtliche Stellen der Wirbelsäule, an denen eine Krümmung vorhanden sein kann, also auch die Lenden- und die Halsregion?

Diese strittigen Punkte wollen wir uns nun etwas genauer ansehen.

Der Adamstest, der bei einer simplen Haltungskontrolle als zweites durchgeführt wird, ist allgemein als recht genau und hinreichend zuverlässig anerkannt,

Er ist überdies eine der am einfachsten anzuwendenden Screening-Methoden, die sogar von Eltern oder Lehrern ohne Zuhilfenahme irgendeines Instruments durchgeführt werden kann. Er verursacht keine Unkosten, ist schnell und leicht durchführbar.

Der Adamstest wurde in der Vergangenheit immer als zuverlässige Diagnosemethode für Skoliose betrachtet. Karachalios et al. geben in einer Studie an, dass der Adamstest eine Sensibilität von 84% und eine Genauigkeit von 93% besitzt. Ein Argument, das eventuell gegen den Adamstest spricht, ist, dass er in ca. 15% aller Fälle eine falsche Diagnose ergibt. Eine Krümmung in der Lendengegend, dem unteren Rückenbereich, kann ebenfalls übersehen werden. Da gerade hier häufig Krümmungen vorkommen, kann dies eine schwerwiegende Fehldiagnose bedingen. Zudem hat sich herausgestellt, dass bei fettleibigen Kindern eine Diagnose mit Hilfe des Adamstests nur erschwert möglich ist.

Verwendung des Skoliometers

Sobald der Adamstest auf eine Skoliose hindeutet, verwendet der Arzt wahrscheinlich ein Skoliometer, um folgendes zu tun:

→ das Ergebnis des Adamstests zu bestätigen und die Asymmetrien, die der Test ergeben hat, auf der rechten und der linken Seite zu messen
→ den tatsächlichen Grad der Krümmung zu messen

Im Grunde ist ein Skoliometer ein Hilfsmittel, mit dem eine Skoliose im Anschluss an den Adamstest näher untersucht wird. Es gibt ein Maß für die Rotation des Oberkörpers an.

Bei dem auch als Inklinometer bezeichneten Skoliometer handelt es sich um einen handlichen Neigungsmesser, also ein oberflächlich angewendetes Instrument, mit dem das Ausmaß der Rumpfasymmetrie festgestellt werden kann.

Ergibt die Messung bei jeglicher paraspinalen Vorwölbung (im Lenden-/Halswirbelbereich) mehr als 5 Grad, liegt allgemein ein positives Ergebnis vor.

Wie funktioniert es?

Bei dem Skoliometer handelt es sich ursprünglich um eine Art Tischlerwerkzeug anhand dessen der ATR-Wert (Angle of Trunk Rotation) abgelesen werden kann. Der Arzt, der einen Patienten mit diesem Instrument untersucht, geht folgendermaßen vor:

→ das Kind beugt sich nach vorne, hält den Rücken parallel zum Boden, die Schultern sollten auf einer Höhe mit der Hüfte sein, die Hände berühren fast die Zehen.

→ Der untersuchende Arzt bewegt den Rücken auf eine Höhe, auf der die Deformität besonders sichtbar wird. Das ist individuell verschieden. Im Brust- oder Lendenbereich wird eine solche Deformität gerne als „Buckel" bezeichnet.

→ Der untersuchende Arzt geht mit seinen Augen auf die Rückenhöhe des Patienten.

→ Das Skoliometer wird vorsichtig quer auf die Deformität gelegt, im rechten Winkel zur Wirbelsäule. Gemessen wird im Verhältnis zur höchsten Erhebung (Apex) zunächst im mittleren Brustbereich, dann im mittleren Lendenbereich.

→ Der Messvorgang wird zweimal wiederholt, zwischen diesen Wiederholungen wird der Patient aufgefordert sich aufrecht hinzustellen.

Numbered mark on the instrument = Difference in angular degrees in height between each side of the thorax, owing to apical trunk rotation= ATR

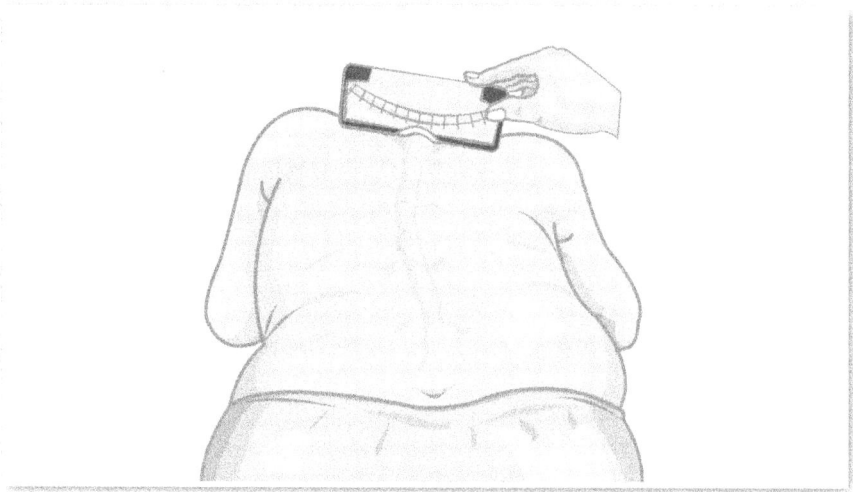

Skoliometer

Die Markierungen auf dem Messinstrument geben den durch die apikale Rumpfrotation (ATR) bedingten Gradunterschied zwischen den Höhen an.

Es besteht die Möglichkeit, dass eine Skoliose mit dem Adamstest unentdeckt bleibt, mit dem Skoliometer aber wird sie diagnostiziert. Bei einer Studie an 954 Schülern im Alter zwischen 11 und 12 Jahren wurden mit Hilfe des Skoliometers 136 Fälle als abnorm entdeckt, die bei der vorhergehenden FBT-Untersuchung normal erschienen. Ähnliche Studien deuten auf einen Zusammenhang zwischen dem ATR und dem Cobb-Winkel, der zur Bestimmung des fortschreitenden Ausmaßes der Krümmung verwendet wird. Obwohl also das Skoliometer nachweislich bereits eine genauere Diagnose zulässt, kann es eine axiale CT-Aufnahme zur Messung der Wirbelsäulenrotation nicht ersetzen.

Ein weiterer Punkt spricht für die Verwendung eines Skoliometers. Es ist nicht nur handlich in der Anwendung, sondern liefert auch Anhaltspunkte für ärztliche Empfehlungen, wodurch der gesamte Screening-Prozess bei einer Skoliose standardisiert werden kann.

Zu diesem Zweck finden Sie sicher auch Hilfsmittel wie ScolioTrack und Skoliometer Apps sehr hilfreich, mit denen man zu Hause Untersuchungen durchführen kann. Diese nützlichen Tools habe ich selbst mit einem Team von Programmierern entwickelt. Sie erweitern das iPhone, iPad oder ein Android-Gerät um die Funktionen eines

Skoliometers. Mit der Skoliometer App können Sie dann die Krümmung ausmessen, die ScolioTrack App verfügt sogar über weitere Funktionen: sie stellt Fotoaufnahmen vom Rücken des Nutzers graphisch dar und speichert sie. Solche Apps sind nachweislich so zuverlässig und genau, dass sie selbst in Kliniken verwendet werden können. Zudem ist es die kostengünstigste und neuartigste Methode, der eigenen Skoliose auf den Grund zu gehen.

Weitere Informationen erhalten Sie unter: www.HIYH.info. Dort finden Sie Videoanleitungen und Links zum Download.

Empfehlungen

Wenn Sie nun über den Adamstest und mit dem Skoliometer untersucht worden sind, sollten Sie wissen, in welchen Fällen es sich empfiehlt, eine weitere Messung der Krümmung durchzuführen. Wenn ein oder mehr der oben genannten und mit dem Adamstest und dem Skoliometer beobachtbaren Kriterien auf Sie zutreffen, werden Sie zu einem Spezialisten überwiesen.

→ sichtbare Wirbelsäulenkrümmung

→ beim Adamstest wölbt sich eine Seite im oberen oder unteren Rückenbereich stärker vor

→ Am Skoliometer sind an irgendeiner Stelle der Wirbelsäule 7 Grad oder mehr abzulesen

→ Ein runder Rücken, den Sie nicht flach bekommen, selbst wenn Sie Kopf und Nacken überstrecken

→ Andere relevante Anzeichen wie unterschiedliche Schulterhöhe, Hüft- oder Taillenhöhe

Genanalysen

Genanalysen gelten allgemein als erster Schritt, um sich mit Hilfe technologischer Prognosemittel der Skoliose zu nähern und nicht mehr nur noch mit Rumpforthesen und operativen Eingriffen.

Dank der immensen Fortschritte medizinischer Forschung, stehen der Diagnose nun konkrete genetische Marker zur Verfügung, anhand derer die genetische Veranlagung für eine starke

Wirbelsäulenkrümmung bei einem Kind bereits im Voraus bestimmt werden kann.

Im Jahr 2009 erschienen Berichte von Wissenschaftlern und Fachleuten, die genetische Marker entdeckt hatten, mit denen nun im Voraus bestimmt werden kann welche Entwicklung die Wirbelsäulenkrümmung eines konkreten Patienten in den nächsten Jahren nehmen wird. Es wurden Studien auf Genombasis durchgeführt, durch die die Genforscher Marker für einen einzelnen Nukleotidpolymorphismus auf der DNS lokalisieren konnten, von denen man mit großer Wahrscheinlichkeit annehmen kann, dass sie in einem engen Zusammenhang mit der Entwicklung und dem Fortschreiten einer adoleszenten idiopathischen Skoliose (AIS) stehen.

Diese Art der Genanalyse zur Vorherbestimmung der Skoliose-Progredienz eröffnet völlig neue Optionen, sämtliche Behandlungsmethoden bei Skoliose umzuformen. Höchstwahrscheinlich wird dies insbesondere das Verwenden von Rumpforthesen und selbst die Anzahl der Empfehlungen für eine Operation betreffen.

Das sollten Sie bedenken

Wissenschaftliche Erkenntnisse können nachweisen, dass Sie durch Ihre Gene anfällig sind, dennoch kann ein direkter Zusammenhang noch nicht konkret erwiesen werden. Das heißt, dass selbst wenn diese genetischen Marker bei Ihnen entdeckt werden, Sie nicht zwangsläufig auch eine Skoliose entwickeln müssen.

Was bedeutet das für den Nichtmediziner?

Durch die bahnbrechenden genanalytischen Erkenntnisse in der Skolioseforschung kann nun eine Krümmung noch leichter entdeckt werden. Dennoch muss ich dazu sagen, dass eine Genanalyse nicht zur Standarduntersuchung gehört. Wenn sich bei einem Kind jedoch der Verdacht auf eine Skoliose bestätigt hat, dann werden die DNS-Marker dazu verwendet, das zukünftige Ausmaß der Krümmung im Voraus zu bestimmen.

Scoliscore™ – Der Durchbruch

Grundlegendes zur Genanalyse ist Ihnen nun bekannt - ich möchte Sie mit diesem Test nun näher vertraut machen.

Axial Bio-Tech hat einen als Scolioscore™ bekannten Gentest entwickelt, einen Molekulartest auf DNS-Basis, mit dessen Hilfe man in der Lage sein soll, vorauszubestimmen, ob ein Kind die Veranlagung zu einer Skoliose hat und welches Ausmaß diese annehmen kann. Das bietet den Patienten mentale Erleichterung, hilft aber auch Kosten zu sparen, da möglicherweise überflüssige Behandlungskosten und Kosten für Krankenhausaufenthalte entfallen. Ein Nachteil ist jedoch, dass Fachleute darauf hinweisen, dass der Test bislang nur bei jugendlichen Weißen im Alter von 9 bis 13 Jahren aussagefähig ist, wenn eine Krümmung von weniger als 25 Grad vorliegt. Auch bei Patienten mit infantiler oder juveniler idiopathischer Skoliose ist der Test aus verständlichen Gründen nicht anwendbar.

Scolioscore™ findet bei Jungen und Mädchen im Alter zwischen 9 und 13 Jahren Verwendung, die eine Krümmung von 10-25 Grad aufweisen. Entsprechend den Testergebnissen werden Skoliosepatienten in drei Hauptgruppen unterteilt:

- Solche mit einem geringen Risiko für ein starkes Fortschreiten
- Solche mit einem mittleren Risiko für ein starkes Fortschreiten
- Solche mit einer Krümmung, von der ein Fortschreiten auf über 45 Grad zu erwarten ist

Für den Test wird eine Speichelprobe entnommen, die auf die DNS-Marker hin untersucht wird. Die Ergebnisse werden dann auf einer Skala von 1-200 eingestuft. Dabei entspricht 50 einem geringen Risiko und 180-200 einem hohen Risiko und damit einer hohen Wahrscheinlichkeit für eine zukünftig erforderliche Operation.

Bildgebungsverfahren

Bildgebungsverfahren sollen den Krümmungsgrad des untersuchten Skoliose-Patienten bestimmen.

Je nach Situation wird Ihr behandelnder Arzt verschiedene Bildgebungsverfahren empfehlen. Beispielsweise wird er Sie röntgen, wenn bei der Standarduntersuchung, im Adamstest oder unter Verwendung des Skoliometers eine Krümmung festgestellt wurde und deren Ausmaß nun bestimmt werden muss.

Eine MRT-Untersuchung wird empfohlen, wenn Patienten wahrscheinlich eine Krümmung, ungewöhnliche Schmerzen, abnorme neurologische Symptome oder andere Anzeichen, die darauf deuten, dass die Wirbelsäule von Tumoren, Spondylolisthesis oder Syringomyelie betroffen ist.

Übliche Bildgebungsverfahren in der Diagnose:

- Röntgen
- CT-Aufnahmen
- MRT
- Myelographie
- Diskogramm

Im Folgenden stelle ich Ihnen diese Verfahren näher vor.

Röntgen

Sobald das Kind erstmalig untersucht wurde und wahrscheinlich eine Skoliose vorliegt, wird eine Röntgenaufnahme empfohlen, bei der es sich immer noch um das kostengünstigste und häufigste Bildgebungsverfahren handelt. Bei diesem schmerzfreien, äußeren Bildgebungsverfahren erhält man ein Bild durch die Absorption elektromagnetischer Strahlung auf einem Film, nachdem diese Strahlung den Körper passiert hat. Da Röntgenstrahlen eine relativ geringe Wellenlänge von nur 10 Nanometer haben, durchdringen sie feste Körper verschiedener Dicke. Mit diesen Bildern können die Krümmung und ihr Ausmaß bestimmt werden.

Ein typisches Skoliose-Röntgenbild

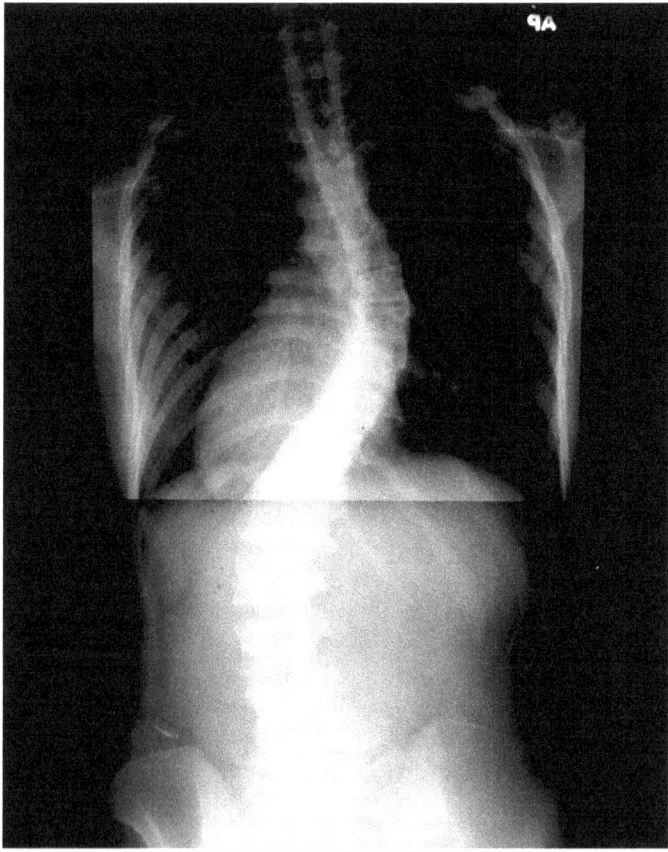

Anhand des Röntgenbildes lässt sich nicht nur die Gradzahl und das Ausmaß Ihrer Skoliose feststellen, sondern es werden auch weitere Wirbelsäulendeformitäten sichtbar, wie Kyphose oder Hyperlordose. Bei Jugendlichen zeigt das Röntgenbild außerdem die

Reife des Skeletts an, so dass der Arzt einschätzen kann, wie stark die Krümmung noch fortschreiten wird.

Wie wird die Aufnahme vorgenommen?

Beim Röntgen einer Skoliose bleiben Sie aufrecht stehen. Das Röntgengerät steht direkt vor Ihnen. Während der Aufnahme dürfen Sie sich nicht bewegen. Mit niedrigen Dosen elektromagnetischer Strahlung nimmt das Gerät Bilder auf, die dann ausgewertet werden.

Magnetresonanztomographie (MRT)

Für die Erstdiagnose wird dieses aufwendigere Bildgebungsverfahren meist nicht empfohlen, sondern erst nach einer vorhergehenden Röntgenuntersuchung. Mit dem MRT können Abnormitäten des Rückenmarks und des Hirnstamms festgestellt werden.

Darstellung einer MRT-Untersuchung

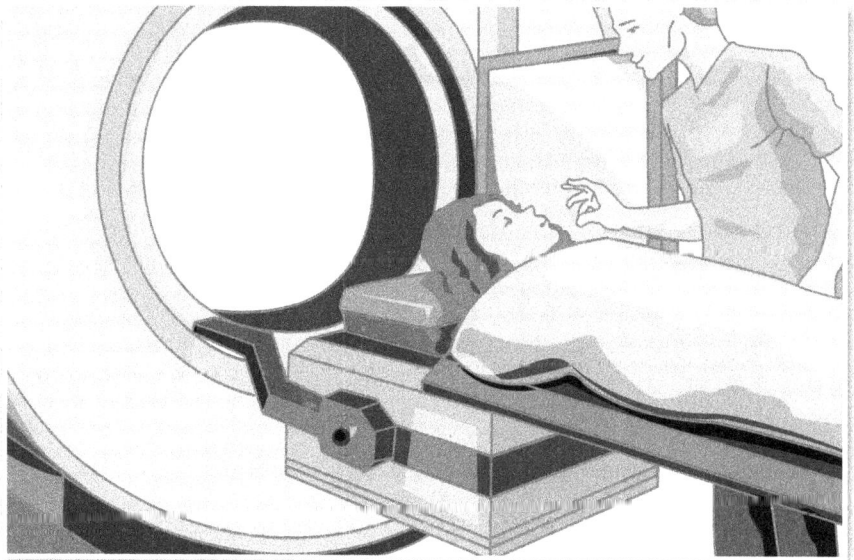

Einer der Gründe, warum bei Skoliose eine MRT-Aufnahme vorzuziehen ist, ist, dass auf diese Weise nicht nur die Knochen, sondern auch das weiche Gewebe abgebildet wird. So kann jede Wirbelsäulendeformität, die damit im Zusammenhang steht, auf diese Weise entdeckt und so angemessen behandelt werden.

Wie läuft die MRT-Untersuchung ab?

Bei einer MRT-Untersuchung liegen Sie auf einer schmalen Liegefläche, die in eine Röhre gezogen wird. Mit Hilfe magnetischer Wellen nimmt das Gerät Bilder der Wirbelsäule auf, die dann klinisch ausgewertet werden. Je nach der Strukturschicht, die untersucht werden muss, dauert eine MRT-Untersuchung zwischen 20 und 90 Minuten.

Computertomographie

Bei dieser auch als CT bekannten Untersuchung, wird ein detailliertes dreidimensionales Bild sämtlicher Körperstrukturen erstellt. Dabei werden für eine zuverlässigere und detaillierte Analyse Röntgenstrahlung und Computertechnologie miteinander kombiniert.

Wichtig zu wissen ...

Sollten Sie unter Klaustrophobie leiden, teilen Sie Ihrem Arzt dies mit. Vielleicht sollten Sie sich eher einer CT-Untersuchung unterziehen als einem MRT, denn das CT-Gerät ist offener. Im MRT müssen Sie für kurze Zeit in einer Röhre liegen (Hinweis zu der fettgedruckten Zeile: CT und MRT sind nicht das Gleiche, für jede Untersuchung müssen eigene Indikationen vorliegen.)

Da das CT Schichtbilder Ihrer Wirbelsäule liefert, kann Ihr Arzt auf diese Weise in Ihren Körper schauen und Wirbelsäulendeformitäten entdecken und bewerten. Ein CT ist anerkanntermaßen das bei weitem beste Bildgebungsverfahren, da es genaue Knochenaufnahmen liefert.

Wie läuft die CT-Untersuchung ab?

Sie werden liegend langsam in den ringförmigen CT-Scanner geschoben. Der Apparat erzeugt mit Hilfe dünner Röntgenstrahlen dreidimensionale Bilder der Wirbelsäule, die dann ausgewertet werden.

Vor- und Nachteile der verschiedenen Bildgebungsverfahren

	VORTEILE	NACHTEILE
Röntgen	Kostengünstig, schnell durchgeführt, weniger Strahlung	Gibt keine Auskünfte über das weiche Gewebe und Veränderungen des Rückenmarks
MRT	Detaillierte Bilder der Knochen, Weichteile und des Rückenmarks	Teuer, bei Klaustrophobie problematisch
CT	Kann mit anderen Tests wie Myelogrammen und Diskogrammen kombiniert werden	Manchmal möglicherweise weniger aussagefähig als das MRT, nicht geeignet bei Schwangerschaft

Weitere Tests

A) WEITERE TESTS

Bluttests sind bei Skoliose noch recht neu und daher eher ungewöhnlich. Doch sie existieren und sind definitiv ein geeignetes Hilfsmittel. Für einen Skoliosebluttest werden Blutzellen aus gewöhnlich 10ml Serum entnommen.

Dem Test liegt die Art und Weise zugrunde, wie unsere Zellen auf Melatonin reagieren. Studien haben ergeben, dass Patienten mit idiopathischer Skoliose ein abweichendes Übertragungsmuster für Melatoninsignale aufweisen.

B) BIOCHEMISCHER TEST

Dieser spezielle Test hat eine biochemische Basis, der über einen Bluttest die Level zweier Proteine im Blut bestimmt: Osteopontin (OPN) und lösliches CD44 (sCD44). Der Forschung zufolge steht der OPN-Gehalt im Blut in Zusammenhang mit dem Einsetzen einer idiopathischen Skoliose. Insbesondere Fälle, für die eine OP empfehlenswert ist (bei einem Cobb-Winkel von mehr als 45°) zeigen verglichen mit leichteren Skoliosefällen hohe Werte.

CD44 ist ein Antigen, das OPN daran hindern kann, Skoliose oder eine fortschreitende Wirbelsäulendeformität auszulösen, indem es freies OPN bindet. Aus diesem Grund weisen operative Fälle die niedrigsten CD44-Werte auf.

Untersuchungsschritte auf einen Blick

Schritt 1
Haltungskontrolle, meist durch Beobachtung
(geneigte Haltung, sichtbare Krümmung)

↓

Schritt 2
Adamstest (Vorbeugetest), körperliche
Untersuchung bei Bewegung

↓

Schritt 3
Skoliometer
(zur Bestimmung des Ausmaßes der Krümmung)

↓

Schritt 4
Genanalyse und weitere Tests falls erforderlich

↓

Schritt 5
Bildgebende Verfahren (Röntgen, CT, MRT)

Jeder weitere Schritt wird dann empfohlen, wenn der vorige positiv ausfiel.

KAPITEL 6

Schweregrad

In diesem Kapitel werde ich Sie im Detail mit dem wichtigsten Maß einer Skoliosekrümmung vertraut machen – dem Krümmungsgrad. Sie lernen die verschiedenen Grade kennen, wie sie mit Hilfe der Cobb-Methode bestimmt werden und schließlich, wie eine Kurve zu klassifizieren ist. Beides, sowohl das Vermessen als auch die Klassifikation, dient dem Zweck die geeignete Behandlungsmethode zu wählen.

Sie wissen nun, wie eine Wirbelsäulenkrümmung auftritt und dass bei einem Betroffenen eine geneigte Haltung hauptsächlich an der Schulter- und Hüftlinie zu erkennen ist. Vielleicht nehmen Sie auch eine Veränderung in seinem Erscheinungsbild, einen anderen Gang, ein anderes Bewegungsmuster, eine andere Sitzhaltung wahr. Bei der Skoliose geht es in erster Linie darum, aus welchen Gründen, die klinisch zu untersuchen und zu bestimmen sind, Ihre Wirbelsäule eine Krümmung entwickelt. Wird bei der körperlichen Untersuchung eine deutliche Asymmetrie festgestellt, muss unter Zuhilfenahme verschiedener klinischer Instrumente und bildgebender Verfahren eine genaue Diagnostik erfolgen. Jeder dieser Schritte dient allein dazu, anhand einer Reihe von Werten den Verdacht auf eine Skoliose zu substantiieren.

Sobald sich die Diagnose bestätigt hat, muss ein genaues Vermessen Zahlen und Werte liefern und die Krümmung klassifiziert werden. Jetzt tritt der Krümmungsgrad auf den Plan. Im ersten Schritt des Screenings ging es um die Bestätigung oder den Ausschluss einer Skoliose, jetzt verlagert sich der Fokus darauf, die Schwere der Krümmung zu bestimmen. Auf dem Ergebnis dieser Krümmungsmessung baut der gesamte Behandlungsplan auf. Ein frühzeitiges Screening, ein frühes Erkennen, eine frühe Auswertung der Skoliosekrümmung kann das Ergebnis der Behandlung erheblich beeinflussen. Auch das deutet darauf hin wie wichtig es ist, den Krümmungsgrad genau zu bestimmen.

Der einzige Zweck hinter dem Vermessen und der Klassifizierung der Kurve ist der, aus den zahlreichen vorhandenen Behandlungsoptionen einen geeigneten Therapieplan zu erstellen.

Über den Krümmungsgrad

Sobald die Skoliose untersucht und ihr Vorhandensein bestätigt wurde, geht es nur noch um das Ausmaß, ihre Klassifizierung und den weiteren Verlauf.

Folgende drei Faktoren bestimmen den Behandlungsplan bei einer Skoliose:

→ Anfangsursache für die Krümmung (kongenital, idiopathisch, degenerativ, unfallbedingt usw.)
→ Den gegenwärtigen Krümmungsgrad
→ Weiteres Fortschreiten der Krümmung (bestimmt durch verschiedene klinische Untersuchungen sowie Gentests und andere Testverfahren)

In Kapitel 2 und 3 haben Sie erfahren, welche Auswirkungen die Ursache einer Skoliose auf die zur Verfügung stehenden Behandlungsoptionen haben kann. Beim Erstellen eines Therapieplans ist dann der Krümmungsgrad der entscheidende Faktor. Des Weiteren hängt die Wahl der Methode davon ab, um wie viel sich die Krümmung zukünftig voraussichtlich verschlimmern wird (Ausmaß des Fortschreitens). Im folgenden Abschnitt erfahren Sie alles zum Krümmungsgrad sowie zu den Möglichkeiten diesen zu vermessen und in Zahlen auszudrücken.

Bevor wir nun zu der klinischen Analyse kommen, noch einmal der Hinweis, dass die klinische Definition einer Skoliose auf der Schwere der Krümmung basiert.

Was ist der Krümmungsgrad bei einer Skoliose?

Bei einer Skoliose bezeichnet der Grad die Maßeinheit, mit der die Schwere der Wirbelsäulenkrümmung bestimmt wird. Anhand des Krümmungsgrades erkennt man das Stadium der Skoliose und erhält somit einen Hinweis darauf, welcher Therapieschritt als nächster erforderlich ist.

Forschungsgemeinschaften wie die Scoliosis Research Society definieren die Skoliose als eine seitliche Wirbelsäulenkrümmung von mehr als 10 Grad, die sich mit einem stehenden Röntgengerät unter Zuhilfenahme der Cobb-Methode feststellen lässt. In den folgenden Abschnitten erfahren Sie mehr über diese Cobb-Methode.

Eine Skoliose kann verschiedene Ausmaße annehmen - von gering und vernachlässigbar bis zu einer sehr schwerwiegenden Krümmung der Wirbelsäule. Wenn Sie daher über Ihren Gesundheitszustand genau Bescheid wissen wollen, sollte Ihnen der Krümmungsgrad Ihrer Wirbelsäule bekannt sein.

Die Krümmung messen

Zur Bestimmung der Wirbelsäulenkrümmung wird eine Vielzahl von Instrumenten, statistischen Methoden und geometrischen Techniken eingesetzt, mit deren Hilfe dann an Röntgenaufnahmen der Krümmungsgrad ermittelt werden kann. Oberstes Ziel ist es, das zu erwartende Ausmaß des Fortschreitens der Krümmung zu bestimmen, um darauf aufbauend geeignete Behandlungsmethoden festzulegen.

Für ein solches Messen eignen sich insbesondere die Cobb- und die Tangentenmethode, wobei die Cobb-Methode für Deformitäten sowohl in der Sagittal- als auch der Frontalebene verwendet werden kann, die Tangentenmethode dagegen nur für die Sagittalebene.

Ergänzend dazu kann mit Hilfe weiterer Methoden zur Bestimmung des Krümmungsgrades die Rotation der Wirbelsäule gemessen werden. Zu diesem Zweck werden die Bogenwurzeln der Wirbel am Scheitelpunkt der Krümmung betrachtet und bestimmt, wie weit sie von einer senkrechten Mittellinie entfernt sind. Diese Mittellinie ist eine hypothetische Linie, die mitten durch die Wirbelkörper gezogen werden könnte. Im Idealfall sind die beiden Bogenwurzeln einer nicht rotierten Wirbelsäule gleich weit von dieser Mittellinie entfernt. Mit Hilfe einer Skala von 0 bis 4 wird die relative Nähe der Bogenwurzeln zu einer solchen Mittellinie beschrieben.

Die Cobb-Methode

Die Cobb-Methode ist weiterhin die gängigste und allgemein anerkannteste Methode zur Bestimmung des Krümmungsgrades einer Skoliose. Bei dieser Methode, die von einem orthopädischen Chirurgen entwickelt und nach diesem benannt wurde, wird der sogenannte Cobb-Winkel ermittelt, indem man zunächst die Endwirbel des gekrümmten Bereichs identifiziert. Dann werden zahlreiche diagonale Linien und senkrechte Linien gezogen, aus denen sich der Kurvenwinkel ergibt. Die Methode wurde bereits 1935 von Lippman verwendet, der senkrechte Linien durch die Endflächen der Wirbelkörper zog, um auf anteroposterioren Röntgenbildern die Skoliosekrümmung zu analysieren. Cobb hat dieser Methode 1984 zu Popularität verholfen.

Im Folgenden mache ich Sie mit den einzelnen Schritten vertraut, mit Hilfe derer der Cobb-Winkel bestimmt wird.

Die einzelnen Schritte der Cobb-Methode

Um mit der Cobb-Methode den Krümmungsgrad zu ermitteln sind medizinische Fachkenntnisse unbedingt erforderlich. Allgemein besteht diese Methode aus folgenden Schritten:

Schritt 1

Von postero-anterior (PA), d.h. von hinten nach vorne, wird ein Röntgenbild der gesamten Wirbelsäule angefertigt. Für eine solche Aufnahme müssen Sie absolut gerade stehen, mit dem Rücken zum Röntgengerät. Abgebildet wird der gesamte Rücken, vom oberen Ende des Nackens bis zum Becken. Manchmal lässt der Arzt zusätzlich eine AP-Aufnahme anfertigen, also eine Aufnahme von vorne nach hinten. In dem Fall wenden Sie dann Ihren Bauch zum Gerät hin.

Schritt 2

Jetzt werden die Endwirbel der Krümmung bestimmt, das sind die Wirbel am Anfang und am Ende der Krümmung.

Schritt 3

Der Arzt zieht dann auf dem Röntgenbild zwei gerade Linien. Die erste verlängert die Oberseite des höchstgelegenen Wirbels der Krümmung, die zweite die Unterseite des unteren.

Schritt 4

Zu diesen beiden Linien werden dann im rechten Winkel zwei weitere Linien gezogen, die sich in einem bestimmten Winkel schneiden.

Schritt 5

Entsprechend der Cobb-Methode misst der Arzt nun diesen Winkel, den sogenannten Cobb-Winkel und dokumentiert ihn im radiologischen Bericht, in dem er auch alle anderen Ergebnisse ausführlich und genauestens zusammenfasst.

Der Cobb-Winkel

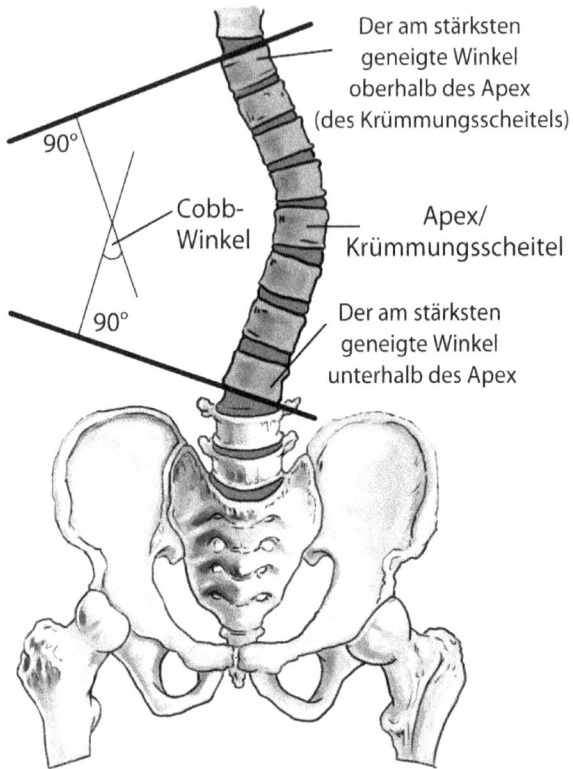

Der am stärksten geneigte Winkel oberhalb des Apex (des Krümmungsscheitels)

90°

Cobb-Winkel

Apex/ Krümmungsscheitel

90°

Der am stärksten geneigte Winkel unterhalb des Apex

Auswertung

Die Ergebnisse der Cobb-Methode werden gewöhnlich folgendermaßen ausgewertet:

- Weniger als 20 Grad = schwache Skoliose
- Zwischen 25 und 70 Grad = mittlere Skoliose
- Über 70 Grad = schwere Skoliose
- Über 100 Grad = sehr schwere Skoliose

Abweichungen und Fehlerbandbreite

Obwohl die Cobb-Methode eine der am häufigsten verwendeten Methoden zur Bestimmung des Krümmungsgrades ist, geben Fachleute zu bedenken, dass die Dreidimensionalität der Wirbelsäulendeformität damit nicht vollständig abgebildet werden kann. Studien, die sich mit der Cobb-Methode befassen, verweisen auf zahlreiche Fehlerquellen und dadurch bedingt um 2,8 – 10 Grad voneinander abweichende Beobachtungen. Es muss berücksichtigt werden, dass der Körper bei jeder Röntgenaufnahme, die zu diesem Zweck angefertigt wird, ein wenig anders positioniert ist. Daher sollte man bei der Cobb-Methode eine Fehler-Marge von 3-5 Grad miteinkalkulieren. Der Scoliosis Research Society (SRS) zufolge können die gleichen, von demselben Orthopäden angefertigten Röntgenaufnahmen, bis zu 5 Grad voneinander abweichen; wird die Messung von einem anderen Orthopäden durchgeführt, kann die Abweichung sogar 10 Grad betragen. Darauf werde ich weiter unten noch einmal eingehen.

Es gibt wie gesagt zahlreiche weitere Faktoren, die eine Reihe von Abweichungen bedingen können, d.h. zu einer Bandbreite an Fehlern oder zu verschiedenen Ablesungen führen, wenn derselbe Patient wiederholt mit Hilfe der Cobb-Methode vermessen wird:

• Von demselben Spezialisten zu einem anderen Zeitpunkt

• Derselbe Patient von verschiedenen Spezialisten

Es liegen hinreichend viele Forschungsarbeiten vor, die belegen, dass die mangelnde Reife der Knochen, unvollständige Knochenbildung und eine anormale Entwicklung der Endwirbel die Varianz bei der Winkelmessung von Patienten mit adoleszenter idiopathischer Skoliose noch verstärken kann. Eine Studie stellte eine Abweichung zwischen Messungen desselben Arztes von durchschnittlich 9,6 Grad und von 11,8 Grad zwischen den Messungen verschiedener Ärzten fest.

Die Wirbelschwerpunktmessung

Interessanterweise wird in letzter Zeit auch die Zuverlässigkeit der Wirbelschwerpunktmessung zur Bestimmung des Deformitätswinkels diskutiert, obwohl zur Auswertung weitere Studien erforderlich wären.

Die Cobb-Methode misst also die Oberflächen der Wirbel, um den Krümmungsgrad einzuschätzen. Aufgrund der Oberflächengestalt kann es jedoch schwierig sein, den Oberflächenwinkel zu messen. Dieses Problem versucht die Wirbelschwerpunktmessung bei der Lendenlordose zu umgehen. Bei dieser Technik bestimmen die Wirbelkörper L1, L2 und L5 die Grundlage für die Winkelmessung bei Lordose. Diese Methode gilt als sehr effizient zur Lordose-Winkelbestimmung.

Die Methode der Wirbelschwerpunktmessung

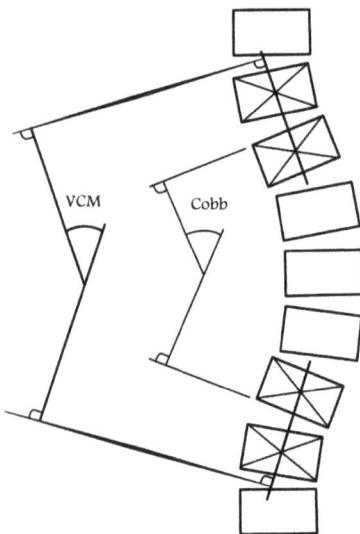

Vergleich der Skoliosewinkel ermittelt durch die Wirbelschwerpunktmessung und die Cobb-Methode. Abkürzung: VCM= Wirbelschwerpunktmessung

Klassifizierung der Krümmung

Sobald die Erstuntersuchung, Diagnose und Vermessung der Krümmung abgeschlossen sind, kann die Krümmung klassifiziert werden. Eine Skoliose wird anhand verschiedener Kriterien und auf verschiedene Weisen klassifiziert.

Hier stelle ich Ihnen die nach Messung der Krümmung am häufigsten von orthopädischen Chirurgen zur Klassifizierung der Skoliosekrümmung gewählten Methoden vor.

Der erste und häufigste Weg zur Klassifizierung der Krümmung ist die Winkelbestimmung mit der Cobb-Methode. Wie oben erwähnt können wir den Skoliosewinkel vier Typen zuordnen:

→ leichte Skoliose: mit weniger als 20 Grad handelt es sich hierbei noch nicht um eine schwere Deformität. Sie bedarf wahrscheinlich nicht mehr als einer konstanten Beobachtung.

→ Mittlere Skoliose: Zwischen 25 und 70 Grad, es besteht aber noch kein akutes Risiko für spätere ernsthafte Gesundheitsrisiken.

→ Schwere Skoliose: Der Krümmungswinkel beträgt mehr als 70 Grad, schränkt Ihre Atmung ein und verringert Ihr Lungenvolumen. Das liegt hauptsächlich daran, dass die Skoliosedeformität zu verschieden großen Thoraxhälften führt.

→ Sehr schwere Skoliose: Aufgrund des knappen Raums bei einer Krümmung von mehr als 100 Grad, kann es sein, dass Lungen und Herz in eine andere Form gezwängt werden.

Die Lenke-Klassifikation

Bei der Methode der Lenke-Klassifikation erhält man grundsätzlich ein vollständigeres Bild, da die Skoliose aus verschiedenen Perspektiven betrachtet wird, wodurch die Krümmung effektiver zu korrigieren ist. Bei dieser Methode unterscheiden wir sechs verschiedene Krümmungsmuster, zudem gibt es weitere Faktoren, die jede dieser Krümmungen weiter modifizieren (s. Abbildung).

Wir wollen uns nun genauer ansehen, wie dieses System funktioniert. Der Arzt lässt Röntgenbilder Ihrer Wirbelsäule anfertigen. Wurden zuvor bereits Aufnahmen für die Vermessung mit der Cobb-Methode gemacht, können auch diese benutzt werden. Die von jeder Seite angefertigten Röntgenbilder werden dann ausgewertet. Anschließend wird jede Wirbelsäulenkrümmung klassifiziert nach:

→ Dem Bereich, in dem die Wirbelsäulenkrümmung auftritt
→ Dem Krümmungsgrad
→ Der Deformität auf Sagittalebene

Die Lenke-Klassifikation bei Skoliose

Kurventypen

Lumbar Spine Modifier	Typ 1 (Hauptkrümmung hauptsächlich thorakal)	Typ 2 (2 thorakale Krümmungen)	Typ 3 (2 Hauptkrümmungen)	Typ 4 (3 Hauptkrümmungen)	Typ 5 (Hauptkrümmung thorakolumbal oder lumbal (TL/L))	Typ 6 (thorakolumbal/ lumbal-thorakal (TL/L – MT))
A	1A	2A	3A	4A		
B	1B	2B	3B	4B		
C	1C	2C	3C	4C	5C	6C
Mögliche Sagittal-strukturkriterien (zur Bestimmung spezifischer Kurventypen)	Normal	PT-Kyphose	PT und TL Kyphose	TL Kyphose	Normal	TL Kyphose

Modifier Sagittalangleichung , N, or +
- <10°
N: 10-40°
+: >40°

Kurventypen – Das Klassifikationssystem nach Lenke

Typ	Proximal thorakal	Hauptsächlich thorakal	Thorakolumbal/ lumbal	Beschreibung
1	Nicht-struktural	Struktural (Hauptkrümmung)*	Nicht-struktural	Hauptkrümmung thorakal (MT)
2	Struktural	Struktural (Hauptkrümmung)*	Nicht-struktural	Doppelte thorakale Krümmung (DT)
3	Nicht-struktural	Struktural (Hauptkrümmung)*	Struktural	Doppelte Hauptkrümmung (DM)
4	Struktural	Struktural (Hauptkrümmung)*	Structural (Major)*	Dreifache Hauptkrümmung (TM)
5	Nicht-struktural	Nicht-struktural	Structural (Major)*	Thorakolumbal/Lumbal (TL/L)
6	Nicht-struktural	Struktural	Structural (Major)*	Thorakolumbal/Lumbal (TL/L)

STRUKTURALE KRITERIEN
(Nebenkrümmungen)
Proximal thorakal – seitlicher Cobb-Winkel ≥25°
– T2-T5 Kyphose ≥+20°

Thorax   - seitlicher Cobb-Winkell ≥25°
          - T10-L2 Kyphosis ≥ +20°

thorakolumbal/lumbal - seitlicher Cobb-Winkel ≥25°
          - T10-L2 Kyphosis ≥ +20°

*Hauptkrümmung= größte Cobb-Winkel-Messung,
immer struktural
Nebenkrümmung= alle anderen Kurven mit
strukturalen Kriterien
Typ 4 – MT oder TL/L können Hauptkrümmung
sein

ORT DES KRÜMMUNGSSCHEITELS
(SRS Definition)

KURVE	KRÜMMUNGSSCHEITEL
Thorakal	T2-T11/12 Bandscheibe
Thorakolumbal	T12-L1
Thorakolumbal/Lumbal	L1/2 Bandscheibe – L4

MODIFIER

Lendenwirbelsäule Modifier	CSVL zum lumbalen Krümmungsscheitel		Thorakal sagittal Profil T5 + T12	
A	CSVL zwischen den Bogenwurzeln		- (Hypo)	<10
B	CSVL berührt den Apikalkörper		N (Normal)	10°-40°
C	CSVL vollständig medial		+(Hyper)	>40°

Kurventyp (1-6)+ Lumbar Spine Modifier (A, B, C)+ Thorakal-sagittal-Modifier
Klassifikation (-, N, +) Clasification (e.g. 1B+): ....

Obige Tabelle bietet Ihnen eine detaillierte Skoliose-Klassifikation nach der Lenke-Methode.

Die King-Klassifikation

Die Methode der King-Klassifikation ordnet die Skoliose einem von fünf Mustern zu. Sie wurde erstellt, um das Bestimmen der geeigneten Operationsart zu erleichtern.

Entsprechend der King-Klassifikation wird die idiopathische Skoliose zur Festlegung des Schweregrads anhand der folgenden beiden Parameter in fünf verschiedene Typen unterteilt:

- Ergebnisse der Cobb-Methode
- Ergebnisse des Flexibilitätsindex, der sich aus den Bending-Aufnahmen ergibt

Es ergeben sich folgende Klassifikationen:

Type 1 – eine s-förmige Kurve, die die Mittellinie der Lenden- und Brustkurve kreuzt

Type 2 – eine s-förmige Kurve, bei der die thorakale und die lumbale Kurve die Mittellinie kreuzen

Type 3 – thorakale Kurve, bei der die lumbale Kurve die Mittellinie nicht kreuzt

Type 4 – langgezogene thorakale Kurve, bei der der fünfte Lendenwirbel zentral über dem Sakrum steht. Der vierte Lendenwirbel entspricht in seiner Ausrichtung der Kurve

Type 5 – thorakale Doppelkurve, bei der der erste Brustwirbel (Th 1) in die konvexe Form der oberen Kurve übergeht.

Bei der Anwendung dieser Methode ergeben sich zwei Nachteile:

- bei der Auswertung wird das Sagittalprofil nicht berücksichtigt
- das System berücksichtigt keine doppelten und dreifachen Kurven

Das Klassifikationssystem nach King

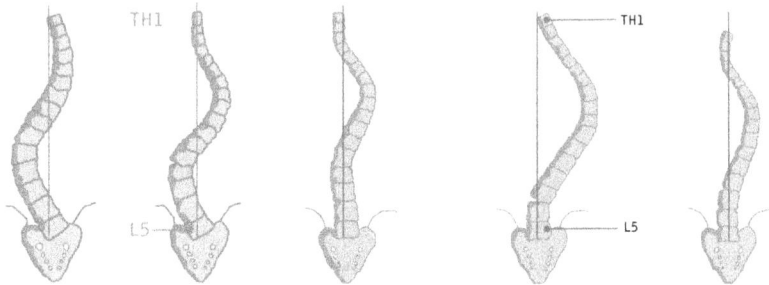

Was Ihr Arzt Ihnen vielleicht nicht sagt ...

→ dass die Cobb-Methode zwar sehr häufig angewendet wird, um das Ausmaß der Deformität zu bestimmen, zur Bewertung der Kurve aber dennoch auch andere Klassifikationsmethoden hinzugezogen werden müssen.

→ dass die Krümmungsgrade eine wichtige Rolle spielen, auch wenn Sie Ihnen nur sagen, dass Sie nichts weiter unternehmen müssen, als die Kurve weiter im Blick zu behalten.

→ dass Ihnen die Krümmungsgrade stets dabei behilflich sind, die richtige Therapie zu finden, damit bei korrekter Messung ein Fortschreiten der Krümmung gestoppt werden kann.

→ dass Messfehler nicht auszuschließen sind. Verfallen Sie daher nicht gleich in Panik, wenn sich ein relativ hoher Winkel ergibt.

KAPITEL 7

Kurvenverlauf

obald Ihre Krümmung vermessen und klassifiziert wurde, sind Sie bereits kurz davor herauszufinden, welches die geeignete Therapieform für Sie ist. In diesem Kapitel wenden wir uns den Faktoren zu, die der Arzt berücksichtigen muss, wenn er einschätzen möchte, wie weit sich Ihre Krümmung noch verschlimmern wird. Wir werden uns auch eventuelle Risikofaktoren ansehen, die eine solch fortschreitende Skoliosekrümmung begünstigen.

Über das Fortschreiten der Krümmung

Die Kurve kann sich bis zum Erwachsenenalter, bis die Knochenreife erreicht ist, rasch verschlimmern, deswegen sollten Sie genau Bescheid wissen, in welchem Ausmaß sich Ihre Krümmung noch verstärken wird. Jahrzehntelange Forschung hat ergeben, dass ein Fortschreiten der Krümmung sehr stark mit Faktoren wie der Größe und dem Verlauf der Kurve, dem Alter des Patienten, dem Risserzeichen und, bei weiblichen Patienten, dem Zeitpunkt der ersten Menstruation zusammenhängt.

Wann genau sprechen wir davon, dass die Skoliosekrümmung stärker geworden ist? In der Fachsprache vergrößert sich der Cobb-Winkel bei fortschreitender Krümmung um mindestens 5°. Wir wollen versuchen, die zunehmende Krümmung ein wenig detaillierter zu verstehen.

Wichtig zu wissen

Wenn wir Skoliose wirklich verstehen wollen, müssen wir im Hinterkopf behalten, dass zwischen den Ursachen für die Krümmung und den Faktoren, die für eine fortschreitende Krümmung sorgen, nur eine dünne Trennlinie liegt. Die Ursachen benennen die Gründe, aus denen heraus überhaupt eine Kurve hervorgeht, genannte Faktoren aber bestimmen, warum diese Kurve sich verschlimmern wird.

Die erste Untersuchung, die Diagnose, ist bloß der erste Schritt auf dem Weg zu einer Therapie. Bevor Ihr Arzt irgendwelche Maßnahmen ergreift, muss er erst einmal wissen, wie stark Ihre Krümmung sich möglicherweise noch verschlimmern wird. Zum Abschluss der Diagnostik greift er daher auf einige Indikatoren zurück, die ihm eine Einschätzung der Wahrscheinlichkeit erlauben, dass Ihre Krümmung noch stärker werden wird. Ausgiebige Forschung belegt, dass anhand des Wachstumspotentials und der Kurvengröße das Risiko eines Fortschreitens besonders genau einzuschätzen ist. Natürlich kommen weitere Faktoren hinzu.

Diese Einschätzung kann selbstverständlich immer nur annähernd und nicht vollkommen genau das Fortschreiten vorausbestimmen, aber sie gibt dennoch eine vorläufige Vorstellung von dem möglichen zukünftigen Krümmungsverlauf.

Faktoren – der Zusammenhang

Jeder der zu besprechenden Faktoren kann einzeln vorkommen oder auch im Zusammenhang mit anderen wirken. Beispielsweise ist das Alter zwar ein entscheidender Faktor, um einzuschätzen, ob die Krümmung sich noch verschlimmern wird, aber das Fortschreiten hängt auch davon ab, ob Sie ein Mann oder eine Frau sind, und welchen Krümmungsgrad Sie derzeit aufweisen. Jeder dieser Faktoren zählt daher einzeln, hat aber auch in Kombination Einfluss darauf, wie die Kurve fortschreiten wird.

Das Fortschreiten der Kurve – Die 4 wichtigsten Faktoren

Im Weiteren werde ich Ihnen eine detaillierte Erklärung und einen

Einblick in die vier wichtigsten Faktoren oder Indikatoren bieten, die das mögliche Ausmaß Ihrer weiteren Krümmung bestimmen.

Die Kurve – Ort und Ausmaß

Studien zufolge ist die Größe des erstgemessenen Cobb-Winkels einer der wichtigsten Indikatoren in Hinblick auf die längerfristige Entwicklung der Kurve. Der Cobb-Winkel deutet bereits darauf hin, ob sich die Krümmung womöglich auch nach Erreichen der Knochenreife noch verschlimmern wird. Es hat sich herausgestellt, dass ein Cobb-Winkel von 25° eine wichtige Schwellengröße ist, um diese längerfristige Entwicklung einzuschätzen. Ein Betroffener mit einem Winkel von mehr als 25° wird dementsprechend wahrscheinlicher mit einer weiteren Verschlimmerung seiner Kurve rechnen müssen. In einem solchen Fall sind Faktoren wie Alter, Geschlecht oder Knochenreife zur Zeit der Kurvenmessung weniger wichtig als der Cobb-Winkel. Hier einige wichtige Informationen dazu:

Grad/Ausmaß der Krümmung

→ beträgt der Winkel bei Knochenreife weniger als 30° ist es eher unwahrscheinlich, dass sich die Krümmung noch stark verschlimmern wird.

→ Beträgt der Winkel 30° bis 50°, wird er sich im weiteren Leben wahrscheinlich um weitere 10° bis 15° vergrößern.

→ Beträgt der Winkel zur Zeit der Knochenreife mehr als 50°, wird er sich wahrscheinlich um 1° pro Jahr vergrößern.

→ Beträgt der Winkel bei Heranwachsenden (13-19-Jährige) zwischen 25° und 30°, dann wird er sich in der weiteren Wachstumsphase wahrscheinlich rasch vergrößern.

Ort der Krümmung

→ thorakale Krümmungen weisen eine höhere Wahrscheinlichkeit auf, sich zu verschlimmern als thorakolumbale oder lumbale Kurven.

→ Thorakale Krümmungen, die bei der ersten Untersuchung weniger als 50° aufweisen, verschlechtern sich langsamer als solche mit mehr als 50°.

→ Eine Krümmung mit Scheitel oberhalb des T12-Wirbels wird sich wahrscheinlich viel stärker verschlimmern als einzelne lumbale Kurven.

→ Lumbale Krümmungen von mehr als 30° bei Knochenreife schreiten viel schneller voran als Krümmungen mit einem kleineren Winkel.

→ Muster mit doppelten Kurven weisen eine höhere Wahrscheinlichkeit auf sich zu verschlimmern als einfache.

Alter bei Diagnosestellung – bevorstehendes Knochenwachstum

Eine Faustregel bei Skoliose besagt: Je höher das Alter des Kindes, desto geringer die Wahrscheinlichkeit, dass die Krümmung sich noch verstärkt. Vergleichen wir beispielsweise zwei junge Mädchen (eines ist 13 Jahre alt, das andere älter als 15), bei denen ein Krümmungswinkel von weniger als 19° diagnostiziert wird; bei dem jüngeren Mädchen liegt das Risiko einer Verschlechterung bei erstaunlichen 10%, bei nur 4% dagegen bei dem älteren Kind.

Wenn bei einem Heranwachsenden eine Skoliose festgestellt wird, bleibt das Risiko für eine Verschlechterung hoch, solange die Wachstumsphase anhält. Zahlreiche Studien bestätigen, dass das rapide Knochenwachstum bei Jugendlichen einer der Hauptfaktoren ist, der das Fortschreiten der Kurve beeinflusst.

Die Wirbelsäule wächst mit und wächst weiter, bis die Knochenreife vollständig erreicht ist. Daher gibt es einen engen Zusammenhang zwischen dem Alter und der Knochenreife.

Wir wollen versuchen, die Logik dahinter zu verstehen. Die Rate, mit der sich die Kurve eines jungen Menschen verschlechtert, hängt von der Knochenreife ab. Das heißt, ein Heranwachsender oder ein Kind, dessen Knochen noch nicht vollkommene Reife erreicht haben, ist einer höheren Wahrscheinlichkeit ausgesetzt, dass sich die Krümmung noch verschlimmert als eine ausgewachsene Person.

Was ist Knochenreife?

Als Knochenreifung bezeichnen wir das fortschreitende Wachstum in der Knochenstruktur oder dem Skelett eines Menschen. Man spricht von erreichter Knochenreife, wenn das Wirbelwachstum eines Menschen den Höhepunkt des erwarteten Wachstums erreicht hat. Da die Geschwindigkeit, mit der jemand wächst und sich entwickelt, nie bei allen gleich groß ist und es wechselnde Phasen größerer und geringerer Wachstumsgeschwindigkeit gibt, ist die Knochenreife von so entscheidender Bedeutung für die Medizin. Nur auf der Basis solcher Informationen kann angemessen über die beste Behandlungsmethode entschieden werden.

Den Erfordernissen bei Skoliose entsprechend können wir die Knochenreife eines Menschen mit Hilfe zweier Methoden bestimmen:

→ der Risser-Methode
→ dem Epiphysenschluss in Hand und Handgelenk

Hat ein Mensch die Knochenreife erreicht, dann wird das anhand verschiedener Parameter, wie der Verknöcherung der Darmbeinapophyse und dem Stoppen des Wirbelwachstums festgestellt. Eine Verknöcherung der Darmbeinapophyse liegt vor, wenn die Knochenentwicklung im Beckenbereich abgeschlossen erscheint. Gewöhnlich zeigt ein Erreichen dieser Stufe die volle Knochenreife bei einem Menschen an. Der Verknöcherungsprozess, im Laufe dessen die Knochen schließlich zu festen Strukturen ausgebildet werden, kann jedoch nicht immer als Zeichen für die Knochenreife genutzt werden. Selbst wenn die Risser-Skala dies angibt, besteht die Möglichkeit, dass der Zeitpunkt der vollständigen Verknöcherung und der des Wirbelwachstums nicht derselbe ist.

Knochenreife und Verknöcherung

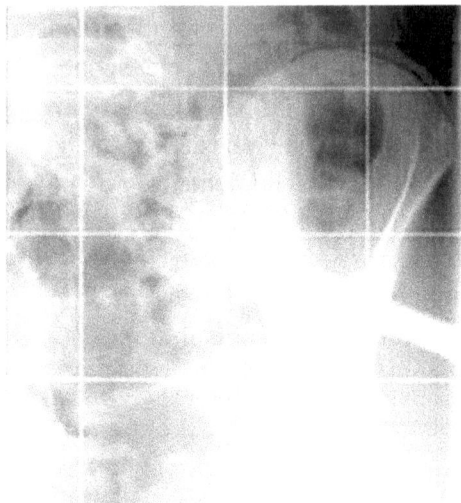

Das Verknöcherungsstadium am Becken (Risserzeichen) entspricht der Knochenreife und ist auf Röntgenbildern darstellbar.

Der Risser-Ferguson-Grad

Bei dem Risser-Ferguson-Grad handelt es sich um eine Skala von 0 bis 5, mit Hilfe derer effektiv eingeschätzt werden kann, wie stark das Skelett noch wachsen wird. Zu diesem Zweck wird der Fortschritt der Knochenfusion an der Darmbeinapophyse gemessen. Der Bereich am oberen Ende des Hüftknochens wird danach eingeteilt, wie viel Knochenmasse bereits geschlossen ist. Ein geringer Grad auf der Risserskala deutet darauf hin, dass das Skelett noch stark wächst, eine hohe Gradzahl dagegen zeigt, dass das Wachstum beinahe abgeschlossen ist und dass daher die Wirbelsäulenkrümmung sich nicht mehr stark verschlechtern wird. Im folgenden Abschnitt lesen Sie mehr darüber wie die Knochenreife anhand der Risser-Methode berechnet wird.

Die Knochenreife kann mit Hilfe der Risser-Methode bestimmt werden, da die Darmbeinapophyse sehr zuverlässig und gleichmäßig von vorne nach hinten, an der Darmbeinleiste entlang verknöchert.

Die Rissergrade werden folgendermaßen eingeteilt:

- - Grad 0 = Keine Verknöcherung
- Grad I = Bis zu 25% Verknöcherung

- Grad 2 = 26 – 50% Verknöcherung
- Grad 3 = 51 – 75% Verknöcherung
- Grad 4 = 76 – 100% Verknöcherung
- Grad 5 = Vollständiger Verschluss der Apophyse

Das Bild unten gibt Ihnen einen genaueren Überblick.

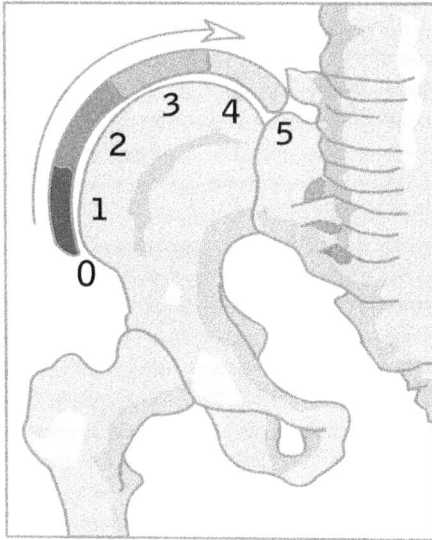

**RISSERGRADE
0 BIS 5**

Die Verknöcherung der
Darmbeinapophyse
bestimmt das
Risserzeichen.

Risikoeinschätzung einer fortschreitenden Krümmungszunahme anhand des Cobb-Winkels und des Rissergrades

Kurve (Winkel)	Wachstumspotential (Rissergrad)	Risiko*
10 bis 19	Begrenzt (2 bis 4)	Gering
10 bis 19	Hoch (0 bis 1)	Mittel
20 bis 29	Begrenzt (2 bis 4)	Gering/mittel
20 bis 29	Hoch (0 bis 1)	Hoch
> 29	Begrenzt (2 bis 4)	Hoch
> 29	Hoch (0 bis 1)	Sehr hoch

* Risiko einer Verschlimmerung: Geringes Risiko = 5 bis 15 Prozent; mittleres Risiko = 15 bis 40 Prozent; hohes Risiko = 40 bis 70 Prozent; sehr hohes Risiko = 70 bis 90 Prozent.

Fortschreiten nach Erreichen der Knochenreife

Nach dem bislang Gesagten ist es außerdem noch wichtig zu erwähnen, dass die Krümmung sich auch weiterhin verschlechtern kann, selbst wenn die Knochenreife vollständig erreicht ist. Als typisches Beispiel sind Lendenkrümmungen von mehr als 30 Grad zu nennen, bei denen eine hohe Wahrscheinlichkeit besteht, dass sie sich selbst nach Erreichen der Knochenreife kontinuierlich verschlechtern werden. Auch Kurven bei Erwachsenen, die bei Erreichen der Knochenreife einen Winkel von 50°-70° aufweisen, können sich weiterhin um 1° pro Jahr verstärken.

Fortschreiten bei Erwachsenen

Studien haben ergeben, dass Skoliosekrümmungen selbst im Erwachsenenalter noch fortschreiten, insbesondere wenn der Cobb-Winkel bei Knochenreife mehr als 30° beträgt. Obwohl die Forschung sich hauptsächlich mit der Kurvenentwicklung bei Jugendlichen beschäftigt, gibt es bestimmte Muster, nach denen sich Krümmungen auch bei Erwachsenen verschlechtern, obwohl die Rate in dem Fall viel geringer sein kann und bei 0,5 bis 2 Grad pro Jahr liegt.

Während es für Krümmungen unter 30 Grad bei Jugendlichen sehr unwahrscheinlich ist, dass sie schlimmer werden, ist das Risiko für ein Fortschreiten im Erwachsenenalter besonders hoch bei einem Winkel von über 50 Grad. Selbst ein minimaler Skoliosewinkel, der mit 6 oder 7 Jahren entdeckt wird, kann sich zu einer starken Krümmung bei älteren Erwachsenen ausbilden und sollte daher regelmäßig kontrolliert und therapiert werden.

Was die Faktoren angeht, die einem Erwachsenen helfen die Wahrscheinlichkeit einzuschätzen, mit der seine Krümmung sich verschlimmern wird und wann, beziehungsweise ob er sich möglicherweise einer Operation unterziehen sollte, ist eine Auswertung der apikalen Wirbelrotation ein guter Maßstab.

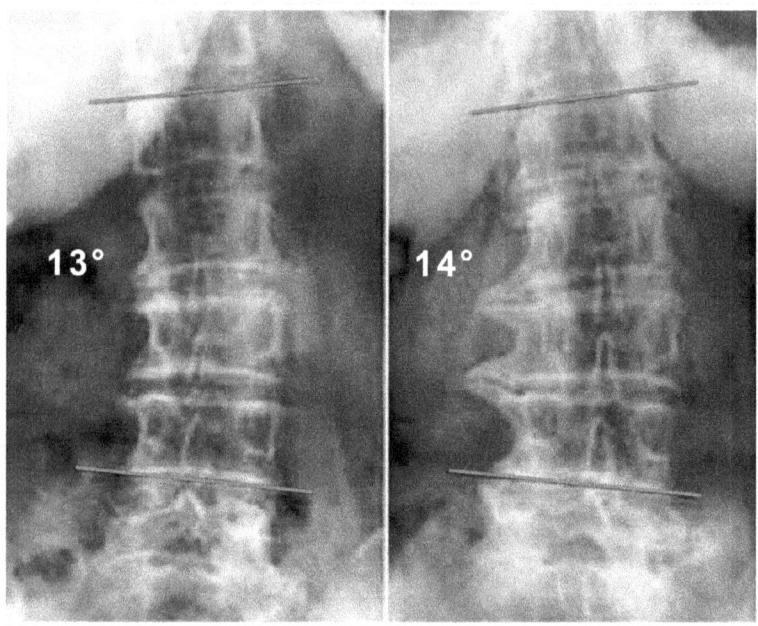

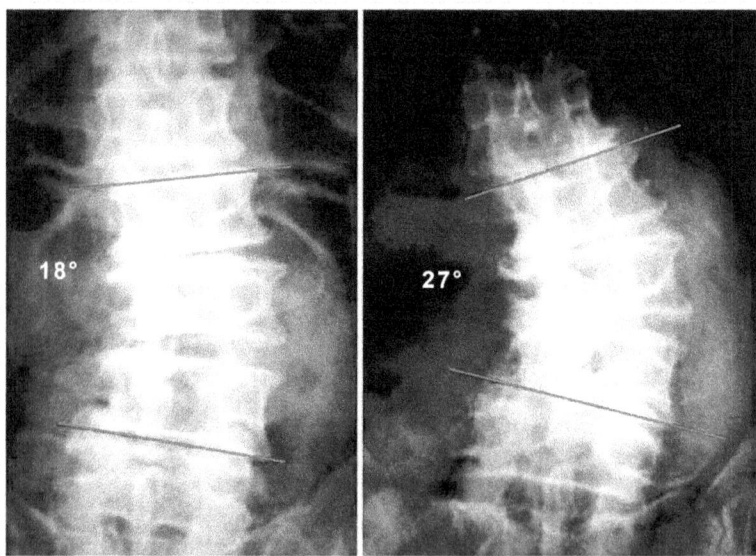

Die Röntgenbilder zeigen das Fortschreiten einer Krümmung bei zwei über 20-jährigen Erwachsenen. Je höher der Anfangswinkel bei Diagnosestellung, desto größer die Wahrscheinlichkeit für eine Verschlechterung.

Schlussfolgerung

Derzeit konzentriert sich die Wissenschaft darauf zu erforschen, inwiefern das Alter und das entsprechende Wachstum der Wirbelsäule maßgeblich das Fortschreiten der Krümmung beeinflusst. Die kanadischen Forscher Hongfa Wu und Kollegen stellten in ihrer Studie fest, dass das Alter im Vergleich zu anderen Faktoren wie Geschlecht oder Größe und Schweregrad der Kurve noch die geringste Rolle spielt.

Geschlecht

Des Öfteren wurde in der Wissenschaft auf einen Zusammenhang zwischen dem Geschlecht des Kindes und der Wahrscheinlichkeit einer Verschlechterung der Krümmung hingewiesen. Dieser Zusammenhang scheint sogar noch bedeutender als andere Faktoren wie Kurvenform, Kurvengröße und Knochenreife zu sein. Allgemein wurde festgestellt, dass sich eine Skoliose bei Mädchen mit größerer Wahrscheinlichkeit schneller verschlimmert als bei Jungen. Bei einer Studie zum Vorkommen von Wirbelsäulendeformitäten war der Unterschied zwischen den Geschlechtern erheblich. In der Forschung geht man sogar davon aus, dass Skoliose bei Mädchen mindestens zehnmal so häufig auftritt wie bei Jungen, was einem Verhältnis von 11:1 entspricht.

Interessanterweise stellte man außerdem fest, dass ein Fortschreiten der Krümmung weniger gering bei Mädchen ausfällt, wenn die Skoliose im unteren Rückenbereich lokalisiert ist und wenn die Wirbelsäule um mindestens 1,5cm von der Senkrechten abweicht. Die Bilder unten geben Ihnen einen Eindruck davon, wie die Kurvenart das Ausmaß des Fortschreitens bei Mädchen bestimmt.

Kurvenarten mit einer hohen
Verschlechterungswahrscheinlichkeit bei Mädchen

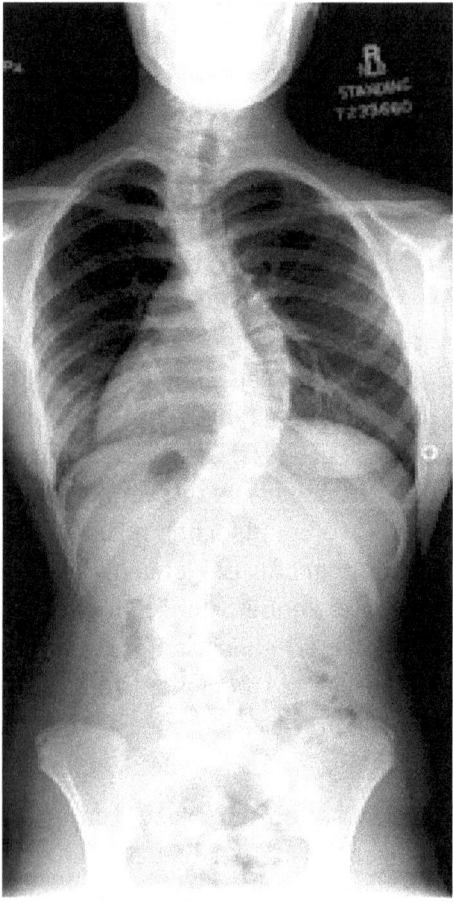

Die Kurvenformen, die bei Mädchen die größte Wahrscheinlichkeit für eine fortschreitende Verschlimmerung aufweisen, sind eine thorakale Rechtskrümmung und eine zweifache Hauptkrümmung.

Während bei Mädchen also die rechtsthorakale Kurve und die doppelte Hauptkrümmung die größte Wahrscheinlichkeit aufweisen maximal fortzuschreiten, ist es bei Jungen eine linkslumbale Krümmung. Eine Krümmung von mehr als 30 Grad wird sich überdies bei Mädchen stärker verschlimmern als der gleiche Winkel bei Jungen.

Stadium der Pubertät/erste Periode

Eine allgemeine Beobachtung ergibt, dass sich die Skoliose bei Mädchen besonders schnell vor ihrer ersten Blutung, im Alter von ungefähr 11 oder 12 Jahren verschlechtert, während dies bei Jungen erst etwas später, mit 13 oder 14 Jahren der Fall ist.

Zahlreiche Hinweise deuten darauf, dass Mädchen, bei denen eine Skoliose im jugendlichen Alter festgestellt wird, eine Verschlechterungsrate von 10 bis 15 Grad pro Jahr aufweisen, besonders wenn sie kurz vor ihrer ersten Blutung sind.

Die Kurve verschlimmert sich bei Mädchen um einiges stärker, wenn die Krümmung vor der ersten Blutung entdeckt wird. Wenn in diesem Stadium eine Kurve von mehr als 20 Grad diagnostiziert wird, ist ein schnelles Fortschreiten sehr wahrscheinlich. Andererseits ist ein solch schnelles Fortschreiten weniger wahrscheinlich zu erwarten, wenn bei einer leichten Krümmung weniger als 20 Grad gemessen werden, insbesondere sobald die Knochenreife erreicht wurde. Die vorigen Kapitel geben Ihnen Informationen zur Knochenreife.

Der Zusammenhang zwischen der ersten Periode eines heranwachsenden Mädchens und dem Ausmaß des Fortschreitens besteht darin, dass die Kurvenform, der Cobb-Winkel bei Einsetzen der Pubertät, und die Geschwindigkeit des Fortschreitens große Voraussagekraft für den Kurvenverlauf haben. Beispielsweise verschlechtert sich eine juvenile Skoliose bei einem Winkel von 30 Grad schneller und lässt zu 100% einen operativen Eingriff erwarten.

Ein wichtiges Instrument zur Bestimmung des weiteren Kurvenverlaufs ist das Tannerstadium, mit dem die sexuelle Reife bestimmt werden kann. In Tannerphase 2 oder 3 verschlechtert sich die Krümmung besonders stark.

Das Tannersystem geht bei beiden Geschlechtern vom Wachstum des Schamhaars, von der Entwicklung des Genitals bei Jungen und der Brüste bei Mädchen aus.

Weitere Faktoren

Überdies gibt es weitere Faktoren, die sich ebenfalls als einflussreich erwiesen haben, dazu zählen genetische und auch epigenetische Faktoren. Eine wissenschaftliche Studie belegt, dass bei eineiigen Zwillingen nicht nur die Chance für das Auftreten einer Skoliose höher ist, sondern dass der Kurvenverlauf sogar bei beiden nahezu gleich ist, trotz unterschiedlicher Umwelteinflüsse. Ein anderer Faktor, der eine Rolle spielt, ist die Größe der betreffenden Person. Bei einem 14-jährigen Mädchen beispielsweise, mit einer Krümmung von 25-35 Grad, das kleiner als andere Mädchen ihres Alters ist, ist das Risiko einer Verschlechterung geringer als bei größeren gleichaltrigen Mädchen mit dem gleichen Krümmungswinkel. Auch bei Kindern, die mit einer kongenitalen Skoliose zur Welt kommen ist es wahrscheinlicher, dass das Leiden sich nach der Geburt und mit zunehmendem Alter stärker verschlimmert.

Zusammenfassend zeigt Ihnen die folgende Tabelle die Faktoren, die das Fortschreiten der Krümmung bestimmen. Sie können daran ablesen wie stark sich Ihre derzeitige Krümmung noch verschlechtern wird und mit welcher Geschwindigkeit:

Zusammenfassung – Faktoren, die das Fortschreiten beeinflussen

BESTIMMENDER FAKTOR	ZUSAMMENHANG*
Alter	Je jünger, desto größer das Ausmaß des Fortschreitens
Geschlecht	Bei Mädchen verschlechtert sich die Krümmung im allgemeinen stärker
Kurve (Grad/Richtung/ Ausmaß)	Zweifache Krümmungen verschlechtern sich schneller. Je größer die Kurve bei Diagnosestellung, desto schneller schreitet sie fort.
Erste Blutung/sexuelle Reife	Kurven, die vor der ersten Periode entdeckt werden, verschlechtern sich stärker

Studienberichte können abweichen.

Die wichtigsten Risikofaktoren bei fortschreitenden Kurven

Ein unbehandeltes oder unkontrolliertes Fortschreiten der Skoliosekrümmung kann schwerwiegende kosmetische aber auch funktionale Folgen haben. Langfristige Auswirkungen können anhaltender Schmerz und eine asymmetrische Haltung sein, die meist im Rücken, in den Schultern, den Hüften, Beinen und dem Nacken lokalisiert sind.

Das häufigste und alarmierendste Risiko einer fortschreitenden Kurve ist jedoch ihre Auswirkung auf das Lungensystem.

Wenn thorakale Krümmungen sich verstärken, können sie zu erheblicher Kurzatmigkeit führen. Die Gesamtkapazität Ihrer Lungen sich mit Luft zu füllen nimmt linear ab. Bei Krümmungen von 100 Grad liegt die Gesamtreduktion schätzungsweise bei 20%. Zudem verformt sich bei fortschreitenden Krümmungen die Brusthöhle, was schließlich eine restriktive Lungenerkrankung bewirken kann.

In Kapitel 4 lesen Sie mehr über die Lungenfunktion und Kurzatmigkeit.

Auch die Spondylose, ein arthritischer Zustand der Wirbelsäule steht als Risikofaktor im Zusammenhang mit einer fortschreitenden Krümmung. Bei zunehmender Deformierung entzünden sich die Gelenke in der Wirbelsäule, der Knorpel, der die Bandscheibe polstert, wird dünner, und schließlich kommt es zu schmerzhaften Knochenspornen.

In manchen Fällen, insbesondere bei Frauen, kann die Skoliose auch im Zusammenhang mit Osteopenie stehen, einer Krankheit, bei der Knochenmasse verloren geht. Bleibt sie unbehandelt, führt die Osteopenie letztlich zur Osteoporose, einem schwerwiegenden Verlust an Knochendichte bei Frauen in der Menopause. Die Wahrscheinlichkeit in fortgeschrittenem Erwachsenenalter an einer Osteoporose zu erkranken ist bei jungen Menschen mit Skoliose erhöht.

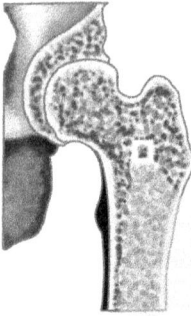

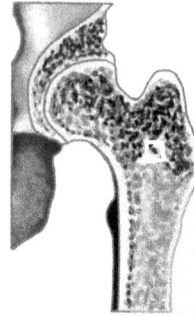

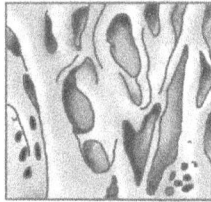

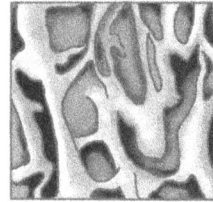

Normaler Knochen   **Von Osteoporose betroffener Knochen**

Ein weiteres wichtiges Risiko, das im Zusammenhang mit einer fortschreitenden Kurve steht ist insbesondere bei Erwachsenen der Einfluss, den sie auf die Wahl der geeigneten Behandlungsmethode hat. Studien weisen darauf hin, dass massive operative Eingriffe vermieden werden können, wenn die Skoliose frühzeitig entdeckt und das Ausmaß des Fortschreitens korrekt gemessen wird.

Darüber hinaus wirkt sich eine fortschreitende Skoliosekrümmung aufgrund der zunehmenden physischen Schwäche, kosmetischer Aspekte und dem Verlust an Produktivität und Lebensqualität auch auf die Psyche der Patienten aus.

Wahre Skoliosegeschichten: Tempo des Fortschreitens

Obwohl der Kurvenverlauf von einer Vielzahl von Faktoren abhängt, wirkt sich ein schnelles Fortschreiten doch auf die Psyche eines Patienten aus. Elena war 13 Jahre alt und im 8. Schuljahr als bei ihr eine Skoliose festgestellt wurde. Im Laufe weniger Jahre verschlechterte sich die Krümmung von anfangs 30 auf 46 Grad. Die Ärzte empfahlen eine Operation jedoch erst ab 50 Grad.

Mittlerweile hatte sich auch ihr Erscheinungsbild stark verändert. Die linke Seite ihres Brustkorbes stand nun ab und war im Vergleich zu der anderen Seite asymmetrisch. Ihre Hüften waren ungleichmäßig und ihr Körper begann sich zu einer Seite zu neigen, insbesondere wenn sie stand. Die Wölbung ihres Brustkorbs ließ sie bucklig aussehen, besonders wenn sie sich nach vorne beugte. Dadurch wirkte sie und fühlte sie sich extrem unsicher und unangenehm. Sie wollte im Zusammensein mit ihren Freundinnen keinen Badeanzug mehr tragen. Sie konnte sich nicht gut kleiden, weil die Sachen nicht mehr saßen. Alles verschlimmerte sich, bis ihre gesamte Haltung einfach nur noch merkwürdig aussah und sie es vermied, sich in der Öffentlichkeit sehen zu lassen. Schließlich, als sie 18 Jahre alt war, stimmte man einer Spondylodese (Wirbelkörperverblockung) zu.

KAPITEL 8
Behandlungsoptionen

n diesem Abschnitt stelle ich Ihnen die verschiedenen Optionen vor, mit denen Sie Ihre Skoliose in den Griff bekommen können, darunter auch einige nichtinvasive Möglichkeiten. Ich mache Sie damit vertraut, was jede einzelne dieser Optionen beinhaltet und werde sie analysieren. Des Weiteren sprechen wir über den richtigen Zeitpunkt, von dem an über eine Operation als letzter Ausweg nachgedacht werden sollte.

Einleitung

Skoliose ist eine Erkrankung Ihrer Wirbelsäule, buchstäblich des Rückgrats Ihres Körpers. Das Wissen, dass die Lebensstütze Ihres Körpers betroffen und möglicherweise krank ist, kann einschüchternd und demoralisierend auf Sie wirken. Doch die wissenschaftliche Forschung dringt immer tiefer in die Analyse dieser Wirbelsäulendeformität vor und gibt dem Patienten ein geeignetes Werkzeug an die Hand, mit dem Problem umzugehen und Präventionsmaßnahmen zu treffen. Jedes Skoliosestadium, sei es nun, dass Ihre Wirbelsäule nur minimal gekrümmt ist oder die Krümmung so schnell fortschreitet, dass eine Operation der einzige Ausweg ist, kann effektiv behandelt, in den Griff bekommen und kontrolliert werden.

In diesem Kapitel erläutere ich Ihnen, welche Behandlungsoptionen in Abhängigkeit von dem Grad oder Stadium der bei Ihnen diagnostizierten Skoliose zur Wahl stehen. Das gibt Ihnen eine genaue Vorstellung, und Sie können die Richtung deutlicher erkennen, die die Behandlungsmethode Ihrer Wahl zur Steuerung Ihrer Krümmung einschlagen sollte.

1) Beobachtung und Steuerung

Beobachten wird als passive Behandlungsmethode betrachtet und stellt bei folgenden Skoliosetypen gewöhnlich den ersten Schritt dar:

→ Kurven mit einem Winkel von weniger als 25 bis 30 Grad bei Patienten, die sich noch im Wachstum befinden und die Knochenreife noch nicht erreicht haben.

→ Kurven mit einem Winkel von weniger als 45 Grad, bei voll ausgewachsenen Patienten.

→ Kurven, die sich eventuell aus einem Leiden wie einer Entzündung, einem Muskelspasmus oder ungleicher Beinlänge ergeben.

→ Bei Kindern mit leichteren Krümmungen und einem symmetrischen Haltungsmuster.

Im Grunde kann jede Krümmung, bei der nur eine geringe Wahrscheinlichkeit besteht, dass sie sich verschlechtern wird, zunächst beobachtet zu werden. So würde man es bei einem Jungen über 17 und einem Mädchen über 15 Jahren mit einer Skoliosekrümmung im Bereich zwischen 25 und 40 Grad allgemein bei einer Beobachtung belassen. In solchen Fällen würde der Arzt regelmäßige körperliche Untersuchungen durchführen und Röntgenaufnahmen anfertigen lassen, um ein Fortschreiten der Krümmung auszuschließen.

Abbildungen – Fälle, die für eine Beobachtung geeignet sind

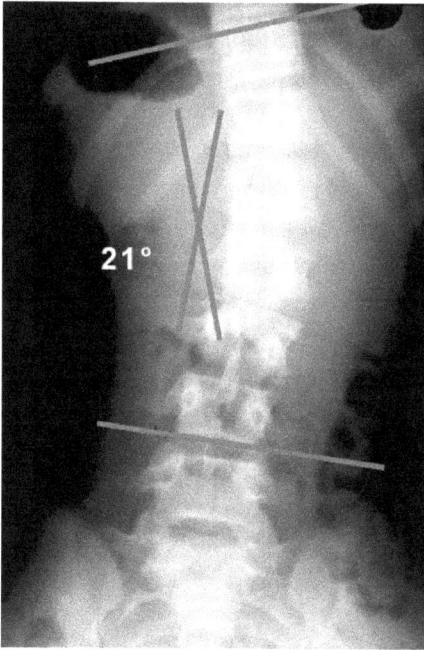

Röntgenbild eines 16-jährigen Jungen, bei dem eine rechtsseitige lumbale Skoliose festgestellt wurde und der unter Beobachtung stand, da bei ihm nur ein langsames Fortschreiten der Krümmung festzustellen war.

Diese Behandlungsphase besteht aus zwei Teilen – der Beobachtung und der Steuerung. Bevor wir uns weiteren Optionen zuwenden, wollen wir diese beiden ein wenig besser verstehen.

Beobachtung

Der erste und wichtigste Punkt bei der Beobachtung ist es sicherzugehen, dass die vorhandene Krümmung keine Gefahr für die Wirbelsäule darstellt. Durch fortwährende Beobachtung und Überwachung der Skoliose mit Hilfe von körperlichen Untersuchungen und Röntgenbildern, kann der Arzt ein mögliches Fortschreiten feststellen und versuchen, das Ausmaß des Fortschreitens vorauszubestimmen. In Kapitel 7 habe ich Ihnen die möglichen Faktoren vorgestellt, die ein Fortschreiten der Skoliosekrümmung fördern.

Steuerung

Der zweite Teil dieser Behandlungsphase besteht darin, die vorhandene Kurve zu steuern. Ihr Arzt wird versuchen, ein weiteres Fortschreiten der Krümmung zu stoppen, indem er den möglichen Ursachen auf den Grund geht, beispielsweise einer Fehlhaltung, oder er schlägt nicht-medizinische Gegenmaßnahmen vor wie eine Diät und Sportarten wie Schwimmen / Pilates / Yoga oder aber ein maßgeschneidertes Programm, wie ich es Ihnen in meinem ersten Buch – *Ihr Plan für eine natürliche Behandlung und Vorbeugung von Skoliose* – vorgestellt habe, um die Krümmung zu korrigieren.

Mittel zur Beobachtung und Steuerung

Beide oben genannten Ziele – Beobachtung und Steuerung – verfolgt Ihr Arzt mit einer Reihe von Instrumenten, darunter eines oder mehrere der folgenden:

- Haltungskontrolle
- Physiotherapie, auch Gymnastik
- Ergotherapie
- Yoga / Pilates
- Ernährungsumstellung
- Elektroschocks
- Chiropraktische Anwendungen
- Alternative Methoden

Das sagen Experten

Es wird häufig diskutiert, ob das Beobachten für Skoliosepatienten tatsächlich eine probate, empfehlenswerte Vorgehensweise ist. Eine bestimmte Gruppe von Fachleuten sind strikte Gegner des reinen Beobachtens. Sie begründen dies damit, dass nicht einzusehen ist, warum eine Krümmung, die in frühem Stadium noch kontrolliert werden kann, sich erst verschlimmern soll, bevor sie behandelt wird. Diese Gruppe plädiert dafür, die Krümmung, sobald sie entdeckt wird, konservativ zu behandeln, um operative Maßnahmen zu vermeiden. Gerade die konservative Herangehensweise, für die insbesondere die Dozenten plädieren, ist vielleicht der Grund für diese Einstellung.

Die Fachleute der Gegenseite argumentieren damit, es sei besser abzuwarten und, wenn nur eine minimale Kurve vorliegt und es sehr unwahrscheinlich ist, dass diese sich verschlimmert, sie erst einmal im Auge zu behalten, um mögliche therapiebedingte Komplikationen zu vermeiden. Für diese Gruppe von Wissenschaftlern ist häufig die Triade aus Physiotherapie, Skoliose-Intensiv-Rehabilitation (SIR) und Rumpforthese eine effektive, konservative Therapieform, um eine Skoliose zu steuern.

A) HALTUNGSKONTROLLE

Oft ist es ein erster Schritt in der nicht-invasiven Skoliosetherapie, in der Beobachtungs- und Steuerungsphase, zunächst die Körperhaltung in Angriff zu nehmen. Die folgenden Aspekte müssen gewöhnlich bedacht werden, wenn man die Haltung untersucht:

→ Zusammenhang zwischen Haltung und Skoliose

→ Auswirkungen der Skoliose auf die Haltungsbalance

→ Ändern von Haltungsgewohnheiten, um die Skoliose unter Kontrolle zu bekommen

Leiden Sie unter Skoliose, verliert das Fußgewölbe aufgrund der übermäßigen Pronation des Fußes an Höhe. Dies löst weitere Haltungsschäden und Veränderungen aus, darunter:

• Innere Rotation von Schienbein und Oberschenkelknochen

• Beckensenkung, das Becken senkt sich beim Stehen und Gehen zu der nach innen geknickten Seite

• Beckenneigung, wodurch sich das Kreuzbein senkt und die Asymmetrie noch verstärkt wird

• Wenn sich die Krümmung in Richtung Brustwirbelsäule fortsetzt, kann es zu einem Rippenbuckel kommen

Die häufigste Folge, manchmal auch eine sichtbare Auswirkung der Skoliose, ist eine ungünstige, asymmetrische Haltung, insbesondere bei idiopathischer Skoliose. Bei Skoliosepatienten wird häufig eine schwache Kontrolle der Haltungsstabilität festgestellt, insbesondere belegt die Forschung, dass eine idiopathische Skoliose die Balancekontrolle verändern kann. Überdies verändert die Krümmung der Wirbelsäule das Verhältnis der einzelnen Körperteile zueinander, was drastische Auswirkungen auf die Haltung von skoliotischen Kindern haben kann.

Es gibt Belege dafür, dass das menschliche Gehirn tatsächlich in der Lage ist, die Haltung zu kontrollieren, die Balance wird bei einer Skoliose jedoch verändert. Bei Skoliosepatienten zeigten sich an verschiedenen Stellen des Gehirns Unausgewogenheiten, beispielsweise an der vestibularen Hirnrinde und dem Hirnstamm.

Je nach Bereich, der von der Skoliose betroffen ist, zeigen die Patienten interessanter Weise entsprechende Haltungsmuster, im lumbalen, thorakolumbalen, thorakalen Bereich usw. Die stärksten Auswirkungen auf die Haltung zeigten sich im Rahmen von Studien zur statischen und dynamischen Haltungskontrolle bei der stehenden Haltung von Patienten mit lumbaler Krümmung. Bei Patienten mit einer Krümmung im Brustwirbelbereich dagegen war die Auswirkung in dynamischen Situationen am größten.

Was beinhaltet dies?

Diese Analyse besagt, dass bei einer Krümmung im unteren Rückenbereich (der Lendenwirbelsäule) im Sitzen oder Stehen ein Maximum an Haltungsinstabilität erreicht wird. Ist die Krümmung dagegen im mittleren Rückenbereich (der Brustwirbelsäule) besonders stark ausgeprägt, ist die Instabilität in dynamischen Situationen, bei Bewegung, am größten.

Haltungskorrektur – die drei wichtigsten Methoden

Sie wissen nun, dass eine falsche Körperhaltung die Skoliose weiter fördern kann, daher werde ich Ihnen nun im Folgenden zeigen, wie Sie Ihre Haltung verbessern können, damit Sie eine leichte Skoliose in den Griff bekommen. Ich werde auch einige Worte zur Effizienz dieser Methode sagen.

a) Mit Hilfsmitteln

Viele Skoliosepatienten profitieren in den letzten Jahren von Apparaten und Maschinen, die die Haltung stabilisieren und eine Krümmung korrigieren. Ein Beispiel hierfür ist Vertetrac, ein dynamisches Rumpforthesensystem (DBS), das Meditrac auf den Markt gebracht hat. Es bietet den Betroffenen ein höchst patientenfreundliches, dynamisches, ambulantes Strecksystem zur Behandlung einer Krümmung im Lendenwirbelbereich. Die Rumpforthese dekomprimiert die Wirbelsäule und vergrößert den Abstand zwischen den Wirbeln. Bei einer Langzeitverwendung drückt es die Wirbelsäulensegmente, die nicht mehr senkrecht ausgerichtet sind, kräftig wieder in ihre ursprüngliche symmetrisch ausgerichtete Position, damit die Krümmung nicht weiter fortschreitet.

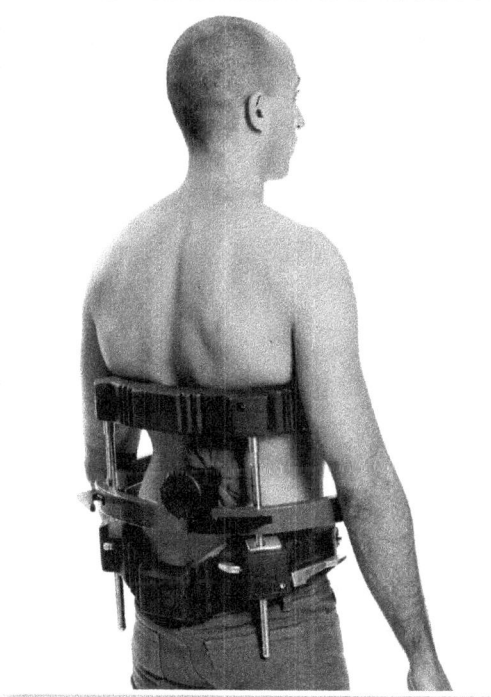

Vertetrac - dynamisches Rumpforthesensystem (DBS)

b) Freiwilliges Beobachten und Selbstkorrektur

Als zweites können Sie auch selbst Ihre Haltungsgewohnheiten überprüfen und insbesondere auf längere Phasen achten, in denen Sie eine ungünstige Haltung einnehmen. Dazu gehört auch das stundenlange Arbeiten am Computer oder in einem anderen Bereich, in dem Sie Ihren Rücken und Nacken zu lange Zeit belasten müssen.

Sobald Ihnen das klar geworden ist, sollten Sie daran arbeiten, diese Angewohnheiten in Angriff zu nehmen, damit Sie eine bessere Kontrolle über Ihre Haltung gewinnen. Gerade diese Selbstkorrektur ist ein wichtiges Instrument, um Ihre Wirbelsäule zu stabilisieren und Haltungsdeformitäten zu beheben.

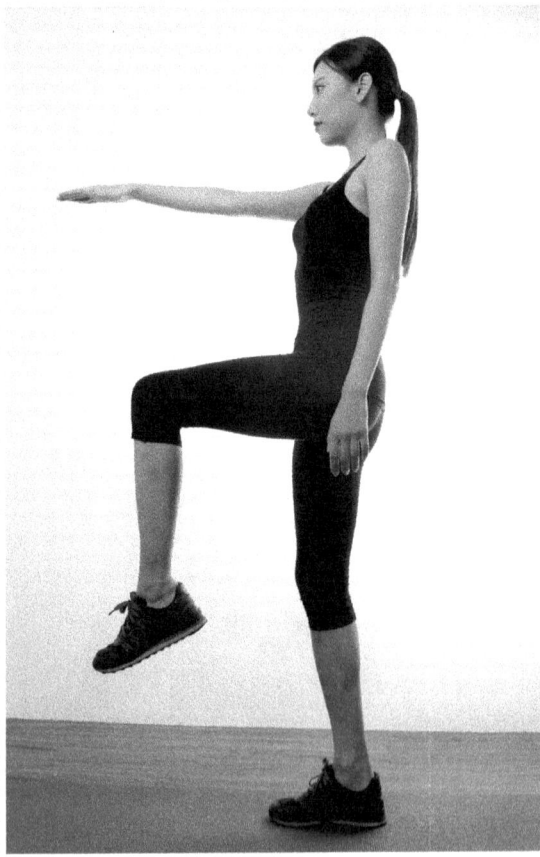

10 wichtige Haltungstipps

Wenn Sie sich an diese 10 hilfreichen Tipps halten, können Sie Ihre Haltungsbalance wiedergewinnen, die Sie im Laufe der Jahre möglicherweise aus Nachlässigkeit verloren haben.

1. Stellen Sie sich gerade hin. Lehnen Sie Ihren Rücken und Ihren Kopf an die Wand, und schauen Sie geradeaus. Halten Sie diese Position für eine Minute, entspannen Sie sich und wiederholen Sie.

2. Achten Sie bei Ihren Tagesaktivitäten darauf, ob Sie sich irgendwie hängen lassen, insbesondere wenn dies über einen längeren Zeitraum der Fall ist.

3. Gehen Sie aufrecht, insbesondere im Freien.

4. Versuchen Sie bei jedem Sport und bei jeder körperlichen Aktivität, eine Idealhaltung einzunehmen.

5. Passen Sie Ihre Stuhlhöhe so an, dass Ihre Oberschenkel parallel zum Fußboden und Ihre Knie auf einer Höhe mit Ihrem Becken sind, wenn Sie Ihre Füße flach auf den Boden stellen.

6. Legen Sie sich ein kleines Kissen zwischen Ihren Rücken und die Stuhllehne, damit Ihre Wirbelsäule aufrecht bleibt. Daran sollten Sie auch beim Autofahren denken.

7. Vermeiden Sie es, im Sitzen die Beine übereinanderzuschlagen, da diese Haltung zu Asymmetrien führt.

8. Schlafen Sie immer auf einer festen Matratze.

9. Kräftigen Sie Ihre Muskeln mit regelmäßigem Sport.

10. Halten Sie die Füße flach am Boden wenn Sie stehen. Verlagern Sie Ihr Gewicht auf nur ein Bein, kann das zu einer Krümmung fuhren oder eine vorhandene verschlimmern.

c) äußere Stimulierung

Hierzu gehört die gezielte Anleitung eines Fachmanns, der Ihnen Anweisungen zur Haltungskorrektur gibt und Sie auf sichtbare Haltungsunregelmäßigkeiten hinweist. Er zeigt dem Patienten, wie er seine Haltung an verschiedenen Körperstellen durch externe Stimulation oder durch das Provozieren einer ausgleichenden Reaktion leicht korrigieren oder anpassen kann. Hierzu wird vorwiegend eine äußere Kraft, ein äußerer Druck angewendet.

2) Physiotherapie

Da es bei der Skoliose darum geht, dass die grundsätzliche Wirbelsäulenstruktur nicht mehr ausgewogen ist, kann die Physiotherapie viel erreichen, indem sie Ihren Rücken stärkt und Ihrem Körper zu seiner ursprünglichen Balance zurückverhilft.

Leiden Sie an einer Skoliose, wird Ihnen eventuell eine Physiotherapie verschrieben, bei der Sie Übungen für eine optische Symmetrie erlernen. Diese Übungen haben folgende Ziele:

- Unabhängig Haltungskorrekturen zu erreichen
- Die Muskeln im Rumpfbereich zu stärken
- Allgemein die Unterstützung des Rückens zu verbessern

Die Physiotherapie mit ihren zahlreichen Übungen, zu denen auch Pilates und die Alexander-Technik gehören, wird allgemein als ein recht sanfter Weg angesehen, um die Körperbalance wiederherzustellen und eine ungeeignete Haltung auszugleichen. Physiotherapie schlägt viel stärker an, wenn die zugrundeliegende Ursache Ihrer Skoliose auf einem Muskelproblem oder auf Haltungsschäden beruht.

Hilft Physiotherapie bei Skoliose?

Forschungsergebnisse verschiedener Gruppierungen belegen die Effizienz von physiotherapeutischen Übungen bei der Steuerung von Skoliose. Ob sie nun alleine angewendet werden oder im Zusammenhang mit orthopädischen Mitteln - diese Übungen tragen oft dazu bei, die Flexibilität und Funktionsfähigkeit der Betroffenen aufrecht zu erhalten. Entsprechend den Daten, die die Schroth

Klinik in Bad Sobernheim ermittelt hat, kann Physiotherapie auch die Lungenfunktion unterstützen und Schmerzen bei Patienten mit schwerer Skoliose reduzieren.

Wichtige Information

Lassen Sie sich unbedingt von Ihrem Physiotherapeuten beraten bevor Sie irgendeine der Übungen übernehmen. Manche Übungsarten haben oft sogar dadurch, dass sie die Flexibilität der Wirbelsäule jenseits einer vertretbaren Grenze erhöhten, die Krümmung verstärkt.

Mit anderen Worten eignet sich Physiotherapie besonders gut für Patienten, bei denen keine andere Ursache wie eine neuromuskuläre Störung, ein kongenitales Störungstrauma, altersbedingte Degeneration und ähnliches zugrunde liegt. Und selbst in diesen Fällen kann eine Physiotherapie in Verbindung mit weiteren Maßnahmen hilfreich sein.

Auch wenn man eine Physiotherapie nicht als ein auf Skoliose fokussiertes Heilmittel betrachten kann, ist es doch sicher ein probates Mittel zur Erleichterung der tatsächlichen Heilung. Sie stärkt den Rücken, verbessert die natürliche Balance Ihrer Wirbelsäule und trägt damit zum Ergolg, zum Anhalten des weiteren Fortschreitens, bei.

Weiter unten liste ich Ihnen die besten Übungen und Yogapositionen auf, die Sie bei einer konservativen Behandlung Ihrer Skoliose anwenden können.

3) Das Übungsprogramm nach Schroth

Das Schroth-Konzept gilt als die wichtigste physiotherapeutische Maßnahme bei Wirbelsäulendeformitäten. Diese Methode betrachtet Skoliose als eine Ansammlung von Haltungsstörungen und zielt mit ihrem dreidimensionalen Therapieansatz darauf ab, den Patienten folgendermaßen zu helfen:

- Schmerzen reduzieren
- Lebensqualität verbessern
- Das Fortschreiten der Krümmung stoppen
- Haltungsbalance verbessern
- Operative Eingriffe vermeiden

Das Schroth-Konzept, in den 1920er Jahren von Katharina Schroth (1894-1985) entwickelt, wurde im Deutschland der 1960er Jahre zu der nicht-invasiven Standardtherapie bei Skoliose. Zu erlernen sind Übungen der Schroth-Methode für Physiotherapeuten wie für Patienten am Zentrum für Wirbelsäulendeformitäten in Bad Sobernheim. An die 1200 Patienten nehmen jährlich für vier bis sechs Wochen an den Intensivkursen teil.

Es gibt zwar eine Vielzahl an Kurvenmustern. Das Schroth-Konzept jedoch berücksichtigt nur die drei wichtigsten Kurven, um die typischen Begleiterscheinungen einer Skoliose anzugehen. Dazu gehören:

- Krümmungsform 4, funktional, als spezielle Variante der Krümmungsform 4 die thorakolumbale Kurve
- Krümmungsform 3, funktional, mit neutralem Becken
- Krümmungsform 3, funktional, mit Dekompensation

Die drei Grundlagen des Schroth-Konzepts

Das Schroth-Konzept basiert auf folgenden drei Grundlagen:

- Der Rumpf besteht aus drei verschiedenen Blöcken
- Rotationsatmung
- Haltungskorrektur

In den folgenden Abschnitten erkläre ich Ihnen diese Grundlagen

a) Die 3 Rumpfblöcke

Die Behandlungsmethode nach Schroth unterteilt den Rumpf in drei rechtwinklige, übereinander gestellte Blöcke, den Beckengürtel, den Brustkorb und den Schultergürtel. Beim Auftreten einer Skoliose weichen diese drei Rumpfblöcke von der vertikalen Achse ab, und es kommt schließlich zu einer seitlichen Verschiebung der Wirbelsäule. Das folgende Bild illustriert dies sehr anschaulich.

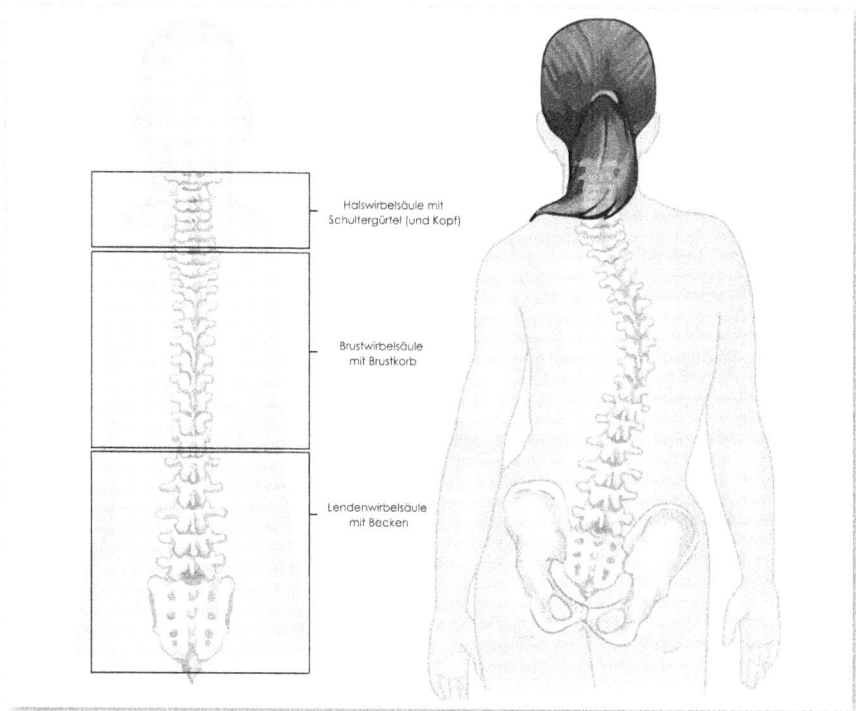

Halswirbelsäule mit
Schultergürtel (und Kopf)

Brustwirbelsäule
mit Brustkorb

Lendenwirbelsäule
mit Becken

b) Drehwinkelatmung

Gemäß den Ablesungen und dem, was man bei dieser Methode erlernt, sind die Rippen über Gelenke mit den seitlichen Wirbelfortsätzen verbunden. Bei den Schroth-Übungen wird besagte Rumpftorsion durch eine entsprechende Atemtechnik reduziert.

Dieses Übungskonzept basiert auf den Prinzipien eines neuen Begriffs, der thorakalen Atembewegung. Gemäß diesem Konzept wird die eingeengte Seite des Brustkorbs von innen durch Atemübungen gedehnt. Im Endeffekt wird ein weiter Raum geschaffen, der es den Rippen erlaubt, ihre korrekte Position wieder einzunehmen.

c) Haltungskorrektur

Dieser Aspekt der Schroth-Methode hängt mit dem vorigen Punkt, der Drehwinkelatmung, zusammen. Der Brustkorb wird zunächst dadurch geweitet, dass die Haltungsstörung mit Hilfe einer Haltungskorrektur gemildert wird.

Was heißt das für den Nicht-Mediziner?

Die Übungen nach dem Schroth-Konzept basieren auf Prinzipien, die von Katharina Schroth, die diese Methode entwickelt hat, aufgestellt wurden. Katharina Schroth ging von der Grundannahme aus, dass es sich bei der Skoliose vornehmlich um eine Störung mit Haltungsasymmetrien handelt, die sich negativ auf die Struktur der Wirbelsäule auswirkt. Mit Hilfe ihrer Atemübungen und Haltungskorrekturen schafft diese Methode in den Patienten ein Bewusstsein für die ungünstigen Muster und sie erzieht den Körper dazu, durch das neu gewonnene Selbst-Bewusstsein und eine Reihe systematisch geplanter Übungen, eine korrekte Haltung anzunehmen.

4) Yoga und Gymnastik

Yoga, die alte indische Entspannungsübung zur Befreiung von Krankheiten, wird ebenfalls als eine effektive konservative Therapiemethode bei Skoliose angesehen.

Mit Yoga erreicht man nicht nur eine ausgewogene Körperhaltung und korrigiert Unregelmäßigkeiten, sondern Yoga ist überdies ein großartiges Hilfsmittel, um Stress abzubauen und hilft Ihnen damit leichter zu entspannen. Gerade diese Entspannung ist ein wichtiger Faktor bei der Bekämpfung jeden Leidens. Regelmäßiges Yoga reguliert nachweislich das Gewicht und vermindert den Stresslevel. Dadurch beschleunigt es den Heilungsprozess bei Skoliose.

Yoga ist in sechsfacher Weise hilfreich.

Bevor ich auf weitere wichtige Gymnastik und auch Yoga-Übungen zu sprechen komme, sollten wir uns klar machen, wie Yoga bei einer Skoliose hilfreich sein kann.

I. Für Patienten mit Skoliose ist besonders Iyengar Yoga hilfreich, eine Hatha Yoga-Form, bei der es insbesondere um eine ausgewogene Haltung geht. Diese Yoga-Art eignet sich deshalb so hervorragend, weil gerade Haltungsunregelmäßigkeiten eine Skoliose begünstigen.

2. Durch Yoga nehmen Sie körperliche Unausgewogenheiten bewusster wahr und erfahren, wie Sie Ihre Haltung verbessern können.

3. Yoga reduziert den Schmerz und das Engegefühl, das mit der Wirbelsäulendeformität einhergeht, indem es die Muskeln längt und streckt.

4. Yoga-Positionen im Stehen kräftigen die Beine, die dann die Wirbelsäule dehnen und sie von dem skoliotischen Engegefühl befreien.

5. Yoga-Positionen, die die Achillessehnen, den Quadriceps und die Hüftbeuger dehnen, sind äußerst hilfreich in der Skoliose-Therapie, da sie die Haltung verbessern.

6. Yoga-Positionen, die das Atembewusstsein stärken, fördern eine Verbesserung der skoliotisch bedingten abnormen Atemfunktion.

Das sollten Sie bedenken

Wie alle Hilfsmittel zur Beobachtung und konservativen Steuerung von Skoliose, kann auch Yoga die Krümmung nur dann effektiv beheben, wenn man sich an die Anweisungen hält, und wenn man die Übungen diszipliniert und fortwährend über einen langen Zeitraum beibehält.

Gymnastik und Yoga-Positionen

Im Folgenden zeige ich Ihnen Schritt für Schritt einige der wichtigsten Übungen bei Skoliose.

Thorakale Kurvenkorrektur

Das Ziel dieser Übung ist es, bewusst wieder eine korrekte Haltung einzunehmen, damit Ihr Körper seine Eigenwahrnehmung zurückbekommt. Für diese Übung gehen Sie folgendermaßen vor:

1. Setzen Sie sich gerade auf einen großen Stuhl.
2. Halten Sie sich mit der linken Hand am Stuhl fest.
3. Strecken Sie Ihren rechten Arm langsam nach oben, und ziehen Sie ihn nach oben links. Strecken Sie sich so weit es geht.
4. Wiederholen Sie das mit dem anderen Arm. Auf jeder Seite fünfmal.

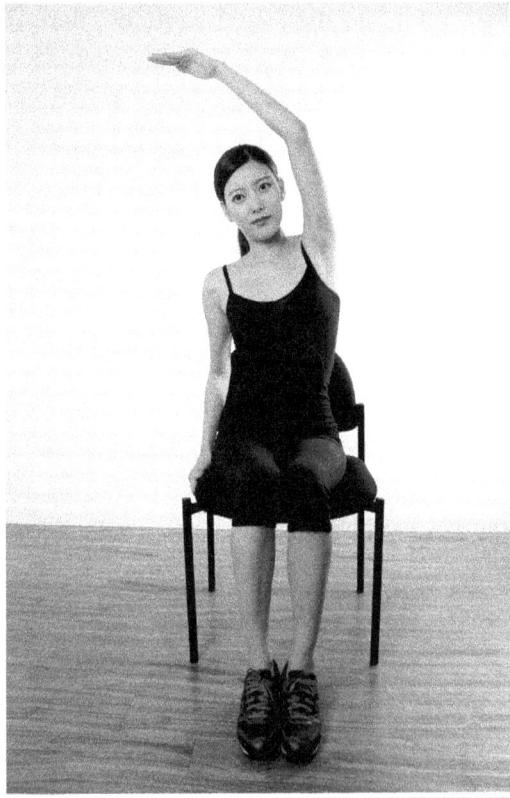

Rechtsthorakale, linkslumbale Skoliosekorrektur

Bei dieser speziellen Übung soll die Thoraxrotation korrigiert werden, aus der die rechtsthorakale Kurve entsteht. Gehen Sie folgendermaßen vor:

1. Legen Sie sich auf die Übungsmatte, den Rücken flach auf den Boden.
2. Legen Sie beide Hände unter den Kopf.
3. Heben Sie Ihr linkes Knie in eine angewinkelte Position.
4. Versuchen Sie, Ihren Kopf anzuheben und den rechten Ellbogen mit dem linken Knie zu berühren, dabei aber die Bauchmuskeln entspannt zu lassen.
5. Wiederholen Sie dies zehnmal auf beiden Seiten.

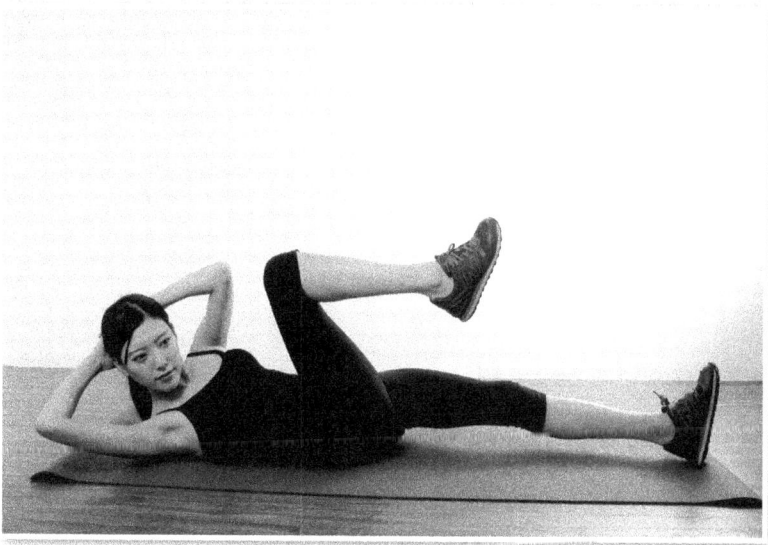

Drehsitz

Übungen, bei denen die Wirbelsäule gedreht wird haben sich als sehr hilfreich erwiesen, eine Skoliosekrümmung wieder zu beheben. Dafür gehen Sie folgendermaßen vor:

1. Setzen Sie sich gerade auf einen großen Stuhl, Ihre linke Gesichtshälfte weist zur Stuhllehne.
2. Lassen Sie Ihre Füße flach am Boden stehen.
3. Drücken Sie vorsichtig mit Ihrer linken Hand gegen die Stuhllehne, und drehen Sie Ihren Oberkörper nach links.
4. Drücken Sie die Schulterblätter zusammen und halten Sie Ihre Wirbelsäule gerade.
5. Verstärken Sie die Drehung bei jedem Versuch.
6. Wiederholen Sie das auf der anderen Seite.

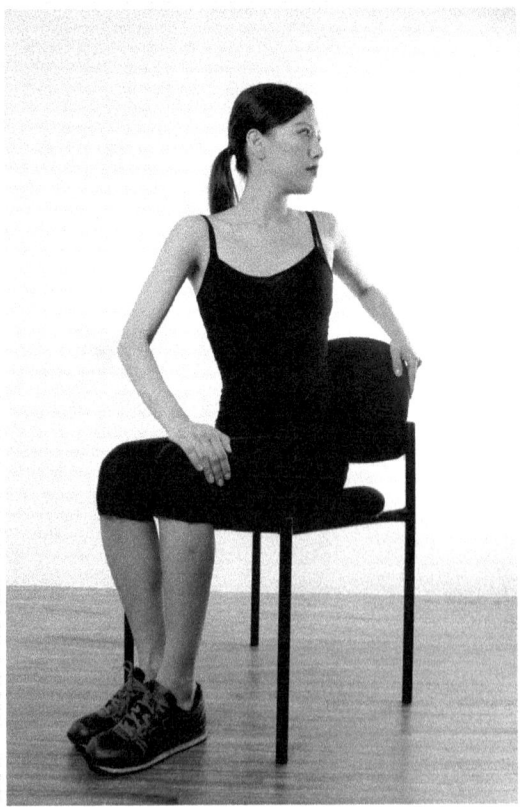

Streckübung

Diese Übung eignet sich besonders für lumbale und thorakolumbale Krümmungen. Wenn Ihr Becken nach vorn gekippt ist, können Ihre Muskeln Sie dabei unterstützen, Ihre Wirbelsäule angemessen auszurichten. Für die Streckübung gehen Sie folgendermaßen vor:

1. Stehen Sie gerade auf beiden Füßen.
2. Ihre Fersen sind auf der konvexen Seite der Kurve. Versuchen Sie Ihre Hüfte und Ihre Knie gerade zu halten.
3. Halten Sie diese Streckposition ungefähr 10 Sekunden lang bei.
4. Falls erforderlich stützen Sie sich auf eine Stuhllehne.

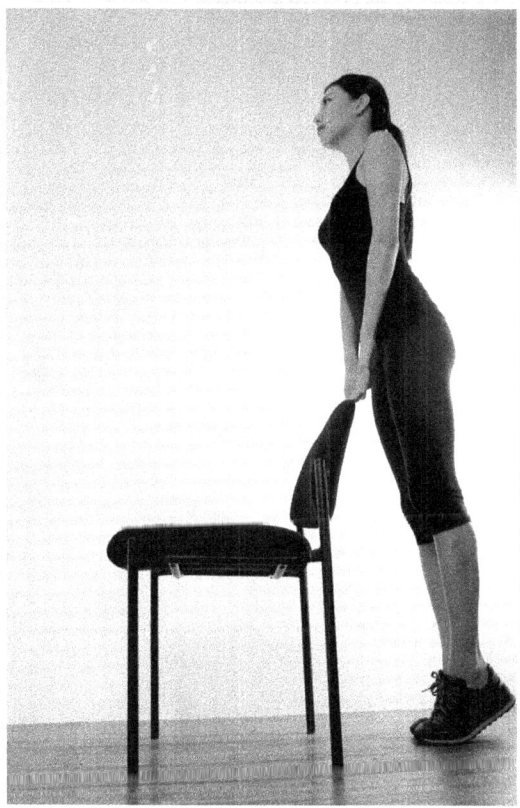

Übung zur Rumpfstärkung

Ergänzend zu den bereits genannten Übungen können Sie auch Ihre Rumpfstärke trainieren. Die wichtigsten Übungen dazu sind:

Stärkung im Bauchbereich

1. Legen Sie sich flach auf die Matte.
2. Die Arme liegen angelegt an den Seiten, heben Sie das linke Bein in einem 90°-Winkel an, halten Sie es, und zählen Sie bis 10.
3. Senken Sie Ihr Bein langsam wieder, zuerst zu einem 60°- und dann zu einem 30°-Winkel vom Boden aus, und entspannen Sie.
4. Legen Sie das Bein ab, und wiederholen Sie.

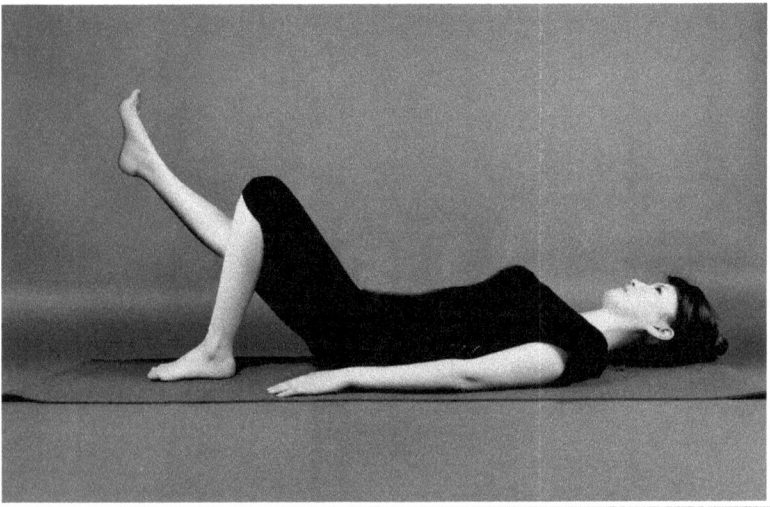

Fahrrad

1. Legen Sie sich auf den Boden, die Beine angehoben.
2. Jetzt machen Sie in der Luft die Bewegung nach, die Sie beim Fahrradfahren machen würden.
3. Lassen Sie Ihren Rücken währenddessen flach am Boden liegen.

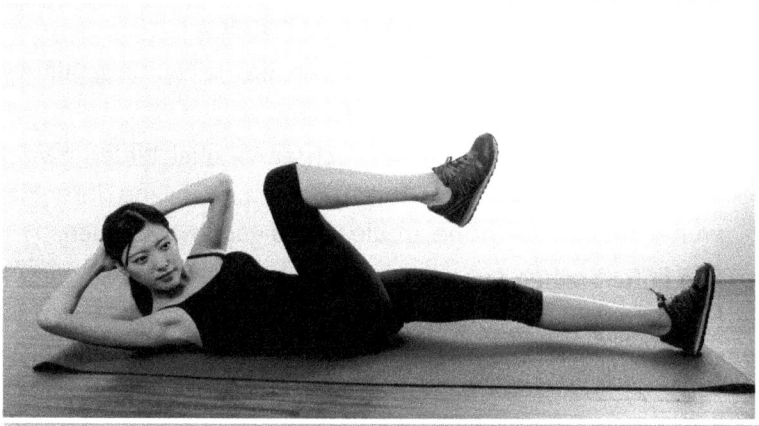

Rückenstabilität

1. Legen Sie sich auf den Bauch, beide Arme nach vorn gestreckt.
2. Heben Sie einen Arm, Ihren Oberkörper und das Bein auf der anderen Seite in einer geraden Linie an, und halten Sie diese Position 5 Sekunden lang.
3. Wiederholen Sie dies auf beiden Seiten zehnmal.

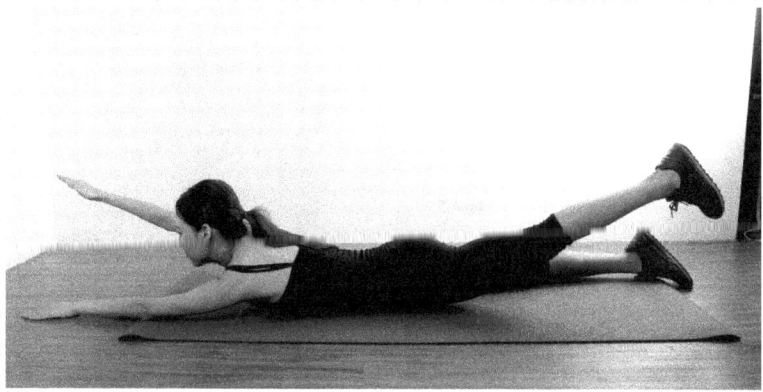

Angewinkelte Dehnübung an der Wand

Mit dieser speziellen Übung sollen Sie Ihre Wirbelsäule dehnen und Ihre Schultern öffnen, um Ihre Muskeln im oberen Rückenbereich auszubalancieren. Gehen Sie für die angewinkelte Dehnübung folgendermaßen vor:

1. Stellen Sie sich in einer geringen Entfernung vor die Wand.
2. Stellen Sie Ihre Füße hüftweit auseinander.
3. Beugen Sie sich nach vorn, und legen Sie die Hände schulterweit voneinander entfernt an die Wand.
4. Im Endeffekt sollte sich ein rechter Winkel bilden zwischen Ihrem Oberkörper und Ihren Beinen, während Ihre Hände weiterhin auf Hüfthöhe an die Wand gepresst bleiben.
5. Die Füße bleiben fest am Boden stehen. Drücken Sie jetzt Ihre Hände gegen die Wand.
6. Wiederholen Sie das bei jeder Übungseinheit 5 – 6mal.

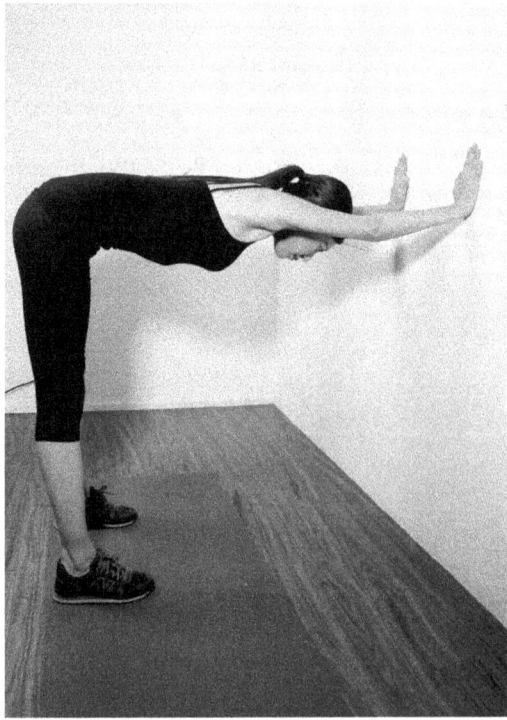

Achillessehnendehnung

Wenn die Achillessehne steif ist, kann dies zu einer schlechten Haltung führen. Dagegen ist diese Übung sehr nützlich. Gehen Sie folgendermaßen vor:

1. Legen Sie Ihren Rücken auf eine Übungsmatte.
2. Nehmen Sie ein Fitnessband oder ein Handtuch, und legen Sie es um Ihren rechten Fuß, dabei halten Sie die Enden fest.
3. Lassen Sie das linke Bein am Boden liegen, und strecken Sie Ihr rechtes Bein vorsichtig nach oben, über Ihren Kopf.
4. Wenn Sie Ihre Achillessehne spüren, halten Sie die Position einen Moment, dann dehnen Sie noch ein wenig weiter.
5. Wiederholen Sie dies mit dem anderen Bein.

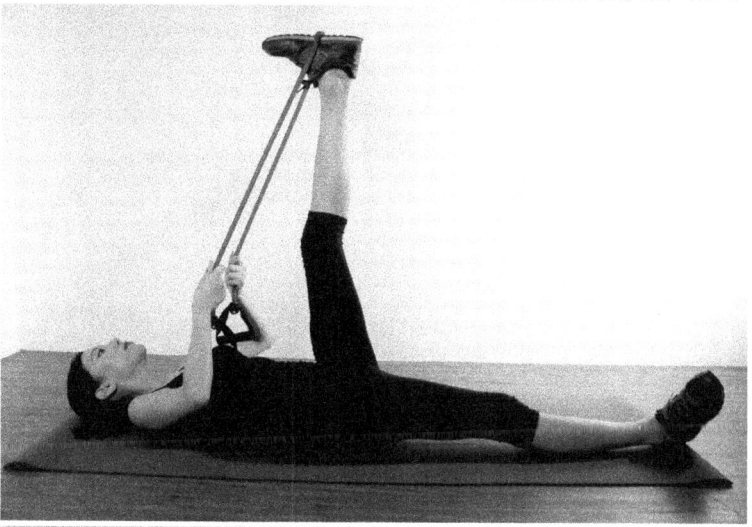

Ausfallschritt

Gehen Sie folgendermaßen vor, und verbessern Sie Ihre Skoliose mit einem Ausfallschritt:

1. Hocken Sie sich auf den Boden.
2. Stellen Sie Ihren rechten Fuß nach vorn, und knien Sie sich auf das hintere Knie.
3. Beugen Sie sich langsam nach vorn, so dass Ihr vorderes Knie über Ihrem Fußknöchel steht. Es ist wichtig, dass Sie Ihr Knie nicht weiter nach vorn bewegen.
4. Fühlen Sie die Dehnung im hinteren Oberschenkel und in der Leistengegend.
5. Wiederholen Sie.

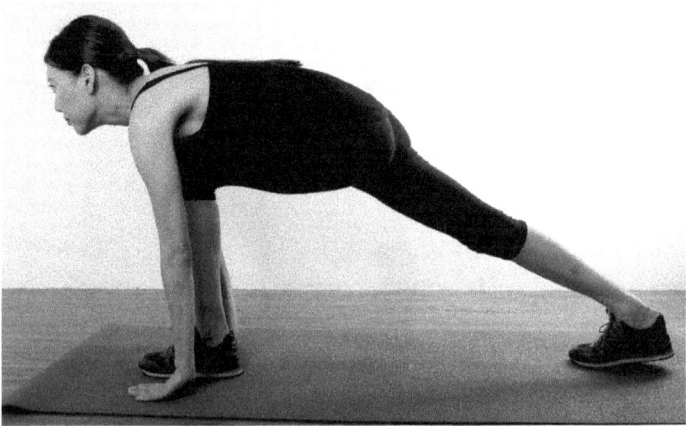

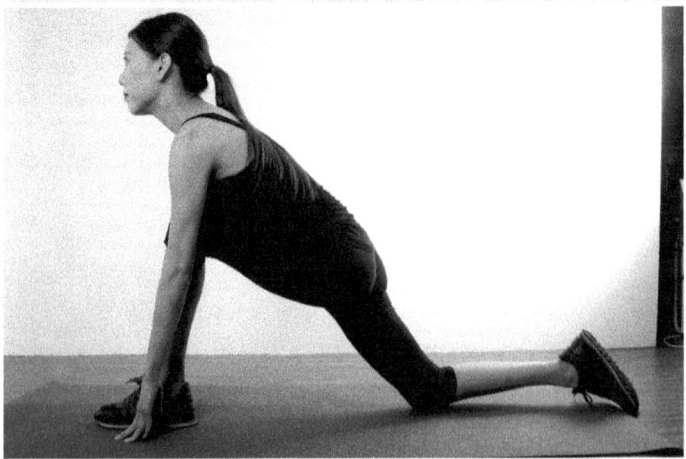

Hüftöffner

Für diese Yoga-Position gehen Sie folgendermaßen vor:

1. Gehen Sie in den Vierfüßerstand.
2. Stellen Sie Ihren rechten Fuß und Ihr rechtes Bein nach vorn, und legen Sie sie auf den Boden.
3. Machen Sie Ihre Hüfte gerade, und versuchen Sie Ihr linkes Bein gerade nach hinten zu schieben.
4. Versuchen Sie, vorne aufgestützt auf Ihre Hände, langsam hinunterzukommen.
5. Wiederholen Sie dies auf der anderen Seite.

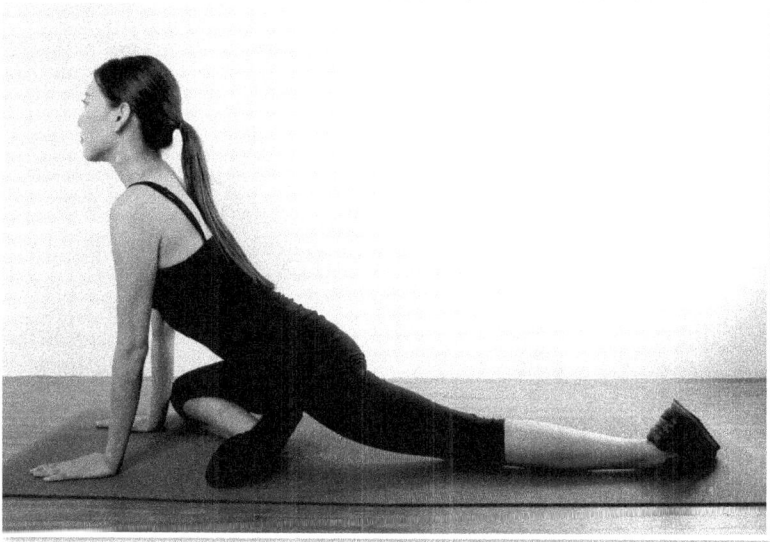

Dreiteiliger Zug

Für diese Yoga-Position gehen Sie folgendermaßen vor:

1. Stellen Sie sich aufrecht hin, Gesicht zur Küchenspüle oder zu irgendeiner Oberfläche mit einem erhöhten Rand.

2. Drücken Sie sich von diesem Rand ab.

3. Lassen Sie Ihre Füße in Richtung Spüle stehen, halten Sie Ihre Beine durchgedrückt, beugen Sie sich in der Hüfte, spannen Sie die Gesäßmuskeln an.

4. Gehen Sie soweit nach vorn, dass wenn Sie Ihre Knie beugen, Ihre Beine im rechten Winkel wären, die Oberschenkel parallel zum Boden und die Knie über den Knöcheln.

5. Drücken Sie sich jetzt etwas ab.

6. Machen Sie jetzt ein paar Schritte nach vorn, die Fersen bleiben am Boden.

7. Senken Sie Ihr Gesäß in eine Hocke und drücken Sie sich ab.

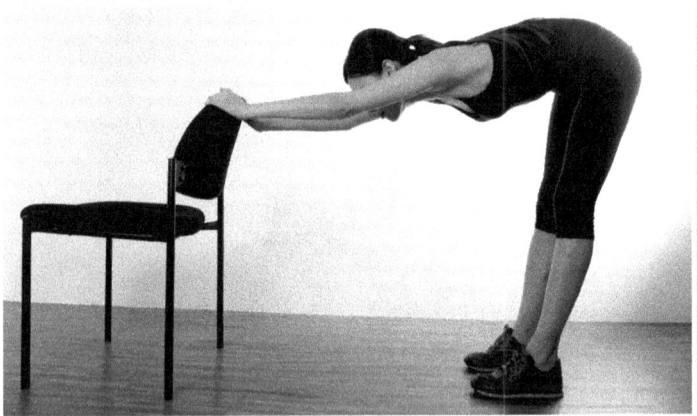

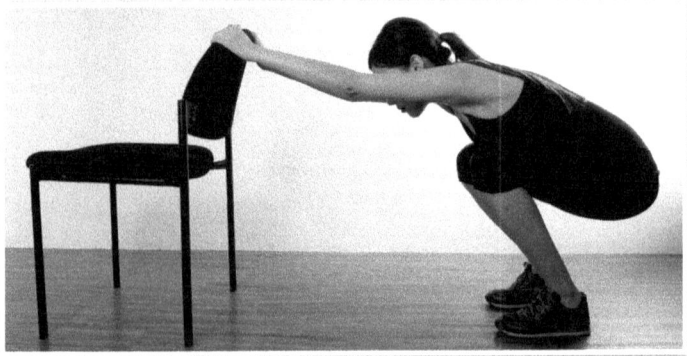

5) Ergotherapie

Skoliose wird als eine Schirmbegriff für eine Krankheit verwendet, die viele Aspekte des Patientenlebens beeinflusst. Sobald die Haltungsstörung und die Wirbelsäulendeformität einsetzen, hat das Auswirkungen auf das tägliche Leben. Beispielsweise kann, wenn die Skoliose entdeckt wird und eine Therapie oder das Tragen einer Rumpforthese erforderlich sind, auch das Berufsleben des Patienten betroffen sein. Körperfunktionen wie die Atmung können eingeschränkt sein, und, was nicht zu unterschätzen ist, das Selbstwertgefühl, das Selbstbewusstsein können darunter leiden. In dem Diagramm unten sehen Sie dies noch einmal übersichtlich dargestellt.

Aus diesen Gründen kann man die Skoliose nicht rein als eine körperliche Erkrankung betrachten, vielmehr ist ein ganzheitlicher, allumfassender Therapieansatz nötig.

Die multidimensionalen Auswirkungen einer Skoliose

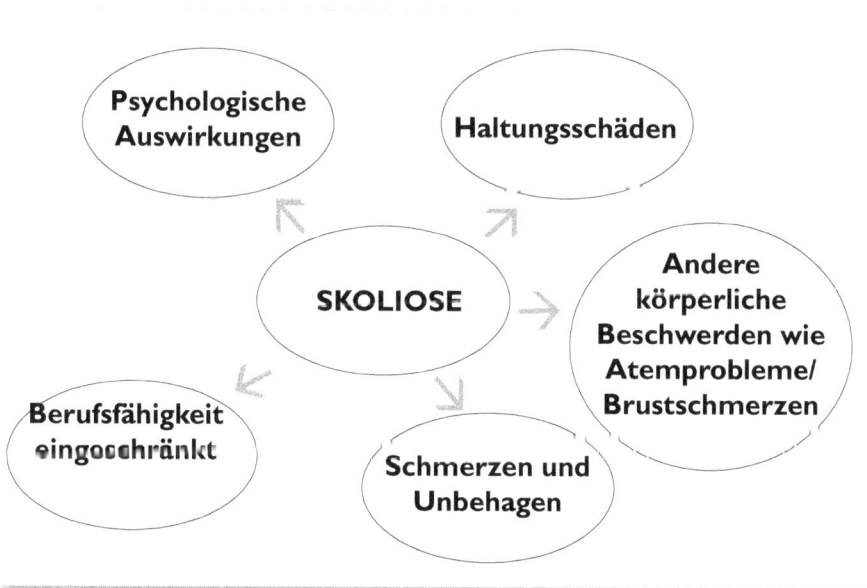

- Psychologische Auswirkungen
- Haltungsschäden
- SKOLIOSE
- Andere körperliche Beschwerden wie Atemprobleme/ Brustschmerzen
- Berufsfähigkeit eingeschränkt
- Schmerzen und Unbehagen

Gerade Ergotherapie scheint ein besonders geeigneter Therapieansatz zu sein, wenn bei einem Patienten eine Skoliose diagnostiziert wurde. Der ganzheitliche Ansatz eines Ergotherapeuten ist Teil der Beobachtungsphase. Er geht das Problem der Wirbelsäulendeformität effektiv auf einer Vielzahl von Wegen an.

Was genau unternimmt der Ergotherapeut, um Ihnen zu helfen? Ein Ergotherapeut unterstützt Sie dabei, allgemein mit Ihrer Skoliose klarzukommen. Sein Ziel ist es, Ihnen zu einem normalen Leben zurückzuhelfen, indem er eine Therapie aufstellt, die:

→ Die Krümmung umkehrt / stoppt

→ Ihre optimale Berufsfähigkeit wiederherstellt

→ Den Verlust von Selbstwertgefühl / Selbstvertrauen wieder ausgleicht

Das wichtigste bei der Ergotherapie ist die Mithilfe des Patienten.

Ergotherapie bei Skoliose – wichtige Punkte

Die meisten Patienten werden von den Diensten eines Ergotherapeuten profitieren, aber besonders diejenigen, die aufgrund einer Krankheit oder einer Verletzung eine Skoliose entwickelt haben, die es ihnen erschwert, ihren täglichen Aktivitäten nachzugehen.

Ein Ergotherapeut hilft Ihnen durch folgende Maßnahmen in Ihrem täglichen Leben wieder unabhängig zu werden:

→ Er schätzt Ihren Zustand ein und dessen Auswirkungen auf verschiedene Aspekte des Lebens

→ Er überlegt sich eine geeignete Strategie zur Intervention

→ Er wird weiterhin die Ergebnisse einschätzen und erforderlichenfalls seine Strategie anpassen

Ich möchte Ihnen kurz einige wichtige Punkte erläutern, mit denen der Ergotherapeut Ihnen bei Ihrer Wirbelsäulenkrümmung helfen kann.

→ Ihre täglichen Aktivitäten werden angemessen analysiert und modifiziert und die Strategie entsprechend entwickelt.

→ Sie verstehen Ihre Symptome besser, und Sie werden angeleitet, so gut es geht mit ihnen umzugehen.

→ Sie lernen die jeweils beste Haltung einzunehmen – im Schlafen, Sitzen und Stehen.

→ Sie werden angeleitet, sich möglichst gut um sich selbst zu kümmern, was Ihnen durch Ihren Zustand vielleicht zunehmend schwer fällt.

→ Die Effizienz und Leistungsfähigkeit Ihres Behandlungsplans wird eingeschätzt, besonders die Punkte und Übungen, die die Schmerzen bekämpfen sollen.

→ Sie bekommen Anleitungen, wie Sie Ihre Leistungsfähigkeit steigern, sowie eine Einschätzung für Hilfsmittel wie den Elektrorollstuhl.

→ Ihre Leistung wird angemessen ausgewertet und Vorschläge werden unterbreitet, wie Sie Ihre allgemeine Effizienz und Leistungsfähigkeit steigern können.

→ Sie bekommen eine Anleitung wie Sie Ihren Lebenswandel am besten an Ihren Zustand anpassen.

→ Der Therapeut macht Sie mit dem Gebrauch adaptiver Hilfsmittel vertraut, mit orthopädischen Geräten, spezieller Kleidung und Stützmitteln wie Rumpforthesen, Rollen, Keilen und Kissen.

6) Ernährung

Die Funktionen des menschlichen Körpers sind komplett auf Gleichgewicht, auf Balance ausgerichtet, das betrifft sowohl seine physische Struktur, als auch die Nährstoffe und seinen psychischen Haushalt. Der Körper und sein System arbeiten gut, wenn die natürliche Balance aufrecht erhalten wird und man täglich auf sie achtet. Wird der Körper auf Grund von Krankheiten oder einem ungünstigen Lebenswandel aus diesem natürlichen Gleichgewicht gebracht, kommt es zu Abnormitäten.

Liegt die Ursache in der falschen Ernährung, können die entsprechenden Nährstoffgruppen ausfindig gemacht werden. Um Ausgewogenheit zu erreichen, muss ein geeigneter Ernährungsplan erstellt werden.

Wenn man näher untersuchen möchte, wie eine gesunde Ernährung die Behandlung unterstützen kann, muss man erst verstehen, warum

Mangelernährung einer Skoliose zugrunde liegen kann. Aus einer relevanten Übersicht über amerikanische und europäische Berichte der Jahre 1955 bis 1990 wird klar, dass die Ernährung bei einer idiopathischen Skoliose eine wichtige Rolle spielt. Die Tatsache, dass veränderte Ernährungsgewohnheiten die Art und Weise beeinflussen können, wie unsere Gene unseren Geschmack und unsere Ernährung bestimmen, zeigt, welch entscheidende Rolle die Ernährung bei der Behandlung von Skoliose spielt. Es gibt hinreichende Beweise dafür, dass solche Veränderungen unseres epigenetischen Zustandes durch verschiedene Umweltveränderungen oder selbst die Ernährung im Mutterleib direkt modifiziert werden können. Diese Studien illustrieren deutlich folgende beiden Faktoren::

→ Die Ernährung kann eine entscheidende und wahrscheinliche Ursache für eine idiopathische Skoliose sein
→ Eine Veränderung der Ernährung kann ein effektiver erster Schritt bei der Behandlung einer Skoliose sein.

Nachdem nun ein klareres Licht auf die Rolle der Ernährung geworfen wurde, schauen wir uns an, wie man eine unausgewogene Ernährung feststellt und wie man grundlegende Richtlinien für eine gute Essensroutine erstellt.

Schritt 1 – Fehlerhafte Ernährungsweisen erkennen

Wenn Sie über Ihre Ernährung gegen Ihre Skoliose ankämpfen wollen, sollten Sie als erstes überlegen, in welchen Bereichen Ihre Ernährung möglicherweise als problematisch zu bezeichnen ist.

Die Forschung zeigt einen interessanten Zusammenhang zwischen den Symptomen für eine Skoliose und Weizen- oder Glutenunverträglichkeit. Diese Studien belegen, dass häufig ein Zusammenhang besteht zwischen Antikörpern gegen Weizen und dem Auftreten einer Skoliose. Zu diesem Zweck sollten Sie erst einmal überprüfen lassen, ob Sie an solchen Allergien oder Essensunverträglichkeiten leiden. Auf diesem Weg können Sie auch feststellen, ob Sie in irgendeinem Bereich mangelernährt sind, der ursächlich für Ihre Wirbelsäulenkrümmung sein könnte. Es könnte beispielsweise ein Mangel an Melatonin, einem Hormon, das in der Zirbeldrüse des Gehirns sekretiert wird, vorliegen.

Melatonin steht im Zusammenhang mit Wachstumsphasen während der Pubertät. Ein Melatoninmangel kann zu vorzeitigem Eintritt in die Pubertät führen. Das heißt, dass der Jugendliche früher seine Geschlechtsreife erreicht, was wiederum eventuell einen Einfluss auf das Zunehmen der Krümmung hat. Melatonin bindet sich überdies an Calmodulin, das für die interzellulären Kalziumfunktionen zuständig ist. Bei Patienten mit einer idiopathischen Skoliose wurden häufig hohe Level an Calmodulin festgestellt, die in Zusammenhang mit erniedrigten Werten zirkulierenden Melatonins stehen.

Daher sollten Sie regelmäßig Ihre Ernährung auf derartige Nahrungsmittelallergien, Essensunverträglichkeiten und Mangelerscheinungen hin untersuchen lassen, wenn bei Ihnen eine Skoliose diagnostiziert wurde.

Schritt 2 – Einen gesunden Ernährungsplan erstellen

Die wichtigsten Vorgaben für eine gesunde Ernährung treffen auch auf ein ernährungstechnisches Herangehen an die Skoliose zu. Mit der bei Skoliose angemessenen Ernährung erreichen Sie folgende Ziele:

- Sie verlieren überschüssiges Gewicht
- Sie verbessern Ihren Stoffwechsel
- Sie überwinden jegliche Mangelernährung

Die vier Grundnährstoffe

Ein Skoliosepatient muss insbesondere für eine ausgewogene Knochengesundheit und für eine gute Versorgung der Knochen sorgen. Wurde bei Ihnen eine Skoliose festgestellt, sollte Ihre Ernährung eine ausreichende Menge der folgenden Nährstoffe enthalten.

1) Kalzium

Kalzium ist nicht nur wichtig für den Knochenaufbau, sondern ist auch ein essentielles Mineral für Nerven und Muskeln. Ihre Nahrung sollte die richtige Menge an Kalzium enthalten, und Ihr Körper sollte in der Lage sein, diese auch angemessen zu absorbieren. Der unten folgenden Liste können Sie entnehmen, welche Lebensmittel Sie bei einer Skoliose zu sich nehmen und welche Sie meiden sollten.

2) Vitamin D

Dieser Nährstoff unterstützt Ihren Körper bei der Absorption von Kalzium und Phosphor aus Ihrer Nahrung und Nahrungsergänzungsmitteln. Auch für die Gesundheit Ihrer Knochen spielt Vitamin D eine wichtige Rolle.

3) Vitamin E

Vitamin E enthält kräftige Antioxidantien und stärkt überdies das Immunsystem, indem es freie Radikale bekämpft. Dieser wichtige Nährstoff stärkt außerdem bekanntermaßen die Muskeln und hält das Muskelgewebe gesund.

4) Vitamin K

Vitamin K soll als Nährstoff über reiche Knochenbaueigenschaften verfügen. Auf Grund dieser Eigenschaft dient es besonders bei älteren Menschen sogar zur Prävention vor Problemen im Knochenbereich, beispielsweise bei Osteoporose.

Empfehlenswerte und nicht empfehlenswerte Nahrungsmittel

In der folgenden Tabelle finden Sie eine detaillierte Auflistung derjenigen Nahrungsmittel, die Sie zu sich nehmen und die Sie vermeiden sollten, um Ihr Leiden zu verbessern.

Empfehlenswerte Nahrungsmittel	Nicht empfehlenswerte Nahrungsmittel
Frisches Gemüse	Zitrusfrüchte und -säfte
Frische Früchte	Soda und Getränke mit Kohlensäure
Fleisch, Eier und Geflügel	Künstliche Süßstoffe
Milch, Käse und Milchprodukte	Fette und Öle
Fermentierte Produkte	Maissirup, Fruchtsirup
Nüsse und Samen	Süßigkeiten
Gesunde Fette	Tee, Kaffee
	Weißes Mehl
	Fast Food/Frittiertes

Nebenbei bemerkt ...

An dieser Stelle könnte es hilfreich sein, auf „Ihr Plan für eine natürliche Behandlung und Vorbeugung von Skoliose" (Dr. Kevin Lau) zu verweisen, in dem ich detailliert alles Wichtige über gute Ernährung für Skoliosepatienten erläutere. Von hilfreichen Nährgruppen, über erforderliche Nährstoffe, hin zu dem idealen Ernährungsplan, an den Sie sich halten sollten, und der auf Ihrem individuellen Stoffwechseltyp und Ihrer Skolioseart basiert – in diesem Buch finden Sie alles!

7) Elektrotherapie

In manchen Fällen spricht die Skoliose nicht wie erwartet auf physiologische Therapie und eine Nahrungsumstellung an. Bei solchen Personen kann eine Elektrotherapie in Betracht gezogen werden, um von den Schmerzen zu befreien und möglicherweise auch die Krümmung zu stoppen.

Wie der Name schon sagt, handelt es sich bei der Elektrotherapie um einen Vorgang, der die Muskeln stärken soll, indem leichte Stromstöße in einen Muskel oder eine Muskelgruppe geleitet werden, die diese veranlassen sich zu kontrahieren. Elektrotherapie gilt als hilfreich bei einer Skoliose, da sie die Durchblutung fördert und den Bewegungsradius weitet. Sie ist allgemein anerkannt der sicherste Weg, die Muskelflexibilität und –anpassung zu verbessern.

Bevor wir fortfahren wollen wir mehr über die Elektrotherapie erfahren. Es gibt drei grundlegende Typen von Elektrotherapie, darunter allgemeine, muskuläre und transkutane elektronische Nervenstimulation (TENS), wobei jede Form ihre eigenen Vorteile hat:

→ Allgemeine Elektrotherapie – um den Schmerz zu lindern und Wunden zu heilen

→ Muskuläre Elektrotherapie – um Muskelspasmen zu reduzieren und dadurch die Muskeln zu stärken

→ TENS – gegen chronische Schmerzen

Wie funktioniert die Elektrotherapie?

Das Ziel der Elektrotherapie bei Skoliose besteht darin, an der Stelle, an der die Wirbelsäule gekrümmt ist, eine Muskelkontraktion auszulösen.

Für die Elektrotherapie legt der speziell dafür ausgebildete Physiotherapeut Hautelektroden an die Muskeln des Oberkörpers. Die Elektroden werden so angelegt, dass die Muskeln am Scheitelpunkt der Krümmung maximal kontrahieren. Fachleute weisen darauf hin, dass solch eine Elektrotherapie bei Skoliose vorzugsweise nachts im Schlaf durchgeführt werden sollte, insbesondere bei Kindern.

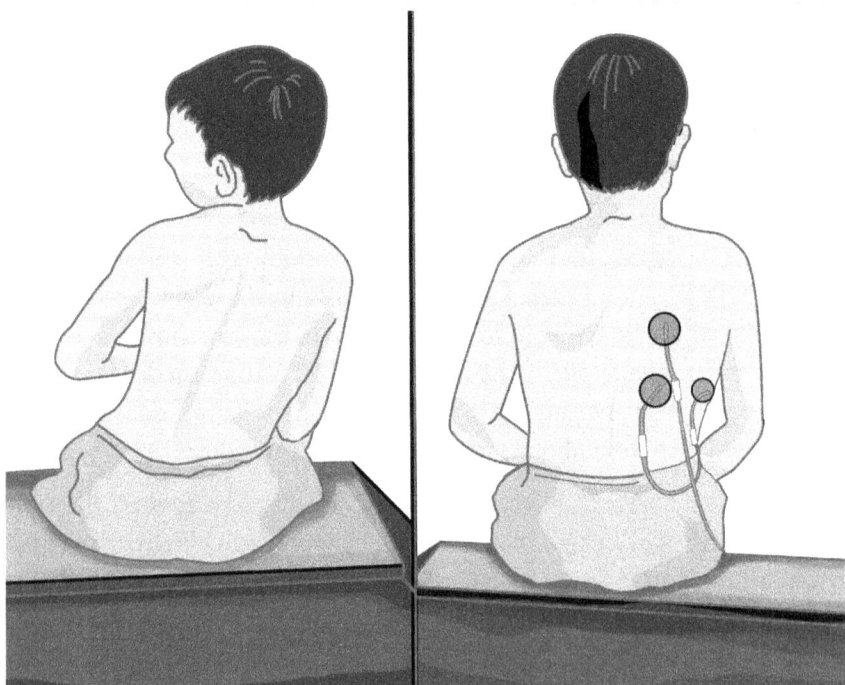

Kinder mit einer skoliotischen Krümmung während einer Elektrotherapie

---

Wichtige Information

Fachleute weisen darauf hin, dass eine Elektrotherapie bei einem Kind nur in Frage kommt, wenn die Krümmung weniger als 35 Grad beträgt, außerdem sollte es sich noch mindestens zwei weitere Jahre im Wachstum befinden.

Funktioniert die Elektrotherapie?

Eine Kontrollstudie bei einer Gruppe von Skoliosepatienten, die mit neuromuskulärer Elektrotherapie behandelt wurden, stellte eine Erfolgsrate von ungefähr 44% heraus. Dieser Studie entsprechend verbesserte sich die erreichte Korrektur auf der Höhe der Skeletthebelarme, d.h. Rippen und Becken, die die stimulierte Muskulatur mit den Wirbeln der Wirbelsäulenkurve verbinden.

Doch gibt es auch einige Kontroversen diesbezüglich, denn in einer anderen Studie war die Stimulation bei 40 Patienten erfolgreich, bei 50 Prozent aber war ein Misserfolg zu verzeichnen. Wieder andere Studien belegen, dass oberflächliche Elektrotherapie eine annehmbare Alternative zu der Rumpforthese darstellt und daher als ein wichtiger Bestandteil der konservativen Therapie angesehen werden darf. Den gleichen Tenor finden wir in einer Studie zur Langzeittherapierung von 107 Patienten mit fortgeschrittener idiopathischer Skoliose, bei denen sich eine 93%ige Erfolgsrate in Hinblick auf ein weiteres Fortschreiten von Krümmungen unter 30 Grad zeigte.

8) Chiropraktiker

Chiropraktische Anwendungen werden ebenfalls als Bestandteil einer ganzheitlichen Herangehensweise betrachtet. Dabei liegt der Schwerpunkt auf einer Manipulierung der Wirbelsäule und einer

Regulierung des Lebenswandels anstelle eines Rückgreifens auf Medikamente oder operative Eingriffe.

Allgemein gesagt sollte der chiropraktische Ansatz folgende Ziele verfolgen:

- die Festigkeit und Stabilität der Wirbelsäule verbessern
- das Fortschreiten der Krümmung stoppen
- das Ausmaß der Krümmung reduzieren

Unzählige Berichte belegen, dass eine chiropraktische Anwendung in nahezu 70 Prozent aller Fälle effektiv ist. Schmerzen und Unwohlsein konnten verringert werden und in manchen Fällen sogar ein Fortschreiten der Krümmung stoppen. Einer neuesten Studie entsprechend hat sich eine chiropraktische Versorgung im Zusammenhang mit adulter Skoliose als sehr effektiv in der Reduktion von Schmerzen und Leistungseinschränkung erwiesen. Gemäß diesen Ergebnissen entlastet die chiropraktische Therapie den Druck auf die Nerven und erleichtert eine geeignete Wirbelsäulenanpassung.

Wie funktioniert die Chirotherapie?

Wenn Sie mit Ihrer Skoliose zum ersten Mal einen Chiropraktiker aufsuchen wird er bei dieser Erstuntersuchung einem Standardvorgehen folgen und auch Ihre Krankengeschichte eingehend studieren. Die meisten Chiropraktiker erkundigen sich detailliert nach Ihrem Lebenswandel, Ihrem familiären Hintergrund und dem allgemeinen Gesundheitszustand. Dazu wird wahrscheinlich bei Ihrem ersten Besuch bereits der Adamstest mit Ihnen durchgeführt. Diesen Test habe ich Ihnen in Kapitel 5 vorgestellt. Mit diesem und ein paar Bewegungstests soll sichergestellt werden, dass eine chiropraktische Versorgung für Sie die richtige Behandlungsoption ist.

Ihr Chiropraktiker wird Sie im Laufe der Therapie manuell manipulieren indem er versucht, Ihre Sehnen und Bänder zu lösen. Mit Hilfe von Wirbelsäulenstimulation wird Ihr Chiropraktiker überdies versuchen, Ihre Muskeln so zu trainieren, dass Sie in Ihre Ausgangsposition zurückkehren.

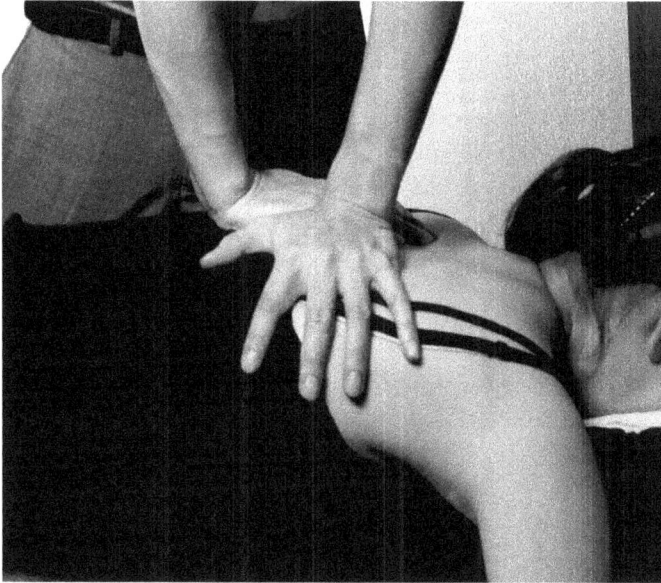

**Ein Chiropraktiker bei einer
Skoliosebehandlung**

Abhängig vom Schweregrad Ihrer Krümmung und den Einzelheiten Ihrer Krankheitsgeschichte wird Ihr Chiropraktiker für Ihre Behandlung auf eine der unten genannten Therapiewege zurückgreifen. Falls erforderlich kann Ihr Arzt auch zwei oder mehr dieser chiropraktischen Techniken miteinander kombinieren.

→ Streckmassage: Der Zweck dieser Methode ist es, die Muskeln um Ihre Wirbelsäule herum zu entspannen und dadurch die Wirbelsäulenbewegung effektiver und angenehmer zu machen. Dazu müssen Sie sich zunächst mit einem Kissen unter den Kniekehlen auf den Rücken legen. Dann werden einige spezielle Rollen über Ihre Wirbelsäule hoch- und runterfahren, um Ihre Rückenmuskeln zu massieren und zu strecken.

→ Gymnastik: Wie oben diskutiert, kann man mit Gymnastik bei der Reduktion von skoliotischem Schmerz und Unbehagen viel erreichen. Im Rahmen Ihrer chiropraktischen Behandlung werden Ihnen verschiedene Übungen beigebracht, mit denen Sie Ihren Rücken, Ihren Nacken und Ihre Gliedmaßen stärken.

→ Manuelle Massage: Mit der richtigen Technik kann eine Massage den Schmerz reduzieren, den Blutkreislauf anregen und dadurch Ihren Allgemeinzustand verbessern. Um den Effekt noch zu erhöhen, können weitere Optionen wie Elektrotherapie, Muskelstimulation, Ultraschall oder Eis-/Hitzetherapie hinzukombiniert werden.

→ Änderung des Lebenswandels: Ein problematischer Lebenswandel kann sich stärker auf das Entstehen einer Skoliose auswirken als den meisten wahrscheinlich bekannt ist. Ein Chiropraktiker wird Ihnen entsprechend passende Veränderungsvorschläge machen, im Rahmen derer Sie vielleicht Ihren Alkoholkonsum reduzieren müssen, mit dem Rauchen aufhören, sich gesund ernähren sollten usw. Einige der besten Chiropraktiker stellen sogar einen detaillierten Ernährungs- und Übungsplan zur Unterstützung Ihrer Patienten auf.

Im Rahmen der chiropraktischen Behandlung kann Ihr Arzt auch weitere Therapiemöglichkeiten ansprechen wie Einlegesohlen, Wirbelsäulenmanipulation, Elektrotherapie oder isotonische/aktive Übungstechniken. Interessanterweise hat dies bei Skoliosepatienten positive Ergebnisse erzielt.

Anwendungen kombinieren

Skoliose spricht besonders gut auf eine Therapie an, wenn verschiedene Herangehensweisen miteinander zu einem ganzheitlichen Ansatz und einer natürlichen Behandlung der Deformität kombiniert werden. Eine Verbindung der richtigen Ernährungsweise mit angemessener Gymnastik wird oft als effektive Herangehensweise an eine Skoliose betrachtet. In meiner Buchreihe und den DVDs, darunter *Health in Your Hands, Skolioseübungen zur Prävention und Korrektur* (Internationale Ausgabe) und ähnlichen finden Sie eine Menge solcher Quellen und Methoden. Sie können auch eine Privatsprechstunde an der Klinik ausmachen, um mehr über eine derartige Kombination von Therapiemethoden zu erfahren.

9) Alternative Heilverfahren

Natürliche Heilmethoden erweisen sich in der Humanmedizin oft als eine geeignete Lösung, um die ursprüngliche Ausgewogenheit und Vitalität des Körpers wiederherzustellen. Die Fachleute geben zu bedenken, dass eine Skoliose, eine so ausgeprägte Deformität der Wirbelsäule, möglicherweise nicht sehr stark auf milde alternative oder natürliche Heilverfahren ansprechen wird. Dennoch hat die Wissenschaft belegen können, dass diese natürlichen, kräuterbasierten und alternativen Heilverfahren sehr effektiv in der Wiederherstellung der körperlichen Balance und der Schmerzreduktion sind, beides wesentliche Voraussetzungen für eine erfolgreiche Skoliosetherapie.

Als nächstes ist es wichtig, dass die empfohlene alternative Heilmaßnahme auch ausreichend erforscht ist und wissenschaftlich nachweislich eine große Rolle bei der Steuerung einer Skoliose spielt.

In diesem Abschnitt sprechen wir über einige häufige alternative Heilverfahren, die für eine Skoliose zur Verfügung stehen.

a) Homöopathie

Um die wichtigsten Symptome in den Griff zu bekommen, können die folgenden Heilmittel bei einer Skoliose gewählt werden:

- Austernschalenkalk
- Zaunrüben
- Muschelkalkpulver
- Calcarea Sulphurica
- Mercurius corrosivus
- Silicea
- Phosphorsäure
- Brechnuss
- Arsen
- Belladonna

b) Ölessenzen und Aromatherapie

Eine effektive Technik, von der die Fachleute sprechen, ist die sogenannte Regentropfentherapie, bei der neun verschiedene Ölessenzen am Rücken entlang, am Nacken und an den Füßen angewendet werden, um für Druckabbau und eine feuchte Wärme zu sorgen.

c) Kräuterheilmittel

Um dem Bedürfnis Ihres Körpers nach essenziellen Nährstoffen wie Silicamineralien, die besonders wichtig für die Gesundheit Ihrer Knochen sind, nachzukommen, können Sie es mit einer Schachtelhalmtherapie probieren. Darüber hinaus können Sie Schachtelhalmkraut auch in Ihren Kräutertee geben. Alternativ lösen Sie 10-15 Tropfen der Tinktur in Wasser auf und nehmen sie regelmäßig ein. Ein Esslöffel Schachtelhalmsaft täglich kann ein wirksames Heilmittel sein.

d) Biofeedback

Eine weitere ergänzende medizinische Methode, die bei Skoliose zur Anwendung kommt. Biofeedback zeigt Ihnen im Grunde genommen, wie Sie mit Ihrem eigenen Geist Ihre Körperfunktionen kontrollieren können, beispielsweise Ihre Herzrate. Sie werden an elektronische Sensoren angeschlossen und erfahren, wie Sie Ihren Körper vermessen und Informationen über ihn erhalten können. Schließlich wird Ihnen gezeigt, wie Sie in Ihrem Körper leichte Veränderungen hervorrufen, insbesondere ist ein Ziel, die Muskeln zu entspannen und den Schmerz zu verringern.

Andere Heilverfahren

Wenn der Patient sich als dafür geeignet erwiesen hat, kann noch eine Reihe weiterer Heilverfahren angewendet werden. Dazu gehören:

* Bachblüten
* Emotional Freedom Techniques (EFT) (Technik der Emotionalen Freiheit)
* Kraniosakraltherapie
* Bowen-Technik

10) Rumpforthesen

Was sind Rumpforthesen?

Eine Rumpforthese ist ein maßgefertigtes orthopädisches Hilfsmittel, das den Körper in seine natürliche Ausrichtung zurückbringen soll. Die Geschichte der modernen Rumpforthese beginnt 1946 mit Blount und Schmidt, die eine Rumpforthese zur postoperativen Mobilisierung oder nicht-operativen Behandlung einsetzten. Die National Scoliosis Foundation gibt an, dass jährlich bei 30000 Kindern eine solche Orthese angepasst wird.

Eine Rumpforthese soll normalerweise dafür sorgen, dass eine Krümmung sich nicht weiter verschlimmert, sie vermag aber oft die Krümmung nicht wieder zu begradigen oder die Skoliose zu therapieren.

Wann sollte man auf eine Rumpforthese zurückgreifen?

Unter klinischen Gesichtspunkten wird Ihnen eine Rumpforthese empfohlen, wenn Sie in eine der folgenden Kategorien fallen::

→ eine mittelstark ausgeprägte Krümmung (25 – 40 Grad)
→ eine fortgeschrittene Kurve, die in den letzten 1-2 Jahren um mehr als 5 Grad zugenommen hat
→ noch nicht stark fortgeschrittene Knochenreife, so dass das hauptsächliche Wachstum noch aussteht (Rissergrad = 0 – 2)

Rumpforthesentypen

Es gibt verschiedene Arten von Rumpforthesen, mit denen das weitere Fortschreiten einer skoliotischen Krümmung aufgehalten werden kann. Die einzelnen Orthesen können anhand des verwendeten Materials, der betroffenen Körperregion oder der Tageszeit, zu der sie getragen werden müssen, unterschieden werden.

Faktoren, die zu bedenken sind

Ihr Arzt und Orthetiker (jemand, der sich auf die Produktion solcher Hilfsmittel spezialisiert hat) wird bei der Wahl der geeigneten Rumpforthese die unten genannten Faktoren berücksichtigen.

→ Lage der Krümmung
→ Flexibilität der Krümmung
→ Anzahl der Krümmungen
→ Position und Rotation der Wirbelkörper
→ Ihr Alter, Geschlecht und Beruf
→ Vorige Krankheitsgeschichte

Im Weiteren gebe ich Ihnen eine kurze Beschreibung der orhältlichen Rumpforthesen.

a) Milwaukee-Korsett – Orthese für den gesamten Rumpf

Das Milwaukee-Korsett, das den gesamten Oberkörper bedeckt, muss 23 Stunden am Tag getragen werden und darf nur zu bestimmten Gelegenheiten – zur Gymnastik oder zum Baden – abgenommen werden. Diese Art von Orthese besteht aus einem breiten, flachen Riegel vorne und zwei kleineren Riegeln hinten. Die hinteren Riegel werden dann mit einem Ring verbunden, der den Nacken umfasst. An diesem Ring befinden sich eine Kinn- und eine Hinterkopfstütze.

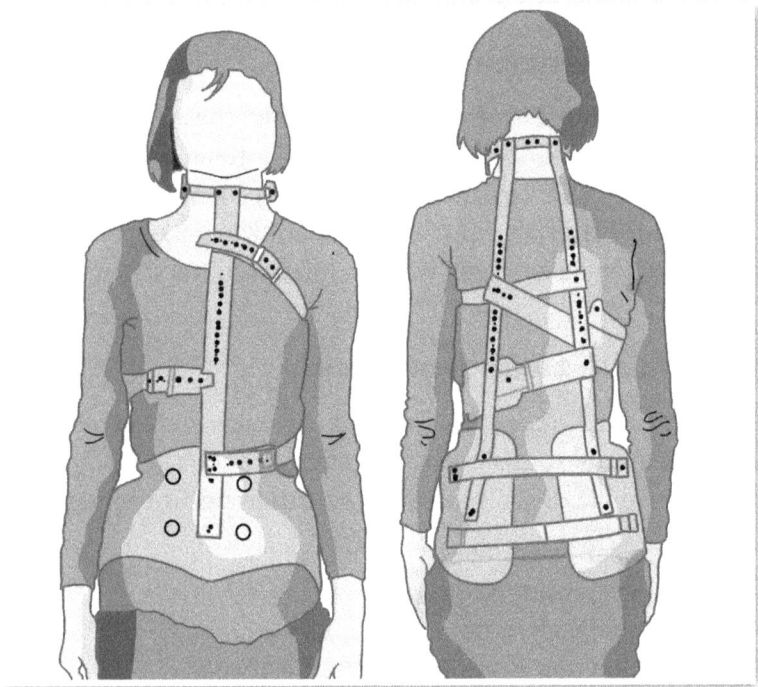

b) Das Charleston-Korsett – zur nächtlichen Verwendung

Eine sehr beliebte Nachtorthese ist die Charleston-Orthese. Sie besteht aus gegossenem Kunststoff und wird durch drei Laschen, mit denen man sie anpassen kann, befestigt. Das Charleston-Korsett ist sehr zweckmäßig, da sie es den Patienten erspart, tagsüber eine Orthese tragen zu müssen. Fachleute gehen außerdem davon aus, dass solche Nachtorthesen die natürlichen Wachstumshormone von Teenagern effektiv nutzen, die zwischen Mitternacht und 2 Uhr morgens ein besonders hohes Level erreichen.

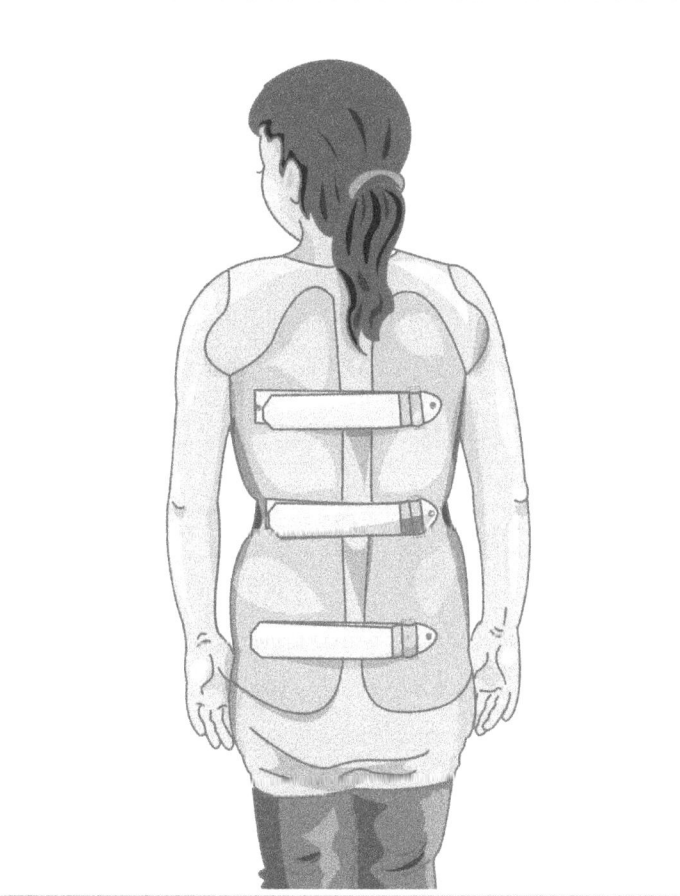

c) Die Boston-Orthese – Thorakolumbale Sakralorthese (TSLO)

Die Boston-Orthese gilt meist als die effektivste Orthesenart, wenn Krümmungen im mittleren oder unteren Rücken behandelt werden sollen. Es handelt sich um das erste patentierte, vorgefertigte Orthesenmodell der Welt vom Typ thorakolumbale Sakralorthese. D.h. sie besteht aus gegossenen Rückenorthesen, die sehr eng an der Haut anliegen.

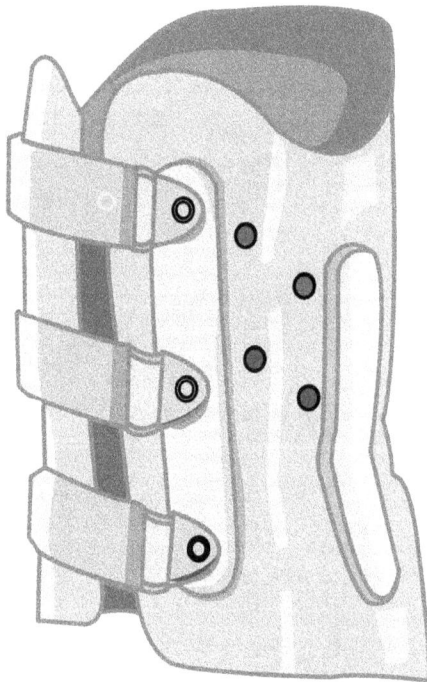

d) Die Providence-Nachtorthese für Skoliose

Eine weitere Nachtorthese ist die Providence-Nachtorthese, mit deren Hilfe man tagsüber auf das lästige Tragen einer unbequemen Orthese verzichten kann. Sie wird nach den Maßen des Patienten angefertigt, der sich zum Maßnehmen auf eine orthometrische Tafel legen muss, anhand derer man dann bestimmt, wo die Korrektur-Polster angelegt werden müssen. Diese Orthese kann auch gemeinsam mit dem Boston-Korsett verwendet werden.

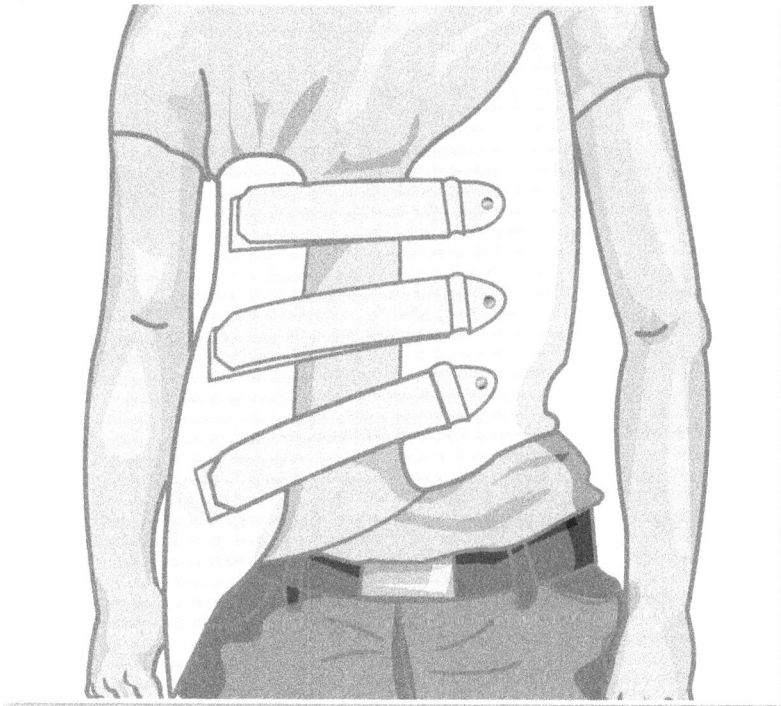

e) SpineCor korrigierende Skoliose-Rumpforthese – flexibles Korsett

SpineCor ist eine bekannte flexible Rumpforthese, die dem Patienten eine wohlverdiente Pause von der starren und die Form bewahrenden Metall- und Kunststoff-Orthese verschafft. SpineCor benutzt anpassbare Bänder und besteht aus einer Baumwollweste, durch die die Bewegungsfähigkeit nicht eingeschränkt wird.

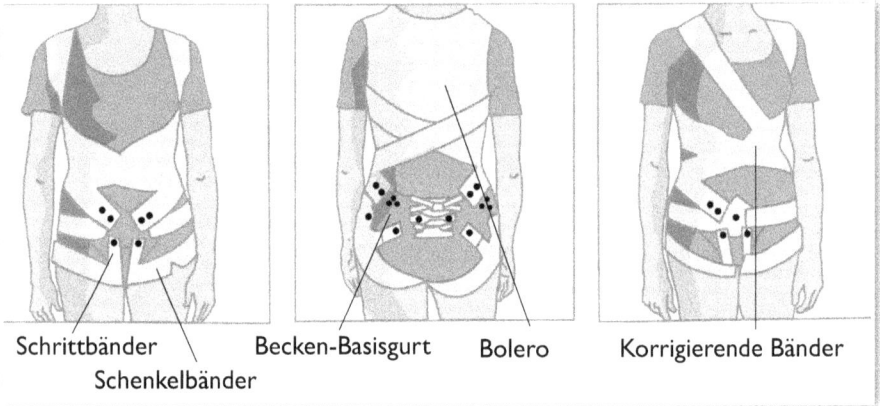

Schrittbänder   Becken-Basisgurt   Bolero   Korrigierende Bänder
  Schenkelbänder

Funktionieren Rumpforthesen?

Es gibt unzählige Meinungen zum Thema „Sind Rumpforthesen sinnvoll oder verzichtbar?" Bevor wir uns der Frage von wissenschaftlicher Seite aus nähern, befassen wir uns kurz mit den offensichtlichen Vor- und Nachteilen ihres Gebrauchs.

Vorteile: Faktoren, die für die Verwendung von Rumpforthesen sprechen

→ können das Fortschreiten einer Krümmung stoppen
→ können die Wirbelsäule in ihre natürliche Ausrichtung zurückbringen
→ moderne Varianten können bequem unter der Kleidung getragen werden
→ tägliche Arbeiten können leichter verrichtet werden (wenn man auf Nacht-Orthesen zurückgreift)

Nachteile: Gründe, weswegen man auf eine Rumpforthese verzichten sollte

→ starres, unflexibles Material kann die Bewegung einschränken

→ das verwendete Material kann weitere Krankheiten/ Allergien hervorrufen

→ die Krümmung kann sich verschlimmern, wenn die Rumpforthese nicht korrekt getragen wird

→ die meisten Orthesen müssen den ganzen Tag über getragen werden und sind daher unbequem

→ die Krümmung verschlechtert sich weiter sobald die Orthese nicht mehr getragen wird

→ es kann zu ernsthaften kosmetischen Problemen und einem Verlust des Selbstbewusstseins führen, besonders bei Teenagern

Was sagen Fachleute?

Rumpforthesen sind schon sehr lange eine gängige Option für Skoliosepatienten , daher ist die Wissenschaft in der Frage, ob sie effektiv in der Behandlung von Skoliose sind oder nicht, eher gespalten. Nehmen wir beispielsweise die Beobachtungsstudie, von der Goldberg 1993 in Dublin berichtet. Es wurden Patienten untersucht, die keine Rumpforthese trugen. Interessanterweise gibt die Studie an, dass es in der Klinik die gleiche Anzahl an operativen Eingriffen gab, selbst wenn die Patienten zuvor Rumpforthesen getragen hatten.

Wir können Studien anführen, wie sie die Zusammenfassungen der Cochrane Library liefern, die zeigen, dass es nur sehr wenige Belege dafür gibt, dass das Anlegen einer Rumpforthese effektiver ist als reines Beobachten oder Elektrotherapie . Solche Studien lassen heute erhebliche Zweifel an dem Wert und der Effizienz des Orthesen-Systems aufkommen.

Ein ähnliches Forschungsprojekt der Scoliosis Research Society hat jedoch herausgestellt, dass im Vergleich zu Fällen, bei denen keinerlei Therapierung vorgenommen wurde, mit Hilfe der Rumpforthese ein Verschlimmern der Krümmung verhindert werden konnte. Obwohl solche Studien auf eine möglicherweise vorhandene Effizienz von

Orthesen deuten, betonen medizinische Berichte eindeutig den abnehmenden Nutzen dieser Behandlungsoption.

Es gibt in der Tat verschiedene Meinungen zu dem Thema. Es sind beispielsweise Belege vorhanden dafür, dass Nacht-Orthesen wie die Charleston Nacht-Orthese effektiv sind, gerade weil sie nachts, im Schlaf verwendet werden. Im Rahmen einer solchen Studie zeigte sich bei 77% von 95 Patienten mit der Charleston Nacht-Orthese eine Verbesserung. Dabei lag die Erfolgsrate bei Patienten mit einer Krümmung zwischen 25 und 30 Grad bei 80% und bei 76% bei Patienten mit einem stärker ausgeprägten Winkel zwischen 31 und 40 Grad.

Wieder eine andere Studie, die vom SRS Natural History and Prevalence Committee durchgeführt wurde, stellte heraus, dass Patienten, die mit einer lateralen Elektrotherapie behandelt wurden, eine Erfolgsrate von 39% aufwiesen, bei der Verwendung einer Rumpforthese konnte die Krümmung jedoch in 92% der Fälle gestoppt werden. Ähnliche Untersuchungen ergaben, dass Krümmungen, die bei Erreichen der Reife mit Hilfe einer Rumpforthese auf 50 Grad oder weniger reduziert werden konnten, eine geringe Wahrscheinlichkeit aufwiesen, sich im Laufe der Zeit zu verschlimmern.

Zusammenfassung – was bedeutet das?

Ich habe hier für Sie als Patient die wichtigsten Punkte zu Rumpforthesen als Therapiemittel bei Skoliose zusammengefasst:

→ Man kann in der Tat versuchen, das Fortschreiten der Krümmung mit Hilfe einer Orthese zu stoppen.

→ Eine Orthese ist eher ein Werkzeug, mit dem man den Zustand steuert oder das Fortschreiten der Krümmung stoppt als die Deformität zu beheben.

→ Rumpforthesen sind dann wirkungsvoller, wenn man auf bestimmte Anzeichen achtet und aktiv handelt, um im Ernstfall bereits frühzeitig einzuschreiten, wie ich es auf der DVD Skolioseübungen zur Prävention und Korrektur, in meinem Buch Health in Your Hands und anderen meiner Veröffentlichungen erkläre.

→ Starre Orthesen können zu Muskel-Atrophie führen.

→ Aus kosmetischen Gründen sind Orthesen gerade bei Heranwachsenden und Teenagern keine beliebte Maßnahme.

→ Rumpforthesen sind bei Krümmungen von mehr als 45 Grad nicht effektiv.

→ Rumpforthesen liefern beste Ergebnisse, wenn das Kind noch jung ist und es die Orthese über den vorgesehenen Zeitraum täglich und über Jahre hinweg trägt, bis sein Skelett ausgewachsen ist.

→ Da Rumpforthesen (besonders das Milwaukee- und das Boston-Korsett) über einen langen Zeitraum getragen werden müssen, kann es durch sie zu weiteren körperlichen Schäden und Erkrankungen kommen. Auch Hautprobleme sind eine mögliche Folge, beispielsweise Juckreiz und Ausschlag.

→ Starre Rumpforthesen können die Atmung und das Lungenvolumen einschränken.

→ Wie bei allen anderen nicht-invasiven Therapiemaßnahmen kann auch eine Rumpforthese keine Erleichterung von der Skoliose garantieren.

→ Die Ergebnisse können bei Jungen und Mädchen verschieden ausfallen, ebenso bei Patienten unterschiedlicher Altersgruppen.

→ Studien weichen auch in der Frage voneinander ab, ob die Verbesserungen, die mit Hilfe einer Rumpforthese erzielt wurden, nach Ablegen dieser Orthese bestehen bleiben.

→ Aufgrund der Unbequemlichkeit und der eingeschränkten Bewegungsmöglichkeiten kann das Tragen einer Orthese keine lebenslange Option sein.

11) Operative Eingriffe

Der letzte Ausweg

Gemäß den Schätzungen der National Scoliosis Foundation unterziehen sich jährlich beinahe 38000 Patienten einer Operation zur Wirbelsäulenfusion (Versteifungsoperation). Anderen Berichten zufolge sind in ungefähr 6% aller Skoliosefälle Operationen erforderlich, unabhängig von der angewendeten Behandlungsoption.

Die am meisten bevorzugte Option für die Behandlung einer Skoliose ist immer noch Beobachtung und Steuerung mit den oben genannten Hilfsmitteln. Man kann verschiedene Ergebnisse erwarten, wenn man auf Haltungskontrolle, Physiotherapie, Elektrotherapie, Umstellung der Ernährung und ähnliches zurückgreift. Die wichtigsten Erwartungen sind::

→ Stoppen der weiteren Krümmung
→ Schmerzbeseitigung
→ Teilweise Behebung der Krümmung
→ Zunehmende Leistungsfähigkeit, die zuvor durch die Krümmung behindert war

Die beteiligten Fachleute kombinieren die verschiedenen Ansätze, bis eine angemessene Erleichterung eintritt. Es gibt jedoch verschiedene Situationen, in denen eine konservative Behandlung nicht ausreicht und eine Operation in Erwägung gezogen werden muss. Hier die 10 wichtigsten Indikationen für eine Operation.

Die zehn wichtigsten Indikationen für eine Operation

1. Wenn die Wirbelsäulenkrümmung mehr als 40 Grad beträgt und andere konservative Methoden keine zufriedenstellenden Ergebnisse liefern.

2. Bei einer zwar geringeren Kurve, aber einhergehend mit starkem Unwohlsein aus kosmetischen Gründen, oder wenn der Zustand sich negativ auf das berufliche oder private Leben auswirkt.

3. Wenn durch das Ausmaß der Krümmung Gymnastik oder Elektrotherapie wenig effektiv sind.

4. Wenn die Krümmung unabhängig von ihrem Ausmaß und der gewählten Therapie unerträgliches Unwohlsein hervorruft oder das normale Leben einschränkt.

5. Wenn abzusehen ist, dass die Krümmung ernsthafte Probleme wie abnorme Lungenfunktion oder Herzprobleme hervorrufen kann.

6. Wenn die Mehrzahl medizinischer Argumente für eine mögliche Verbesserung sprechen.

7. Wenn medizinische Punkte dafür sprechen, dass der Patient eine angemessene Knochenreife und ein gewisses Krümmungsstadium erreicht hat. Beides sollte sich für eine Operation eignen.

8. Wenn Maßnahmen wie Gymnastik und Rumpforthesen sich auf Grund des allgemeinen Gesundheitszustandes oder des Lebenswandels nicht eignen.

9. Wenn die Krümmung ein Maximum erreicht hat und ein Fortschreiten unwahrscheinlich ist, die Komplikationen aber weiter zunehmen.

10. Wenn die Krümmung sich allgemein negativ auf die Lebensqualität auswirkt.

Wahre Skoliose-Geschichte: Erfahrungen mit der Rumpforthese

Bei einer elfjährigen Schülerin wurde eine Skoliose festgestellt. Als leidenschaftliche Schwimmerin dachte sie, sie könnte die Deformität aufgrund ihrer Sportlichkeit ausgleichen. Außerdem war die Skoliose in ihrer Familie genetisch bedingt und kam daher nicht unerwartet.

Nachdem die Skoliose diagnostiziert worden war, wurde sie zwei Jahre lang von den Ärzten zunächst beobachtet. Leider stellte ein weiterer Besuch bei ihrem Arzt nach zwei Jahren heraus, dass sich ihre Krümmung drastisch verschlechtert hatte. Sie musste zwei Jahre lang eine Rumpforthese tragen, 24 Stunden am Tag, 7 Tage die Woche. Da sie sehr aktiv lebte, fiel es ihr erheblich schwer sich an die harte Orthese zu gewöhnen, denn sie war unbequem und schweißtreibend.

Als sie es dann irgendwie geschafft hatte, zwei Jahre lang mit der Orthese zu leben, erwartete sie, man würde nun feststellen, dass die Krümmung sich verbessert hatte. Da war es natürlich ein Schock als man ihr sagte, ihre Wirbelsäule habe nun zwei Hauptkurven entwickelt, eine thorakale und eine lumbale und beide verschlimmerten sich alarmierend schnell. Die Krümmung im Brustwirbelbereich war bei 45 Grad angekommen, im Lendenbereich bei 55 Grad.

Obwohl sie also nun eine ganze Weile eine Rumpforthese getragen hatte, konnte sie keine Verbesserung der Krümmung feststellen. Daher war ihre letzte Option eine Wirbelsäulenfusion. Durch meine Arbeit mit Patienten habe ich die Erfahrung gemacht, dass Rumpforthesen allein oft nicht helfen. Mein erstes Buch *Ihr Plan für die Behandlung und Vorbeugung von Skoliose* erklärt die Hintergründe, warum Orthesen allein die Krümmung nicht effektiv angehen, reduzieren oder stoppen können. Letzten Endes zeigen sich natürliche Verfahren, ein veränderter Lebenswandel, regelmäßige Gymnastik und aktive Rehabilitation, mit oder ohne Rumpforthese als eine bei weitem bessere und effektivere Methode zur Stärkung der Wirbelsäule und Stabilisierung der Krümmung.

TEIL 2

Der Weg zur OP

KAPITEL 9
Entscheidungsfindung für einen operativen Eingriff

Dieses Kapitel wendet sich an diejenigen Patienten, die bereits sämtliche non-invasiven Behandlungsmethoden ausprobiert haben, oder denen zu einer Operation als bestem Weg geraten wurde. Wir werden verschiedene Faktoren diskutieren, die Ihnen dabei helfen zu entscheiden, ob Sie der geeignete Kandidat für eine Skoliose-Operation sind.

Die Option Chirurgie

Der gesamte Therapieprozess für Ihre Skoliose hat damit begonnen, dass Sie und Ihr Therapeut zunächst einmal beobachtet und abgewartet haben. Ihre Krümmung ist entdeckt und vermessen worden, damit Sie sich ein Bild von Ihrem Zustand machen konnten. Wenn Sie Ihre Knochenreife noch nicht erreicht hatten und die Krümmung ungefähr 25 bis 30 Grad betrug oder Ihre Knochen bereits ausgereift waren und die Kurve ungefähr 45 Grad aufwies, ist die Wahrscheinlichkeit sehr groß, dass Sie die gesamte Prozedur mit Haltungskorrektur, Ernährungsumstellung, Gymnastik, Yoga, Elektrotherapie, körperlicher Behandlung und Ergotherapie, chiropraktischen Anwendungen usw. über sich haben ergehen lassen müssen. Wenn bei Ihnen die Krümmung dadurch zu einem Stillstand kam und die Symptome geringer wurden, könnten Sie auch in Zukunft weiter auf diese Optionen zurückgreifen.

Die Wissenschaft zeigt aber auch, dass es Fälle von Skoliose gibt, in denen entweder:

→ eine Operation alleine Abhilfe schaffen kann. Wird sie nicht durchgeführt, kann sich die Krümmung lebensbedrohlich verschlimmern

oder

→ die Krümmung schmerzt oder für Unwohlsein sorgt und das alltägliche Leben des Patienten behindert.

Im Skoliose-Behandlungsplan sollte ein operativer Eingriff der letzte Ausweg sein. Man darf eine Operation nicht als eine gleichwertige Behandlungsoption betrachten. Ein operativer Skoliose-Eingriff ist eine Entscheidung, deren Folgen das gesamte weitere Leben bestimmen, und die daher genaueste Analysen und Überlegungen erfordert. Überdies ist ein chirurgischer Eingriff eine schwerwiegende invasive Prozedur, die auch mit einem gewissen Komplikationsrisiko einhergeht, sowohl im unmittelbaren Anschluss an die Operation als auch im weiteren Verlauf.

Wie ich Sie bislang auf Ihrem Weg durch die Diagnostik, die Untersuchungen und Vermessungen geführt habe, werde ich Sie nun bei Ihrer schwerwiegenden Entscheidungsfindung begleiten, der Entscheidung für oder gegen eine Operation. Ich gebe Ihnen ein Set von 7 Faktoren an die Hand, mit Hilfe derer Sie entscheiden können, ob Sie sich einer Skolioseoperation unterziehen wollen oder nicht. In den weiteren Kapiteln überprüfen wir dann noch einmal, ob Sie sich voll im Klaren über die Prozedur sind, über ihre Nachwirkungen und die Auswirkungen auf Ihr Leben.

Im Weiteren eine genaue Erläuterung zu diesen entscheidenden 7 Faktoren.

7 Fragen, die Sie sich stellen sollten

1. Welches Stadium hat meine Krümmung erreicht?

Wenn Sie über eine Operation zur Korrektur Ihrer Skoliose nachdenken, sollten Sie sich unbedingt ein Bild vom Zustand der Krümmung machen. Achten Sie dabei in Hinsicht auf die Kurve auf einige Schlüsselfaktoren, beispielsweise den Schweregrad und die Lage. Im Folgenden eine Erläuterung zu diesen Aspekten:

Schweregrad: Eine Operation wird dann als Option erwogen, wenn der Cobb-Winkel Ihrer Krümmung mehr als 45 bis 50 Grad beträgt und Ihnen erhebliches Unbehagen bereitet. Dies gilt insbesondere für kleine Kinder, Heranwachsende und jüngere Heranwachsende.

Lage der Krümmung: Je nach Lage Ihrer Krümmung im oberen Wirbelsäulenbereich (thorakal), im mittleren Bereich (thorakolumbal) oder im unteren Bereich (lumbal) wird Ihr Arzt entscheiden, ob eine Operation für Sie wirklich der letzte Ausweg ist.

2. Welche Reife haben Ihre Knochen erreicht?

Je nachdem, wie weit Ihre Wirbelsäule noch wachsen wird, wird Ihr Arzt eine Entscheidung fällen. Ausschlaggebend ist hier, ob Ihre Wirbelsäule noch wächst oder ob Sie ihr volles Wachstumspotential ausgeschöpft hat. Wenn Sie eine starke Krümmung aufweisen und die Knochenreife noch lange nicht erreicht haben, wird Ihr Arzt eine Operation vielleicht noch hinauszögern wollen. Umgekehrt, wenn Ihre Krümmung einen Winkel von ungefähr 45 Grad aufweist und Ihr Skelett schon voll ausgereift, das Wachstumspotential vollkommen ausgeschöpft ist und die Krümmung Ihnen starke Probleme bereitet, dann könnte eine Operation für Sie das Richtige sein. In Kapitel 7 habe ich Sie über die Knochenreife aufgeklärt, ich habe Sie mit dem Risser-Zeichen vertraut gemacht und damit, wie es das Fortschreiten Ihrer Skoliose-Kurve bestimmen kann.

Fazit ist hier, dass die OP in den meisten Fällen, in denen sich die Krümmung wahrscheinlich noch entwickelt und Sie noch keine Knochenreife erreicht haben, noch warten kann.

3. Welche Wahrscheinlichkeit besteht, dass die Krümmung fortschreitet?

Es ist wahrscheinlicher dass der Arzt eine Empfehlung für eine Operation ausspricht, wenn ein erhöhtes Risiko dafür besteht, dass die Krümmung weiter fortschreitet. In Kapitel 7 haben Sie alles darüber erfahren, wie man die Wahrscheinlichkeit für eine Verschlechterung im Vorfeld bestimmen kann. Wenn Ihre Knochen beispielsweise noch nicht reif sind, ist die Wahrscheinlichkeit, dass die Krümmung sich fortsetzt erheblich höher. Ebenso sehen sich Erwachsene mit einem Krümmungswinkel von mehr als 50 Grad einem erhöhten Risiko für eine fortschreitende Krümmung ausgesetzt und benötigen daher einen chirurgischen Eingriff.

4. Wie effektiv waren die konservativen, non-invasiven Methoden?

Allgemein befindet sich ein Patient 6 bis 12 Monate lang in der Beobachtungsphase, um dann die Effizienz von Maßnahmen wie Haltungskontrolle, Ernährungsumstellung, Physiotherapie, Yoga, Elektrotherapie, chiropraktische Anwendungen und ähnliches einzuschätzen. Eine weitere wichtige Frage, die Sie bedenken sollten, ist, wie effektiv eine Rumpforthese für Sie sein kann. Beispielsweise führen manche Krankenhäuser keine Skoliose-Operation an Kindern durch, wenn diese nicht einen Krümmungswinkel von 80 Grad erreichen. Andererseits sind Kinder mit einem Winkel von 50 Grad, aber gleichzeitig schneller Verschlechterungsrate sofortige Kandidaten für eine Skoliose-Operation.

Ich bin der festen Überzeugung, dass eine konservative Herangehensweise mit non-invasiven Methoden immer die erste Option sein sollte. Bevor Sie eine Operation in Erwägung ziehen sollten Sie erst alle weiteren Möglichkeiten ausgeschöpft haben. Darüber hinaus empfehle ich, sich immer die Meinung verschiedener Neurochirurgen oder Orthopäden einzuholen, um eine informierte Entscheidung treffen zu können.

5. Sind Sie gesund genug für einen chirurgischen Eingriff?

Abgesehen von dem oben Genannten müssen Sie auch auf Ihre Gesundheit achten. Wie steht es mit ihr? Ernähren Sie sich gesund? Treiben Sie Sport? Mit anderen Worten: Ist Ihr Lebenswandel bereits gesund? All diese Faktoren helfen Ihnen dabei zu entscheiden, ob Sie gesund genug sind, um mit den möglichen Risiken einer Operation klarzukommen und sich gut von ihr zu erholen. Im nächsten Kapitel erfahren Sie mehr über die Risiken einer Operation.

6. Wie sieht es mit Ihren finanziellen Ressourcen für einen solchen Eingriff aus?

Eine Skoliose-Operation kann einer der teuersten Eingriffe sein, den Sie in Ihrem Leben vornehmen lassen. In den USA werden Studien zufolge jährlich an die 20000 Harrington-Implantate bei Skoliose-Patienten eingesetzt, dabei entstehen Kosten von 12000$ pro Operation. Sie sollten im Vorfeld klären, wie viel Ihre Versicherung von diesen Kosten übernimmt. Auch über weitere Aufwendungen sollten Sie sich erkundigen, wie die Kosten für Visiten, Reha-Gebühren usw. In Kapitel 11 sage ich Ihnen mehr zum Thema Kosten. Diese Faktoren variieren natürlich von Land zu Land. Erkundigen Sie sich daher und überprüfen Sie die Kosten genau.

7. Vergleichen Sie die Möglichkeiten

Was wäre größer? Die Kosten für einen chirurgischen Eingriff oder das ungute Gefühl, mit einer Skoliose zu leben? Das ist eine der kritischen Fragen, die Sie sich in der Phase der Entscheidungsfindung stellen und für die Sie die drei unten aufgeführten Gesichtspunkte miteinander vergleichen sollten.

Jeder dieser Faktoren kontrastiert Ihre derzeitige Lebensweise mit derjenigen, die Sie nach einer Operation haben könnten. Seien Sie sich selbst gegenüber in diesen drei Punkten unbedingt ehrlich, und entscheiden Sie dann, ob Sie weiter mit der Deformität leben können und sich vielleicht lieber nicht einer Operation mit all ihren möglichen Risiken, Konsequenzen und Nebenwirkungen unterziehen wollen.

Betrachten Sie die Auswirkung Ihrer Skoliose zunächst unter den folgenden drei Aspekten Ihres Lebens:

a) Ihre Gesundheit

Wie sehr leidet Ihr allgemeiner Gesundheitszustand? Stellen Sie bereits weitere Schwierigkeiten fest? Erschwerte Atmung oder ein Unvermögen Ihren täglichen Aufgaben nachzugehen? Fragen Sie sich selbst, ob ein Leben mit diesen Symptomen vorstellbar ist oder ob eine Operation alles besser macht?

Sie müssen sicher sein, dass Ihre Krümmung sich auch auf andere Aspekte Ihrer Gesundheit auswirkt. Eine Skoliose-Operation ist beispielsweise dann das Richtige für Sie, wenn Sie Symptome wie neurologische Komplikationen, abnorme Lungenfunktion oder Engegefühl in der Brust an sich feststellen.

b) Ihre Finanzen

Wie viel Geld investieren Sie in die täglichen Behandlungen, in Therapie und Medikamente, die Sie derzeit einnehmen? Möchten Sie lieber eine überschaubare Summe für eine bessere Ernährung, Gymnastik und einen guten Lebenswandel ausgeben, um eine Verbesserung zu erzielen, anstatt eine Operation zu bezahlen?

c) Ihre Leistungsfähigkeit

Wie sehr leidet Ihre tägliche Leistungsfähigkeit? Meinen Sie, es ist ratsam mit diesem Verlust an Leistungsfähigkeit zu leben oder wollen Sie stattdessen versuchen, sie mit Hilfe einer Operation zu verbessern? Ein hypothetischer Vergleich wird Ihnen helfen, sich für oder gegen eine Operation zu entscheiden.

Hinweis: Sie sollten wissen, dass jeder der oben genannten Faktoren in Korrelation zu den anderen besteht. Wenn beispielsweise Ihre Krümmung einen Winkel von mehr als 45 Grad aufweist, Ihre Knochen aber bereits voll ausgereift sind und Sie glauben, dass Sie Ihren Zustand mit non-invasiven Methoden steuern können; wenn Sie meinen, dass Sie ohne Operation gut mit Ihrer Skoliose umgehen können. Nichtsdestotrotz werden Sie einen Fachmann aufsuchen müssen, der Sie mindestens einmal im Jahr auf Anzeichen für eine Verschlimmerung der Krümmung hin untersucht.

Zusammenfassung

Zur Abrundung erhalten Sie mit der Tabelle unten eine übersichtliche Zusammenfassung der entscheidenden Fragen, die Sie sich bei der Entscheidungsfindung, ob eine Skoliose-Operation für Sie das Richtige ist oder nicht, stellen sollten.

Zusammenfassung – Benötigen Sie eine Skoliose-Operation?

☐ Haben Sie einen Cobb-Winkel von mehr als 40 Grad, der bei einer Reihe von Untersuchungen und wiederholten Messungen schlimmer wird?

Wenn ja, sollten Sie eine Operation ernsthaft in Erwägung ziehen.

☐ Sind Sie noch in einem Alter, in dem Ihr Körper, Ihre Knochen und Ihre Wirbelsäule wachsen?

Wenn ja, können Sie mit der Entscheidungsfindung für eine Skoliose-Operation noch warten.

☐ Sind Sie von bestimmten Faktoren betroffen, durch die Sie für ein Fortschreiten der Krümmung noch empfänglicher sind?

Wenn ja, denken Sie einmal über eine Operation nach, denn möglicherweise reagiert Ihre Krümmung nicht angemessen auf non-invasive Methoden.

☐ Sind Sie in der Lage, die finanziellen Folgen zu tragen?

Wenn Sie meinen, dass nur eine Operation in Frage kommt, sollten Sie daran denken, dass ein solcher Eingriff eine kostspielige Angelegenheit ist. Stellen Sie sicher, dass Sie vollumfänglich versichert sind.

☐ Sind Sie gesund genug für eine Operation?

Achten Sie auf eine ausgewogene Ernährung, machen Sie regelmäßig Gymnastik, und stärken Sie vor der Operation Ihr Immunsystem.

☐ Haben Sie verschiedene Kombinationen von non-invasiven Methoden ausprobiert?

Schöpfen Sie alle anderen Optionen zunächst aus.

☐ Haben Sie einmal ein Leben voller Schmerzen und Unwohlsein gegen die Risiken einer Operation abgewogen?

Wägen Sie unbedingt so gut es geht sämtliche Faktoren ab.

Wahre Skoliose-Geschichten:
Eine schwierige Entscheidung!

Der Schweregrad der Krümmung ist meist der eine wichtige Faktor, der Ihnen bei der Entscheidung für oder gegen eine Skoliose hilft.

Bei einem 12-jährigen Mädchen wurde bei der Schuluntersuchung eine Krümmung von 15 Grad festgestellt. Da es sich also um eine geringe Krümmung handelte, wurde sie erst einmal nur beobachtet (etwas, das ich niemals empfehlen würde). Zwei Jahre später zeigte eine weitere Untersuchung, dass die Krümmung bereits auf 30-35 Grad fortgeschritten war. Daraufhin bekam das Mädchen eine Rumpforthese, in der Hoffnung, man könne die Krümmung mit einem solchen, non-invasiven Verfahren in den Griff bekommen. Leider kam der Teenager erst sehr spät in die Pubertät, daher bewirkte die Orthese bei der Krümmung nichts. Als das Mädchen sein Studium aufnahm, war die Krümmung bei 45-50 Grad angekommen. Die Ärzte zögerten dennoch einen chirurgischen Eingriff weiter hinaus, da kaum Schmerzen vorhanden waren.

Leider verschlimmerte sich die Krümmung in den folgenden Jahren rasant und erreichte einen Winkel von alarmierenden 70 Grad. Das war nur wenige Monate nach der Geburt ihres ersten Kindes. Die Ärzte rieten zu einer sofortigen Wirbelsäulenfusion, die dann 7 Monate nach der Entbindung durchgeführt wurde. Abwarten und Beobachten hat sich als obsolet erwiesen – man sieht zu, wie sich die Krümmung verschlimmert. Bei den ersten Anzeichen für eine Skoliose sollte man daran arbeiten, die Wirbelsäule zu stärken und die umgebenden Muskeln in ein Gleichgewicht zu bringen. Eine Schwangerschaft ist eine komplexe Situation, in der die zukünftige Mutter nicht nur lernen muss, sich um ihr Kind zu kümmern, sondern in der sie außerdem noch darauf achten muss, dass sich ihre Skoliose nicht verschlimmert. Weitere Informationen finden Sie in meinem Buch Ein grundlegender Ratgeber für *Skoliose und eine gesunde Schwangerschaft.*

KAPITEL 10
OP-Risiken einschätzen

m vorigen Kapitel habe ich Sie bei Ihrer Entscheidungsfindung begleitet. Nun möchte ich auf diesem Weg noch einen Schritt weiter mit Ihnen gehen. In diesem Kapitel stelle ich Ihnen mögliche Risiken und Komplikationen einer Skoliose-Operation vor.

Indem wir die Risiken und Komplikationen besprechen, die während oder nach einer Skoliose-Operation auftreten können, möchte ich Sie als Patienten aufklären. Sie können dann gemeinsam mit dem Chirurgen abwägen, ob die möglichen Vorteile einer Operation gegenüber den potentiellen Risiken überwiegen.

Allgemein gesprochen stellen sich bei ungefähr 5% aller Patienten, die sich einer Krümmungskorrektur unterziehen, Komplikationen ein. Eine Studie anhand von Wirbelsäulenfusionen, die in den Jahren 1993 bis 2002 zur Korrektur idiopathischer Skoliosen vorgenommen wurden, stellte heraus, dass die Komplikationsrate bei Kindern zwar nur bei 15% lag, bei Erwachsenen dagegen bei 25%.

8 medizinische Risiken, von denen Sie wissen sollten

In diesem Abschnitt erläutere ich Ihnen die 8 wichtigsten ernstzunehmenden medizinischen Risiken, die bei einem operativen Eingriff zur Skoliosekorrektur bestehen.

1. Infektion

Eine der häufigsten Komplikationen bei einer Skoliose-Operation sind postoperative Infektionen. Zu ihnen kann es durch die verwendeten Instrumente oder andere umweltbedingte Faktoren kommen. Da Kinder mit Kinderlähmung nur über ein geringes Immunsystem verfügen, tritt eine solche Infektion, die ansonsten nur 1 bis 2% der Fälle betrifft, bei ihnen häufiger auf.

Eine wichtige Ursache für eine Infektion ist die Tatsache, dass Ihr Immunsystem nach einer Operation für ungefähr 3 Wochen heruntergefahren oder zumindest geschwächt ist.

Während oder nach der Operation kann es darüber hinaus zu einer Infektion der Wunde selbst kommen. Dieses Risiko wird durch die orale Einnahme oder intravenöse Gabe von Antibiotika im Vorfeld der Operation und bis zu einer Woche nachher zu einem gewissen Ausmaß minimiert. In seltenen Fällen ist dennoch ein weiterer kleiner operativer Eingriff erforderlich, um die Wunde zu reinigen, zu desinfizieren und damit schwerwiegendere Komplikationen zu vermeiden.

2. Nervenschädigung

Bei einer Operation zur Krümmungskorrektur wird ein erhöhter Druck auf die Wirbelsäule ausgeübt. Die häufigste Art einer Nervenschädigung ist dann eine Paraplegie.

Sollte dies der Fall sein, verspürt der Patient eine teilweise oder komplette Lähmung oder Taubheit in einem oder beiden Beinen. Folge einer solchen Nervenschädigung kann zudem noch nach Jahren eine Darm- und Blasenschwäche sein. Um dies auszuschließen wird der Patient während der gesamten Operation neurologisch überwacht.

Sowohl die sensorischen als auch die motorischen Abschnitte des Rückenmarks werden während der Operation ununterbrochen mit Geräten und Tests überwacht. Dies möchte ich im Folgenden erläutern.

Transplantate und Fusion – Was genau geschieht bei der Operation?

Obwohl ich den Operationshergang in den folgenden Kapiteln im Detail schildern werde, sollten Sie auch an dieser Stelle schon einmal die Grundlagen kennen, um die Risiken besser einschätzen zu können.

Grob gesagt besteht die Operation gewöhnlich aus zwei Teilen, wie die Abbildung unten zeigt und erklärt.

Teil 1: Ihre Wirbelsäule wird mit starren Stahlstäben gestreckt.

Teil 2: Diese korrekte Ausrichtung, die die Stahlstäbe bewirken, wird dann mit Knochentransplantaten, d.h. mit Knochenstücken, die man Ihrem Körper an anderer Stelle entnimmt, beispielsweise dem Becken, oder die man von einer Knochenbank bezieht, verschmolzen. Diese Verschmelzung (Fusion) sorgt dann dafür, dass die Wirbelsäule sich nicht weiter krümmten kann

Wirbelsäulenfusion

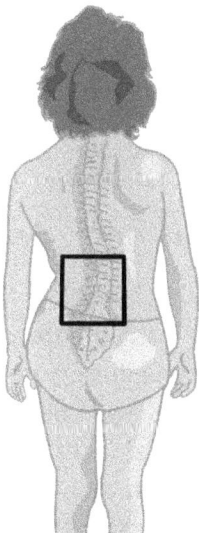

Stahlstäbchen unterstützen die Fusion der Wirbel

Knochentransplantate werden eingesetzt, damit sie mit dem Wirbelknochen verwachsen und die Wirbel so verschmelzen

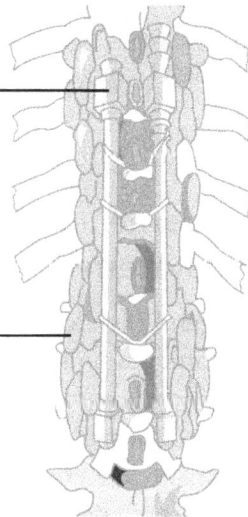

Skoliotische Wirbelsäule

Der Aufwachtest nach Stagnara

Oft wird während der Operation ein Aufwachtest durchgeführt, um die Funktion der motorischen Bahnen zu überprüfen. Bei diesem Test wird der Patient vorübergehend aus der Anästhesie geholt, damit seine Körperreaktionen getestet werden können. Ihr Anästhesist weckt sie kurz auf, bittet Sie darum, Ihre Zehen, die Füße zu bewegen oder ähnliches zu tun. Sollte irgendetwas ungewöhnlich sein, wird Ihr Arzt entsprechende Schritte einleiten. Ansonsten wird die Operation wie geplant fortgesetzt.

Somatosensibel evozierte Potentiale (SSEPs)

Dies ist ein weiterer spezieller Test, bei dem kleine elektronische Impulse an die Beine angelegt werden. Diese Impulse können dann anhand der Hirnreaktion abgelesen werden. Sollte keine Reaktion erkennbar sein, deutet das auf eine Schädigung des Rückenmarks, und es muss umgehend korrigierend eingegriffen werden. Auch mit den Motorisch Evozierten Potentialen (MEPs) kann ein möglicher Schaden am Rückenmark während der Operation bereits erkannt werden. Dabei wird die Reaktion der Muskeln gemessen, wenn die motorische Hirnhaut stimuliert wird.

Nicht nur können mit diesen Tests Schäden erkannt werden, sondern sie sagen Ihrem Arzt auch, wie weit er mit seiner Korrektur während der Operation auf sichere Weise gehen kann.

3. Probleme mit den Instrumenten und dem Fusionssystem

In einigen Fällen kann es durch die verwendeten Instrumente, die Haken, Stäbchen und Schrauben nach der Wirbelsäulenfusion noch zu Problemen kommen. In diesem Zusammenhang ist einer der am häufigsten berichteten Fälle der, dass die Haken oder Schrauben sich lösen. In manchen Fällen können die Haken, mit denen die Wirbelsäule gestreckt wurde, sich ein wenig von ihrem Ausgangspunkt wegbewegen. Das kann in 5% aller Fälle vorkommen und macht eine weitere Operation zur Wiederherstellung erforderlich, insbesondere wenn sich Schmerzen einstellen oder sich vielleicht eine weitere Krümmung der Wirbelsäule ankündigt.

Ein Verschieben der Stäbchen und Unwohlsein stellen eine weitere mögliche Komplikation dar. In manchen Fällen hat das Stabsystem keine geeignete Verbindung zu der Wirbelsäule, so dass ein Teil der zuvor erreichten Korrektur wieder verloren geht. In seltenen Fällen können die Titan- oder Edelstahlstäbe brechen. Das deutet dann darauf hin, dass die Wirbelsäule nicht richtig verschmolzen ist.

In wieder anderen Fällen kann es an sensiblen Stellen zu Reibungen durch das Stabsystem kommen. Dieses unangenehme Gefühl kann noch 1 bis 5 Jahre nach der Operation auftreten und wird bei weniger als 10% aller Patienten, die sich einer Operation unterzogen haben, festgestellt.

4. Pseudarthrose

Dieser Zustand wird durch ein typisches Unvermögen der Knochen bestimmt, an irgendeiner Stelle der Wirbelsäule miteinander zu verschmelzen. Eine Pseudarthrose, die bei ungefähr 1 bis 5% aller Patienten auftritt, wird meist erst mehrere Jahre nach der Operation bemerkbar. Genauer gesagt handelt es sich dabei um einen schmerzhaften Zustand, der durch ein falsches Gelenk an der operierten Stelle ausgelöst wird. Noch einfacher formuliert ist das verwendete Knochentransplantat nicht richtig angewachsen und führt zu weiteren Komplikationen. Um diesen Zustand zu beheben, wird Ihr Arzt ein weiteres Knochentransplantat an die nicht verbundene Stelle setzen.

5. Reaktionen auf die Medikation und die Anästhesie

In manchen Fällen kann der Patient allergisch auf die Anästhesie oder die während der Operation verwendeten Medikamente reagieren. Sollten Ihnen irgendwelche Allergien oder Abwehrreaktionen auf Anästhetika bekannt sein, besprechen Sie das unbedingt im Vorfeld mit Ihrem Anästhesisten, um solche Komplikationen gleich auszuschließen.

6. Lungenprobleme

In gewissen Fällen kann es bei den Patienten zu geringen oder mittleren Lungenproblemen kommen. Im Grunde kann dies bei allen Patienten eintreten, aber die Häufigkeit ist größer bei Kindern, die auf Grund von neurologischen Problemen, einer Spina Bifida, Kinderlähmung oder Muskeldystrophie, an einer Skoliose leiden. Atemschwierigkeiten oder ähnliches im Zusammenhang mit der Lungenfunktion treten meist eine Woche nach der Operation auf und können, wenn sie nicht schwerwiegend sind, nach 3-4 Monaten behoben werden.

7. Bandscheibendegeneration

Wirbelsäulenfusionen im unteren Rückenbereich können die Bandscheiben besonders stark belasten und sogar zu einer Bandscheibendegeneration führen. Auf Grund ihres Alters kommt eine solche Bandscheibendegeneration bei älteren Patienten nach einer Skoliose-Operation häufiger vor. Nachdem eine Fusion vorgenommen wurde, sind die Bereiche oberhalb und unterhalb des versteiften Bereichs stärker beansprucht, um die Wirbelsäule mobil zu halten. Genau diese Mehrbelastung sorgt für eine verstärkte Degeneration und Abnutzung.

8. Blutungen

Bei den meisten Operationen kann es zu starken Blutungen und erhöhtem Blutverlust kommen, da ein großer Muskelanteil betroffen ist und sehr große Regionen offengelegt werden müssen. Aus diesem Grund empfehlen Mediziner ihren Patienten sich rechtzeitig vorher aus ihrem eigenen Blut einen Blutvorrat anlegen zu lassen (autologe Blutgabe) oder sich im Vorfeld um ausreichend Blut für eine eventuelle Transfusion zu bemühen. Über eine solche Vorbereitung zur Operation erfahren Sie in Kapitel 13 mehr.

Der neueste Durchbruch in der Medizin ist die Verwendung von präoperativem Erythropoietin (rhEPO), durch das man eine vermehrte Produktion roter Blutkörperchen im Knochenmark erwartet.

Andere Komplikationen

Weitere, wenn auch seltene, Komplikationen können, wenn diese in einem sie in einem bestimmten Zeitrahmen unbehandelt bleiben, ernsthaften Schaden anrichten. Zu diesen gehören:

- Gallensteine
- Blutgerinnsel
- Pankreatitis
- Verstopfung

Was verliere ich?

Wenn Sie die Risiken abwägen und sich zu entscheiden versuchen, ob es das Risiko wert ist, stellen Sie sich eine einzige Frage:

Geht es Ihnen bei dem Gedanken so weiterzuleben wie bisher genauso gut, wie wenn Sie an die oben genannten Risiken denken?

Allgemeine Gefahren und Risiken

1. Lange Erholungsphase

Dieses Risiko besteht natürlich bei jeder Operation, aber bei einer Krümmungskorrektur besteht eine erhöhte Wahrscheinlichkeit, dass die Genesungsphase lange Zeit in Anspruch nehmen wird.

Bei einem Kind beträgt diese Phase mindestens 6 Monate, wenn keine Komplikationen auftreten. Selbst bei Erwachsenen geht man von einer ebenso langen Zeit aus, denn die Genesung verläuft in diesem Bereich nur sehr langsam. Während dieser ganzen Phase kann Ihre Bewegungsfähigkeit erheblich eingeschränkt sein, dennoch können die Vorteile, die Ihnen ein solcher operativer Eingriff auf lange Sicht bringt, dies wert sein. Die Zeit, die Sie zur Erholung benötigen, kann von einer Vielzahl von Faktoren abhängen – von

Ihrer Krankengeschichte, Ihrem Alter, Geschlecht und dem Ausmaß der gegenwärtigen Krümmung.

Bitten Sie Ihren Arzt, Ihnen die Genesungsphase deutlich zu erläutern und Ihnen zu sagen, ob die Vorteile, die Sie erwarten, diese Risiken und Mühen aufwiegen.

2. Chronischer Schmerz

Es kann sein, dass Sie, wenn Sie sich einer Skoliose-Operation unterzogen haben, eine ganze Zeit lang mit chronischen Rückenschmerzen leben müssen, insbesondere im Lendenbereich, der unteren Rückenregion. Das lässt sich dadurch erklären, dass die Knochen Ihrer Wirbelsäule miteinander verbunden wurden, wodurch die Bewegungsfreiheit der Wirbelsäule eingeschränkt ist, was bei körperlichen Tätigkeiten zu mittleren bis starken Schmerzen führen kann. Überdies werden die verwendeten Instrumente, nämlich Stäbe und Schrauben, gewöhnlich nicht entfernt. In manchen Fällen können sich auch die Pedikelschrauben lösen und schmerzen. Diese müssen dann entfernt werden.

Wenn Sie sich einer Skoliose-Operation unterziehen, wird Ihre Rumpfmobilität eventuell nachlassen, ebenso Ihr Gleichgewichtssinn und Ihre Muskelkraft – all das kann zu Schmerzen im unteren Rückenbereich beitragen. Ihr Rücken ist insgesamt wahrscheinlich weniger flexibel, daher kann es bei ruckartigen Bewegungen zu Schmerzen kommen.

In seltenen Fällen haben Patienten auch nach Jahren noch große Probleme durch starke Rückenschmerzen.

3. Wachstumsverzögerung

Insbesondere wenn kleine Kinder einer Operation unterzogen werden, besteht ein erhöhtes Risiko dafür, dass allgemein das Knochenwachstum gehemmt ist, weil die Knochen miteinander verbunden werden. Ihr Arzt muss sehr sorgfältig im Vorfeld den zu erwartenden Wachstumsschaden und das Risiko, dass die Kurve sich mit zunehmendem Alter rasch verschlimmert falls kein operativer Eingriff vorgenommen wird, abwägen. Die Größe Ihres Kindes nimmt vielleicht keinen erheblichen Schaden, aber eine allgemeine Einschränkung im Wachstum ist doch zu erwarten.

Das könnte Sie interessieren!

Obwohl Fachleute vor Wachstumsstörungen warnen, kann es nach einer Skolioseoperation sogar sein, dass Sie, als Erwachsener, vielleicht sogar größer aussehen! Studien haben ergeben, dass ein Durchschnittserwachsener nach einer solchen Operation 1-2cm größer ist als vorher.

---

4. Arthritis

Obwohl jegliche Arthritis, ob an der Wirbelsäule oder in einer anderen Form, gewöhnlich mit einer altersbedingten Abnutzung im Zusammenhang steht, ist das Risiko bei Patienten, die sich einer Skoliose-Operation unterzogen haben, erhöht. Das rührt daher, das durch die Verbiegungen und Verdrehungen, denen ein kleiner Bereich der Wirbelsäule während der Operation ausgesetzt ist, auf diesen Punkt enorme Kräfte einwirken. Diese können erhebliche Schäden anrichten.

5. Bleibende Narben

Das größte kosmetische Problem bei einer Skoliose-Operation ist die resultierende Narbe, die üblicherweise so lang ist, wie der Teil der Wirbelsäule, der versteift wurde. Sollte bei Ihnen eine doppelte Krümmung vorliegen, kann sie also von der Höhe der Schulterblätter bis hinab zum Becken reichen (s. folgende Abbildung).

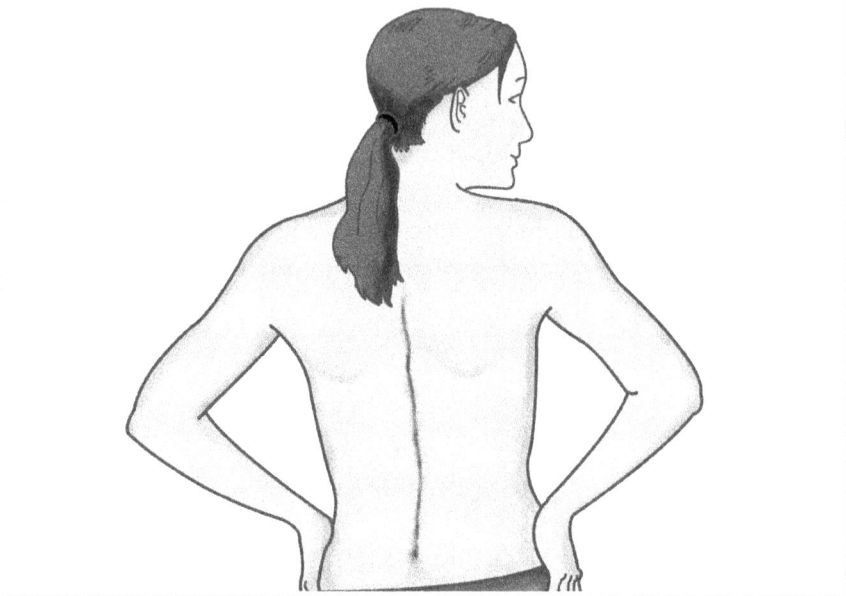

Eine typische OP-Narbe nach einer Skoliose-Operation

Was sagt die Forschung?

Die Mediziner haben stets die Komplikationen und Risiken im Hinterkopf bevor sie einem Patienten zu einem solchen Eingriff raten. Sowohl die Standardmethode nach Harrison als auch die relativ neue Cotrel-Dubousset-Methode haben ihre speziellen Risiken. Die Wissenschaftler können sogar Personengruppen benennen, die für Komplikationen bei einer Skoliose-Operation anfälliger sind. In einer Studie, die in einer der letzten Ausgaben von Spine veröffentlicht wurde, heißt es, dass Kinder mit einer neuromuskulären Skoliose den Risiken einer Operation stärker ausgesetzt sind, insbesondere wenn ihre Krümmung vor der Operation mehr als 60 Grad betrug.

Es hat sich überdies herausgestellt, dass die Komplikationsrate noch höher ist, wenn sich der Patient einer Osteotomie unterzieht (ein operativer Eingriff, bei dem ein Knochen gekürzt oder verlängert oder anders ausgerichtet wird), eine Revision oder die Operation sowohl von vorne als auch von hinten durchgeführt wurde. Die unterschiedlichen Vorgehensweisen stelle ich Ihnen in Kapitel 15 vor.

Darüber hinaus ist die Komplikationsrate bei älteren Patienten höher, zugleich tragen sie jedoch auch den größten Nutzen davon. Bei einer diesbezüglichen wissenschaftlichen Untersuchung wurde beobachtet, dass es in der Altersgruppe der 25- bis 44-Jährigen bei 17% zu Komplikationen kam, bei den 45- bis 64-Jährigen zu 41% und in der Altersgruppe zwischen 65 und 85 Jahren zu sage und schreibe 71%. Aber gerade letztere Altersgruppe konnte auch eine unverhältnismäßig höhere Verbesserungsrate im Vergleich zu den jüngeren Altersgruppen verzeichnen was die Leistungsfähigkeit und den auftretenden Schmerz angeht.

Wahre Skoliose-Geschichten: Eine Geschichte gebrochener Stäbe!

Bei einer Dame Anfang 30 wurde Mitte der 1980er Jahre eine Skoliose-Korrektur mit Hilfe der Harrington-Methode durchgeführt. Sie musste 6 Monate lang im Gipsverband liegen, anschließend weitere 6 Monate in einer Kunststoffschale. Als diese Schale abgenommen wurde stellte sich heraus, dass beide Stäbe gebrochen waren. Nach insgesamt 5 Jahren wurden die Stäbe operativ entfernt. Als sie jedoch ungefähr 39 Jahre alt war, verschlechterte sich ihre Wirbelsäule rapide. Innerhalb weniger Jahre war sie schließlich an einen Rollstuhl gefesselt und benötigte einen Pfleger, der ihr beim Ankleiden und Waschen half.

Den Ärzten zufolge hatte sich der untere Anteil ihrer Wirbelsäule geradezu aufgelöst. Es hieß, ihre Skoliose sei zurückgekehrt. Die Patientin fürchtete außerdem, dass ihre Lungen möglicherweise wieder eingeengt werden würden, wie sie es waren als sie noch ein Teenager war.

KAPITEL 11

Geldmanagement – Das große Loch in Ihrer Tasche

W ie jede große Operation ist eine Skoliose-Operation eine schwerwiegende Entscheidung. Ob Sie sich selbst dieser Operation unterziehen oder eines Ihrer Familienmitglieder, ein solcher Entschluss sollte erst nach reiflicher Überlegung fallen, wenn sämtliche Aspekte, die damit zusammenhängen, gründlich durchdacht worden sind. Sobald Sie sich dann für den Eingriff entschieden haben, ist der erste und wichtigste Aspekt, der geplant werden muss, der finanzielle. In diesem Kapitel zeige ich Ihnen, was bei einem solchen operativen Eingriff finanziell auf Sie zukommt. Die meisten Informationen betreffen Patienten in den USA, da Operationen in Deutschland, sofern sie medizinisch indiziert sind, von der Krankenkasse getragen werden. Erkundigen Sie sich dennoch über die verschiedenen Modelle der Zusatzversicherungen.

Der Geldhahn – an diese Faktoren sollten Sie denken

Nach Schätzungen werden in den USA jährlich 20.000 Harrington-Stabimplantationen vorgenommen; dabei entstehen Kosten von ungefähr 120.000$ pro Operation.

Eine baldige Skoliose-Operation zu planen ist an sich schon ein großes Unterfangen. Wenn Sie sich ein genaues Bild davon machen wollen, wie viel Geld dabei ins Spiel kommt, sollten Sie zunächst einmal die Summe, um die es geht, konkretisieren. Da natürlich jeder Fall, jeder Patient anders ist, können auch die Kosten für die Richtung einer skoliotischen Krümmung erheblich variieren.

Hier einige Faktoren, die zunächst zu bedenken sind, um sich einer Kostenschätzung anzunähern. Die wichtigsten finden Sie im Folgenden aufgelistet.

1. Schweregrad der Krümmung

Der erste und wichtigste Faktor bei der Kostenbestimmung einer Skoliose-Operation ist die Krümmung selbst. Wie stark ist die Krümmung, in welchem Bereich liegt sie und was ist alles erforderlich, um sie zu begradigen – all das muss bei der Kostenberechnung Ihrer Operation berücksichtigt werden. Das Ausmaß der Krümmung hat natürlich auch einen erheblichen Einfluss auf die meisten anderen Faktoren – den Krankenhausaufenthalt, die zu verwendenden Instrumente, sogar die Wahl des geeigneten Chirurgen.

2. Dauer des Krankenhausaufenthaltes

Sie müssen sich eine Vorstellung davon machen, wie lange Sie wahrscheinlich im Krankenhaus bleiben müssen. Das hängt von Ihrem Alter ab, von der genauen Operationsweise, die bei Ihnen zum Einsatz kommt und von Ihrem allgemeinen Gesundheitszustand. Die Dauer des Krankenhausaufenthaltes wird natürlich auch dadurch bestimmt, ob postoperativ Komplikationen auftreten.

3. Wahl des Krankenhauses und des Chirurgen

Jeder Arzt, jede medizinische Einrichtung, jedes Land haben eine eigene Finanzpolitik. In jedem Land werden Patienten, die sich einer Skoliose-Operation unterziehen, auf unterschiedliche Weise unterstützt. Beispielsweise berechnet das Shriners Hospital in den USA und Kanada weniger für Skoliose-Patienten, die jünger als 18 Jahre sind. Manchen Quellen zufolge heißt es, dass Operationen in

Ländern wie Deutschland um 75% weniger kostenintensiv sind als in den USA – die Zahlen variieren.

Sie müssen Ihr Budget im Verhältnis zu den verfügbaren Optionen genau überprüfen. Das spezielle Krankenhaus und der Chirurg, den Sie für die Operation auswählen, sind ein großer Kostenfaktor in Ihrer Rechnung. Lesen Sie in Kapitel 12 wie Sie den richtigen Chirurgen für Ihren Fall auswählen.

4. Verwendete Instrumente

Die Kosten eines chirurgischen Eingriffs hängen auch von den während dieser Prozedur verwendeten Instrumenten ab. Darüber hinaus kann außerdem entscheidend sein, wie neuartig die Vorgehensweise ist. Manchmal sind neue Methoden, die noch in der Testphase sind, weniger teuer als die Standardverfahren. Die Kosten hängen von der Art, dem Standard der verwendeten Haken, Stäbe und Schrauben ab.

5. Der Anteil Ihrer Versicherung

Sie müssen sich erkundigen, welchen Anteil Ihre Versicherung bei diesem operativen Eingriff übernimmt. Beispielsweise übernehmen manche Versicherungen in den USA bestimmte Dinge der Operation nicht, beispielsweise die Instrumente. Lassen Sie sich unbedingt im Vorfeld von Ihrer Versicherung beraten, und besprechen Sie alle Elemente, die im Zusammenhang mit Ihrer Operation von Bedeutung sein können.

Schätzungen – Voraussehbare Kosten

Wie jeder große medizinische Eingriff ist eine Skoliose-Operation eine teure Angelegenheit. Sie müssen sorgfältig planen und sämtliche Faktoren berücksichtigen, um sicherzugehen, dass Sie gut vorbereitet sind, alle Kosten decken und auch für unvorhergesehene Kosten aufkommen können.

Die Kosten für eine Skoliose-Operation variieren gewöhnlich entsprechend den zuvor genannten Faktoren. Wenn man all diese Faktoren zusammennimmt, kommt man für einen solchen Eingriff auf zwischen 75.000 und 300.000$ pro Operation.

Hier ein kleiner Überblick über die Gesamtsumme der vorhersehbaren Kosten einer Skoliose-Operation.

i) Kosten für die Infrastruktur

Hierzu zählen die Kosten für den Krankenhausaufenthalt selbst, für den Patienten und die Begleitpersonen.

ii) Operationskosten

Hiermit sind die Kosten für den eigentlichen Eingriff gemeint, d.h. die Kosten für den Chirurgen und die Krankenhausgebühren für die Skoliose-Operation.

iii) Kosten für Medikamente

Sämtliche Medikamente, darunter Antibiotika, Schmerzmittel und Anästhetika, die während, vor und nach der Operation zum Einsatz kommen.

iv) Kosten für die Instrumente

Ihr Operateur verwendet eine Vielzahl an Schrauben, Stäben, Drähten, Haken und anderen Instrumenten, um Ihre Krümmung zu korrigieren. Je nach genauem Typ dieser Instrumente, können die Kosten bei verschiedenen Operationen variieren.

v) Therapiekosten

Nach der Operation werden Sie zusätzliche Therapiemaßnahmen zur Rehabilitation benötigen. Um längerfristig wieder Ihre tägliche Routine aufnehmen zu können, benötigen Sie die Hilfe eines Physiotherapeuten und anderer Mediziner. All das muss zu den Kosten der Operation hinzugezählt werden.

vi) Kosten für Begleitpersonen

Meist dürfen Sie von ein oder zwei Personen während Ihres Krankenhausaufenthaltes begleitet werden. Das ist mit Kosten für deren Unterkunft, Verpflegung und weiterem verbunden, die Sie im Idealfall in Ihre Berechnung mit einbeziehen sollten.

Die folgende Tabelle können Sie für sich nutzen, um Ihre Ausgaben zu planen und zu einer ungefähren Einschätzung der Operationskosten zu gelangen.

Tabelle zur Kostenbestimmung

Kostenpunkt	Geschätzte Summe
Kosten für die Infrastruktur	
Operationskosten	
Kosten für Medikamente	
Kosten für Instrumente	
Therapiekosten	
Kosten für Begleitpersonen	
Gesamt	

Anteil der Versicherung

Aufgrund der enorm hohen Kosten einer Skoliose-Operation sollten Sie sich unbedingt neben Ihren eigenen finanziellen Ressourcen nach alternativen Möglichkeiten die Kosten zu decken erkundigen. Eine solche Möglichkeit ist natürlich eine Krankenversicherung, die die Kosten übernimmt.

Inklusive – exklusive

Obwohl die Versicherung meist für eine Skoliose-Operation aufkommt, sollten doch einzelne Details beachtet werden. Es kann sein, dass Ihre Versicherung Ihnen mitteilt, dass einige Elemente der geplanten Operation unnötig, nicht genügend erforscht oder übertrieben sind. Meist wird in solchen Fällen die Kostenübernahme gleich abgelehnt. Die Krankenhausverwaltung wird dann mit Ihrer Versicherung in Verhandlung treten und die Grundmodalitäten klären, wie ich es weiter unten im Abschnitt „Vorläufige Zustimmung" erläutere.

In diesem Abschnitt fasse ich einige wichtige Punkte im Zusammenhang mit der Kostendeckung durch Ihre Versicherung bei einer Skoliose-Operation zusammen.

→ Die Knochentransplantation ist ein wesentlicher Bestandteil Ihrer Operation. Dennoch gibt es einige Versicherungen, die diese Technik, bei der das Knochen-Morphogenetische-Protein (BMP) zur Knochentransplantation verwendet wird, als noch nicht ausreichend erforscht ansehen und die Kosten dafür nicht übernehmen werden.

→ Da Titaninstrumente teurer sind als Stäbe aus Edelstahl kann es sein, dass Ihre Versicherung dies als einen unnötigen Kostenpunkt betrachtet.

→ Es kann sein, dass die Kosten für bestimmtes OP-Personal, das zum Team Ihres Operateurs gehört, von der Versicherung nicht finanziert wird.

→ Manchmal übernimmt Ihre Krankenkasse 100% der Krankenhauskosten. Es kann aber sein, dass manche beteiligten Fachleute, Ihr Anästhesist, Pathologe oder Physiotherapeut keine Kassenzulassung haben, weshalb die Krankenkasse dann nicht zahlen wird oder nur zu einem reduzierten Tarif.

Vorläufige Zustimmung

Bevor Sie tatsächlich einen Termin für die Operation festlegen, sollten Sie von Ihrer Versicherung eine vorläufige Zustimmung erhalten haben. Meist lässt der Operateur das Krankenhauspersonal überprüfen, ob eine solche Zustimmung vorliegt. Es kann sein, dass das Krankenhaus in dieser Phase zunächst Verhandlungen mit Ihrer Versicherung aufnimmt, damit Sie einen möglichst großen Anteil der Kosten erstattet bekommen.

Sie sollten sich jedoch darüber im Klaren sein, dass dieser Vorgang Wochen oder sogar Monate in Anspruch nehmen kann. Sie sollten also ein gewisses Zeitfenster dafür einplanen, wenn Sie sich einen Operationstermin überlegen.

Überdies gehen die Versicherungen in jedem Staat, in jedem Land unterschiedlich mit Skoliose-Operationen um. In den USA trägt Ihre Versicherung zum Beispiel mindestens die Hälfte der Kosten. In Kanada wird eine Skoliose-Operation zu 100% vom staatlichen Gesundheitssystem, dem Health Care System, übernommen. Das tritt dann ein, wenn ein Operateur eine Operation aus medizinischen Gründen für indiziert hält und sie nicht aus kosmetischen Gründen durchgeführt werden soll. Dann also übernimmt der Staat die Kosten.

5 Schritte zur Finanzierung

1. Schauen Sie sich die Faktoren an, und erlangen Sie Wissen

Gehen Sie die Faktoren einzeln durch, und versuchen Sie, so viele Informationen wie möglich zu Ihrer Operation zu sammeln. Die Punkte müssen alle äußerst sorgfältig durchdacht werden, damit Sie genau einschätzen können wie viel Geld Sie benötigen.

2. Machen Sie eine Schätzung

Wenn Sie Schritt 1 erledigt haben und Sie nun jedem erarbeiteten Punkt eine realistische Summe zuordnen, um die Kosten besser einschätzen zu können, gelangen Sie zu einer ungefähren Zahl.

3. Überprüfen Sie Ihre Versicherung

Jetzt nehmen Sie diese Details und überprüfen, wie viel davon Ihre Versicherung tragt. Moglicherweise ist Ihr Versicherungsschutz nicht ausreichend, und Sie müssen sich nach weiteren Alternativen umschauen. Das kann in zwei Situationen der Fall sein:

- Sie sind nicht versichert
- Sie sind nicht genügend versichert

In solch einem Fall können Sie sich überlegen, ob Sie eine weitere Versicherung abschließen oder die Versicherung wechseln. Die meisten Versicherungen haben jedoch bestimmte Richtlinien was bereits bei Vertragsbeginn bekannte Erkrankungen anbelangt.

4. Die Lücke kennen

Wenn Sie alles finanziell Mögliche für Ihre Operation erschöpft haben und scheinbar immer noch eine große Lücke vor Ihnen klafft, sollten Sie sich nach weiteren Optionen zur Deckung Ihrer Unkosten umsehen. Im Folgenden einige Ihrer Optionen:

→ Manche Operateure bieten Ihnen die Möglichkeit, an einer Studie teilzunehmen und auf diesem Wege weniger zu bezahlen

→ Gehen Sie (für Patienten in Nordamerika) in eines der zahlreichen Shriner Hospitals, die Kinder bis zu einem Alter von 18 Jahren kostenlos operieren. Diese Krankenhäuser finden Sie unter anderem in Chicago, Illinois; Greenville, South Carolina; Honolulu, Hawaii; Houston, Texas; Lexington, Kentucky; Los Angeles, Kalifornien; Minneapolis, Minnesota und Philadelphia, Pennsylvania. Auch außerhalb der USA gibt es Shriner Hospitals: in Montreal und in Mexico City.

→ Erkundigen Sie sich, ob Sie sich Geld von Ihrem Rentenkonto auszahlen lassen können.

→ Sprechen Sie mit der Krankenhausverwaltung über die Finanzierung, beispielsweise eine Ratenzahlung.

→ Bemühen Sie sich um einen Bankkredit oder nehmen Sie eine Hypothek auf Ihr Haus auf.

5. Halten Sie einen Plan B bereit

Auch wenn Sie alles Obige durchgegangen sind, sollten Sie unbedingt einen Plan B zur Hand haben. Sprechen Sie mit einem Verwandten oder einem guten Freund, damit Sie im Zweifelsfall darauf zurückgreifen können, falls unerwartete Ausgaben hinzukommen oder es sonst irgendwelche Probleme bei der Finanzierung der Operation gibt.

Wahre Skoliose-Geschichten: Das Hindernis Versicherung!

Matthews Geschichte war ohnehin schon ungewöhnlich. Schließlich war er gerade erst 6 Monate alt als die Ärzte bei ihm eine infantile idiopathische Skoliose entdeckten. Sein Zustand war so schlimm, dass die Ärzte befürchteten, Matthew werde mit seinen 6 Monaten bereits Atemprobleme bekommen. Der Grund dafür war die Art der Krümmung, die sich wahrscheinlich rapide verschlimmern würde.

Um diese Entwicklung zu bremsen, verschrieben ihm die Ärzte eine Rumpforthese, was bei einem so kleinen Kind nicht gerade leicht umzusetzen ist. Aber auch ein solches Korsett half nicht. Die Krümmung verschlimmerte sich zusehends. Da entschied die Familie sich für eine Skoliose-Operation. Hier aber stießen sie auf einen weiteren Stolperstein. Die Versicherung der Familie finanzierte keine Operationen in einem anderen Bundesstaat. Der Skoliose-Spezialist praktizierte in San Diego, Kalifornien, und wurde aus dem Grund nicht von der Versicherung akzeptiert. Erst als der ortsansässige Spezialist in Nevada und die Spezialisten in San Diego sich für sie einsetzten, konnte Matthew von dem gewählten Arzt in San Diego behandelt werden.

KAPITEL 12

Den Termin, den Ort, den Operateur auswählen

n den folgenden Abschnitten begleite ich Sie auf Ihrer Suche nach einem Operateur, dem richtigen Zeitpunkt und dem richtigen Ort für einen chirurgischen Eingriff. Sie erfahren hier in welchen Bereichen Sie sich erkundigen sollten, um die richtige Entscheidung zu treffen.

Warum spielt das eine Rolle?

Medizin und Chirurgie sind heutzutage wahrscheinlich die am stärksten optimierten Berufsfelder weltweit. Es gibt unendlich viele Spezialisierungen und somit auch Möglichkeiten einen Spezialisten für einen bestimmten Bereich zu finden. Aber gerade weil es sich bei der Chirurgie um ein so enorm spezialisiertes Gebiet in der Medizin handelt, ist nicht jeder Chirurg gleich gut für jeden Patienten geeignet. Ein Chirurg, der „mal" eine Wirbelsäulenfusion für einen Bekannten durchgeführt hat, ist vielleicht keine gute Wahl für Sie und Ihren Zustand.

Genau dieses Vertrauensverhältnis zu Ihrem Krankenhaus und dem Chirurgen aber zählt sobald Sie sich über Qualifizierung und Erfahrung erkundigt haben!

Wenn Sie etwas so Kompliziertes wie eine Skoliose-Operation in Erwägung ziehen, besteht immer ein gewisses Risiko, aber wenn Sie sorgfältig Erkundigungen einholen und im Vorfeld planen, können Sie ein positives Ergebnis erwarten. Höchstwahrscheinlich haben Sie bereits sämtliche Risiken und Komplikationen während oder nach der Operation bedacht. Obwohl auch nach der allerbesten Vorbereitung weiterhin Risiken bestehen, sollten Sie unbedingt gut planen und sich vorbereiten, um sie so weit es geht zu minimieren. Eine sorgfältige Auswahl Ihres Operateurs, des richtigen Zeitpunktes und Ortes ist Ihr Beitrag zu einer maximal erfolgreichen Operation.

Ein Datum festlegen

Sie haben sich also für einen operativen Eingriff entschieden, um die Krümmung Ihrer Wirbelsäule anzugehen? An diesem Punkt haben Sie sicher schon alle Risiken bedacht und das Finanzielle geregelt, wie ich es Ihnen im vorigen Kapitel erläutert habe. Jetzt sollten Sie sich um die Logistik kümmern und einen konkreten Plan für die Operation aufstellen. Drei wichtige Entscheidungen stehen dabei im Vordergrund:

- Operationsdatum
- Operationsort
- Operateur

In diesem Abschnitt führe ich Sie erst in ein paar grundlegenden Schritten zu der Wahl eines geeigneten Datums für Ihre Operation.

Schritt 1 – Krümmungsgrad Ihrer Wirbelsäule

Sie müssen erst einmal das Ausmaß Ihrer Krümmung kennen. Sprechen Sie sich mit Ihrem Operateur ab, bestimmen Sie den Verlauf Ihrer Krümmung und den besten Zeitpunkt für einen Eingriff. Hält Ihr Chirurg weiteres Abwarten beispielsweise für ein Gesundheitsrisiko, dann ist das ein guter Grund für einen frühen Termin. Überlegen Sie sich wie viel Vorlaufzeit Sie benötigen, und bestimmen Sie dann entsprechend einen Zeitpunkt.

Schritt 2 – Überprüfen Sie Ihren allgemeinen

Gesundheitszustand

Überlegen Sie noch einmal gemeinsam mit Ihrem behandelnden Arzt und Wirbelsäulenspezialisten welche Krankheiten behandelt werden müssen bevor Sie sich einer Operation unterziehen. Beispielsweise haben Sie möglicherweise einen Ausschlag oder leiden an Arthritis – so etwas muss behandelt werden, bevor Sie den Eingriff vornehmen lassen. Da es sich bei einer Skoliose-Operation fast nie um einen akuten Notfall handelt wird es wahrscheinlich kein Problem sein, mit dem Eingriff zu warten und diese Dinge zunächst zu beheben.

Schritt 3 – Erarbeiten Sie die Logistik

Sobald Sie alles Obige durchgegangen sind, können Sie sich um andere Faktoren kümmern, von denen die Zeitwahl für eine Operation vielleicht abhängt. Hier habe ich Ihnen einige häufige Faktoren aufgelistet, je nach Ihrem spezifischen Zustand müssen vielleicht weitere Dinge bedacht werden. Folgende Punkte können Ihre Entscheidung beeinflussen:

→ Haben Sie eine dringende berufliche Verpflichtung, der Sie nachgehen müssen? Sie werden eine ganze Weile lang aus dem Verkehr gezogen.

→ Steht in Ihrer Familie ein großes Ereignis bevor? Eine Geburt, eine Hochzeit, Studienabschluss oder ähnliches.

→ Als Frau wählen Sie am besten einen Zeitpunkt, der nicht in die Zeit Ihrer Periode fällt.

→ Ob Sie wetterfühlig sind und es einen Jahresabschnitt gibt, der Ihrer Rehabilitation möglicherweise nicht förderlich ist.

→ Ob Sie Reisepläne hatten.

→ Ob ein Familienmitglied Sie nach der Operation betreuen kann.

Wählen Sie ein Krankenhaus

Dieser Schritt hängt wahrscheinlich mit den anderen beiden zusammen. Wenn Sie sich um die Logistik kümmern, halten Sie nun auch Ausschau nach einem Krankenhaus, das diese Art von Operationen durchführt.

In folgendem Abschnitt gebe ich Ihnen einige Faktoren an die Hand, die Ihnen dabei helfen sollen, den Ort und das Krankenhaus für Ihre Operation auszuwählen.

Wichtige Faktoren

1. Lage und Nähe

Allgemein ist es günstiger sich in einem Krankenhaus behandeln zu lassen, das von zu Hause aus leicht zu erreichen ist. Wahrscheinlich ist das eine der schwierigsten Entscheidungen, denn Sie müssen sowohl die Qualität der medizinischen Versorgung als auch die Nähe zu Ihrem Wohnort berücksichtigen. Oberflächlich betrachtet mag es erst einmal unnötig erscheinen, ein Krankenhaus nach der Entfernung zu Ihrem Wohnort auszuwählen. Ist dies jedoch der Fall, erleichtert es Ihre anschließende Behandlung und Versorgung ungemein.

2. Ihre Versicherung

Manche Versicherung deckt nur ein bestimmtes Krankenhausnetzwerk ab. Außerhalb desselben übernimmt die Versicherung einen geringeren Anteil. Bevor Sie eine Entscheidung treffen, sprechen Sie daher mit Ihrem Versicherungsvertreter genauestens über diese Dinge, damit Ihre Versicherung Ihnen so viel wie möglich bringt. Es wäre beispielsweise gut, sich einmal die Liste qualifizierter orthopädischer Chirurgen anzusehen, die Ihre Versicherung aufgestellt hat.

3. Ruf des Krankenhauses und Krankenhausstatistik

Verschiedene Quellen geben Ihnen Auskunft darüber, welchen Ruf ein Krankenhaus genießt und wie die Krankenhausstatistik aussieht. Einige der wichtigsten Quellen sind:

- Bewertungen von Patienten und deren Familien
- Die allgemeinen Bewertungen Ihres Arztes
- Krankenhausakten, aus denen hervorgeht, welche Operationen wie häufig im letzten Jahr durchgeführt wurden

4. Infrastruktur und Einrichtungen

Manche Krankenhäuser haben einen speziellen Bereich für Patienten der Orthopädie. Lassen Sie sich diesen Bereich zeigen, und werfen Sie auch einen Blick in die Zimmer. Achten Sie auf Details wie die Anzahl der diensthabenden Schwestern oder Pfleger und das Verhältnis Patientenzahl – Schwesternzahl.

Das Krankenhaus muss unbedingt auch über die geeigneten Einrichtungen und die Technologie für Skoliose-Operationen verfügen, hier ein paar Beispiele:

- Erstklassiges Luftfiltersystem gegen die Verbreitung von Keimen
- Moderne Monitorüberwachung
- Besondere Einrichtungen für Gehgeschädigte

4. Das Team

Die Wahl des Chirurgen ist äußerst wichtig, darüber werden Sie in den folgenden Kapiteln mehr lesen. In Ihre Versorgung wird ein ganzes Team von Medizinern und medizinischem Personal involviert sein. Versuchen Sie mehr über sie herauszubekommen, d.h. über:

- Radiologen
- Anästhesisten
- Physiotherapeuten
- Pfleger

Ort oder Operateur – was ist wichtiger?

Ihnen ist vielleicht noch nicht klar, warum Sie sich sowohl für einen Ort als auch für einen Chirurgen entscheiden müssen. Wahrscheinlich hat für Sie die Wahl des Operateurs erst einmal Priorität und das Krankenhaus ist Nebensache. Aber nicht alle Krankenhäuser bieten Skoliose-Patienten die gleichen Möglichkeiten. Versuchen Sie eine gute Balance zu finden: einen geeigneten Operateur, der an einem gut ausgestatteten Krankenhaus in der Nähe operiert.

Entscheiden Sie sich für einen Chirurgen – Schauen Sie hinter die Kulissen

Bei Ihrer Suche nach dem besten Chirurgen für Ihre Skoliose-Operation müssen Sie natürlich auf einige offensichtliche Fakten achten – seine Qualifikation, Erfahrung, Bewertungen und seinen Ruf. Diese Dinge sind überaus wichtig, aber Sie sollten auch ein paar Dinge über den Chirurgen wissen, die nicht so offensichtlich sind.

Im folgenden Abschnitt zeige ich Ihnen worauf Sie bei Ihrem Chirurgen achten müssen, welche Punkte seines Rufes entscheidend sind und, besonders wichtig, einige Warnzeichen, die Sie nicht übersehen dürfen.

Über Ihren Operateur – 10 Dinge, die Sie wissen sollen

1. Ist er oder sie ausreichend qualifiziert, lizenziert und eingetragen?

Stellen Sie Nachforschungen an, um die Standardanforderungen für eine Skoliose-Operation in Erfahrung zu bringen. Stellen Sie sicher, dass Ihr Operateur diese Anforderungen erfüllt und qualifiziert ist, solche Operationen durchzuführen.

Allgemein lässt sich sagen: Sie sollten einen Wirbelsäulenspezialisten auswählen, der über eine Zusatzqualifikation verfügt, für deren Erwerb er mindestens ein Jahr lang hautsächlich Wirbelsäulen operiert hat.

2. Ist er oder sie Mitglied eines medizinischen Berufsverbandes?

Für Sie ist es wichtig, dass Ihr behandelnder Arzt Mitglied in einem Berufsverband ist. Jede Fachrichtung in Medizin und Chirurgie hat Ihre eigenen Organisationen, die erfahrene Ärzte als Mitglieder aufnehmen.

In den USA bietet z.B. die American Academy of Orthopedic Surgeons eine Mitgliedschaft, die sogar verpflichtend ist.

Außerdem können Sie sich wenn es um Skoliose geht an die Scoliosis Research Society (SRS) wenden, die besonders hohe Anforderungen an Ihre Mitglieder stellt. Über die SRS erhalten Sie eine umfangreiche Liste aller qualifizierten und lizenzierten Operateure in Ihrer Umgebung.

3. Ist er oder sie auf Wirbelsäulen spezialisiert?

Selbst wenn Sie es mit einem qualifizierten Chirurgen zu tun haben heißt das noch nicht, dass er qualifiziert ist Skoliose-Operationen durchzuführen. Erkundigen Sie sich wie viele Wirbelsäulenfusionen Ihr Operateur bereits durchgeführt hat. Stellen Sie sicher, dass er über das entsprechende Fachwissen und ausreichende Erfahrung verfügt.

4. Wie viel Erfahrung hat er oder sie im Operieren von Wirbelsäulen?

Bringen Sie in Erfahrung wie viele Skoliose-Korrekturen der Chirurg bislang bereits durchgeführt hat. Als Richtlinie sollten Sie sich an einen Operateur wenden, der sich zu mindestens 50% mit Wirbelsäulenoperationen beschäftigt. Ein Chirurg, der von der SRS genannt wird hat mindestens 20% seiner Erfahrung im Wirbelsäulenbereich erworben. Sie sollten Ihre Wahl unbedingt überdenken, wenn Ihr Operateur nur über eingeschränkte Erfahrung in dem Bereich verfügt.

5. Wie hoch ist seine oder ihre Erfolgsrate?

Sobald Sie einschätzen können über wie viel Erfahrung Ihr Arzt verfügt, sollten Sie auch herausfinden wie erfolgreich die Operationen bislang verlaufen sind. Bemühen Sie sich daher um Bewertungen früherer Patienten, die den gleichen Eingriff haben machen lassen. Fragen Sie wie wohl sich die Patienten während und nachher bei dem behandelnden Arzt gefühlt haben und ob es zu ernsthaften Komplikationen kam. Sie können dann auch noch weitere offene Fragen mit dem Operateur besprechen.

6. Was sagt das medizinische Personal über ihn/sie?

Auskunft von den Kollegen und Mitarbeitern des Chirurgen sind ebenfalls immer sehr informativ, da diese – Schwestern, Pfleger und anderes medizinisches Personal – einen sehr guten Einblick in seine Arbeit haben. Sie können beispielsweise von diesen Leuten erfahren wie stark der Arzt auf Details achtet, was natürlich bei einer Aufgabe, die so viel Fingerspitzengefühl erfordert wie eine Wirbelsäulenoperation, äußerst wichtig ist.

7. Fühlen Sie sich bei ihm oder ihr wohl?

Das ist genauso wichtig wie die anderen Dinge, die wir oben besprochen haben. Sie müssen sich absolut wohl bei dem Arzt, den Sie in Erwägung ziehen, fühlen. Eine Skoliose-Operation ist eine Erfahrung, die Ihr Leben verändert. Es ist für den Erfolg der Operation entscheidend, dass Sie der Person, die diesen Eingriff durchführt, Vertrauen schenken. Zunächst einmal sollte Ihr Arzt Ihnen alle Fragen ehrlich beantworten, er sollte Sie auch ermutigen, sich eine zweite Meinung einzuholen und allgemein sollte er für all Ihre Fragen Geduld aufbringen.

8. Betreibt er oder sie aktiv Forschung?

Oft hilft es zu wissen, ob der Arzt Ihrer Wahl selbst auf diesem Gebiet Forschung betreibt. Das zeigt Ihnen, dass dieser Fachmann Neues entwickelt und entdeckt und damit sein Fachgebiet voranbringt. Sie können auch in Erfahrung bringen, ob er an internationalen Konferenzen speziell in diesem Fachgebiet teilnimmt. Durch ihr Engagement auf diesem Gebiet bleiben die Mediziner auf dem neuesten Stand der Entwicklung.

9. Verwendet er oder sie neue Instrumente? Wendet er oder sie neue Techniken an?

Es ist hilfreich zu wissen, wie viel Ihr Arzt davon hält, seine Techniken und Instrumente immer auf dem neuesten Stand zu halten. Im Idealfall sucht ein erfolgreicher Operateur immer nach Wegen, seine Methode noch weiter zu optimieren indem er die neueste Technik und die neuesten verfügbaren Instrumente verwendet.

10. Bezahlt Ihre Versicherung den Chirurgen?

Wenn Sie an die Kosten denken, sollten Sie auch feststellen, ob Ihre Versicherung das was Ihr Chirurg anbietet auch übernimmt. Gehen Sie dies im Vorfeld mit Ihrem Versicherungsanbieter anhand des Krankenhauses und der genannten Preise durch.

Denken Sie daran ...

Vergessen Sie nicht, dass es nie eine mathematische Formel gibt, anhand derer Sie beurteilen können wie gut die Erfahrung Ihres Chirurgen ist. Die Parameter variieren nach der Operationsart, die Sie benötigen, und vielen anderen Faktoren.

Mal ganz ehrlich

Abgesehen von den oben genannten fachspezifischen Standardfragen, gibt es noch ein paar schwierigere Fragen, die Sie dem Operateur möglichst stellen sollten. Antworten darauf können Ihnen vielleicht einen besseren Anhaltspunkt bieten, ob Ihr Arzt für Ihren Fall geeignet ist.

Mein Tipp: Vielleicht ist Ihr Arzt in der Beantwortung der Fragen nicht ganz ehrlich. Seien Sie aufmerksam, und achten Sie auch auf seine Körpersprache, Ausdrucksweise und indirekte Antworten, damit Sie erkennen, ob er versucht auszuweichen.

5 gefürchtete Fragen, die Sie stellen sollten

F1. Waren Sie schon einmal in einen juristischen Prozess verwickelt, der mit der Ausübung Ihres Berufes im Zusammenhang stand?

F2. Was war in Ihrer Erfahrung die schlimmste Komplikation bei einer Skoliose- oder anderen Operation?

F3. Wann haben Sie eine solche Operation zum ersten Mal durchgeführt und wie viele waren es seither?

F4. Fühlen sich Patienten im Kindesalter wohl bei Ihnen?

F5. Haben Sie etwas dagegen wenn ich mir eine zweite Meinung einhole?

Die Rote Fahne

Obwohl wahrscheinlich nichts Schlimmes ansteht kann es doch sein, dass gewisse Fakten über Ihren Chirurgen im Laufe Ihres Kontaktes offensichtlich werden. Halten Sie nach solchen roten Fahnen Ausschau – sie sagen Ihnen, dass Sie sich von diesem Fachmann besser fernhalten.

Zu solchen Warnsignalen gehören:

→ Wenn Ihr Operateur sich schon einmal vor Gericht verantworten musste

→ Wenn Ihr Arzt Ihnen ausreden möchte sich eine zweite Meinung zu holen

→ Wenn Ihr Chirurg mit Ungeduld auf Ihre Nachfragen reagiert

→ Wenn Ihr Arzt Ihre Entscheidung für oder gegen eine Operation beeinflussen möchte

→ Wenn Ihr Arzt die Behandlungsmethoden, denen Sie sich derzeit unterziehen, ablehnt

→ Wenn es in Hinsicht auf die Kosten und andere logistische Dinge Unklarheiten gibt

→ Wenn Sie auf Ihrer Suche nach Feedbacks auf große Komplikationen nach seinen Operationen stoßen

→ Wenn er von seinen Mitarbeitern schlecht bewertet wird

→ Wenn Sie in den Medien schon einmal etwas Negatives über diesen Chirurgen gehört haben

KAPITEL 13

Vorbereitung auf die Operation

Nachdem Sie nun alle wichtigen Entscheidungen getroffen haben, ist es jetzt an der Zeit, sich auf die Operation selbst vorzubereiten. Sie müssen vorausschauend handeln und sich bereits im Vorfeld sorgfältig auf den großen Tag vorbereiten. In diesem Kapitel mache ich Sie damit vertraut, welche entscheidenden Aspekte bei der Vorbereitung auf eine Skoliose-Operation zu berücksichtigen sind. Sie erhalten einen allumfassenden Leitfaden anhand dessen Sie sich medizinisch mit Tests und auch medikamentös vorbereiten können. Darüber hinaus finden Sie eine detaillierte Checkliste mit allem was Sie im Krankenhaus benötigen, um sich dort vor und nach der Operation möglichst wohl zu fühlen.

Der Entschluss für eine Skoliose-Operation ist in der Tat ein großer Schritt, der einige Spekulationen offen lässt, darunter auch was bekannte mögliche Komplikationen und unvorhersehbare Situationen angeht. Innerhalb wie außerhalb des Operationssaals treten immer wieder Notsituationen auf, die nur selten der Patient selbst zu verantworten hat, meist auch nicht das medizinische Personal. Sie sollten sich eventueller Komplikationen bewusst sein, um Risiken so weit es geht zu minimieren und ein erfolgreiches Ergebnis anzuvisieren.

1) Gymnastik, Fitness und Ernährung

Im Weiteren begleite ich Sie nun schrittweise bei der Vorbereitung auf den lang ersehnten Operationstag.

Je fitter und gesünder Sie vor der Operation sind, desto schneller werden Sie sich von dem Eingriff erholen.

Wenn Ihre Gesundheit in Ordnung ist, werden Sie die Strapazen einer Skoliose-Operation viel leichter wegstecken. Schon allein deshalb sollten Sie also daran interessiert sein, regelmäßig Sport zu treiben, denn je gesünder Sie vor der Operation sind, desto leichter gelingt die anschließende Regeneration. Regelmäßiger Sport vor der Operation wirkt sich in zweifacher Hinsicht positiv aus:

→ Sie bleiben fit und gesund

→ Es nimmt Ihnen die Anspannung und den Stress vor der Operation

Wahrscheinlich rät Ihnen Ihr Arzt vor dem Eingriff in Maßen Sport zu treiben, d.h., Sie sollten regelmäßig trainieren, es dabei aber nicht übertreiben.

Ihr Arzt sagt Ihnen vielleicht nicht ...

Nicht alle Operateure legen vorher ein spezielles Sportprogramm oder einen Ernährungsplan fest. Manche Fachleute empfehlen Ihnen ganz allgemein Gymnastik zu treiben und sich gesund zu ernähren. Dennoch sollten Sie sich genau erkundigen, welche Gymnastik für Sie empfehlenswert ist und welche Speisen Sie zu sich nehmen oder besser meiden sollten.

Übungsarten

Vielleicht empfiehlt Ihnen Ihr Arzt spezielle Übungen, um einige wichtige Ziele wie Flexibilität und bessere Beweglichkeit zu erreichen. Allgemein ist eine Kombination aus einem einfachen Aerobic-Training und Muskeltraining empfehlenswert. Das Aerobictraining enthält

Übungen um Herz und Lungen zu stärken, beispielsweise Gehen, Schwimmen oder Fahrradfahren.

Muskeltraining dagegen stärkt mit seinen Übungen die Muskeln in Beinen und Armen. Das ist entscheidend, denn nach der Operation müssen Sie sich mit der Kraft Ihrer Beine und Arme von einer Position in die andere bringen.

Was Sie nicht wussten ...

Ihr behandelnder Arzt möchte möglicherweise gar nicht, dass Sie vor der Operation übermäßig abnehmen – es sei denn, Sie sind stark übergewichtig. Sie werden ohnehin nach dem Eingriff Gewicht verlieren, daher kann eine kleine Notreserve in Form von ein paar überschüssigen Pfunden sogar hilfreich sein!

Zur Vorbereitung auf die Operation – Gymnastik, die Sie machen können

Here, we've discussed some of the most helpful forms of exercise you can follow to maintain and develop strength and ensure a speedy recovery for yourself.

a) Die Neutral-Null-Methode (NNM)

Mit speziellen Übungen erreichen Sie ein Ergebnis, dass sich nach der Operation als nützlich erweisen wird, denn nach der Operation werden Ihre Muskeln zunächst steif sein. Meist ist man als Patient dann nicht in der Lage sich zu beugen oder sich auch nur ein wenig umzudrehen.

Die nützlichsten Übungen sind solche, bei denen Sie wiederholt die großen Muskelgruppen im Körper anspannen und strecken. Sie machen ausgreifende Bewegungen und vergrößern damit Ihren Bewegungsradius. Üblich und zu diesem Zweck empfohlen sind:

- Gehen

* Fahrradfahren
* Joggen
* Schwimmen

b) Um Blutgerinnsel zu vermeiden

Gehen Sie die unten angegebenen Schritte durch. Damit haben Sie nützliche Übungen, die Sie nach Ihrer Skoliose-Operation gegen Blutgerinnsel schützen.

Befolgen Sie die Anweisung zu jeder einzelnen Übung.

Übung 1

* Strecken Sie langsam Ihre Zehen nach vorn, bewegen Sie sie vorsichtig Richtung Bettende.
* Jetzt versuchen Sie die Zehen wieder Richtung Kinn zu ziehen.
* Wiederholen Sie das 10mal.

Übung 2

* Beugen Sie vorsichtig eins Ihrer Knie.
* Jetzt lassen Sie Ihre Ferse über dem anderen Bein hinaufgleiten, Richtung Hüfte.
* Strecken Sie Ihr Bein langsam wieder und entspannen Sie sich.

Übung 3

Diese Übung kann im Liegen durchgeführt werden:

* bewegen Sie langsam aber kraftvoll Ihre Füße, als wollten Sie mit Ihren Fersen einen Kreis auf dem Bett beschreiben.

c) Zur Prävention von Lungenproblemen

Nach einer Skoliose-Operation kann es häufig zu Lungen- und Atemproblemen kommen. Um dem vorzubeugen, können Sie im Vorfeld einige Atem- und Hustenübungen durchführen.

Gehen Sie die folgenden Schritte durch. Das ist eine der einfachsten aber effektivsten Atem- und Hustenübungen für diesen Zweck.

- Atmen Sie tief und lange durch die Nase ein
- Halten Sie Ihren Atem, und zählen Sie bis 5
- Jetzt atmen Sie langsam wieder aus, nur durch den Mund
- Wiederholen Sie das 5mal
- Wenn Sie zum fünften Mal ausatmen, versuchen Sie vom Bauch aus kräftig zu husten

Weitere Hinweise erhalten Sie in *Ihr Plan für eine erfolgreiche Skoliosebehandlung und Vorbeugung*. Mit diesem Buch haben Sie eine reiche Quelle wertvoller Informationen zur natürlichen Behandlung Ihrer Skoliose an der Hand. Sie finden dort Details zu sämtlichen für einen Skoliosepatienten nützlichen Übungsarten, beispielsweise solche, die sich mit der Biegsamkeit beschäftigen, die das Gleichgewicht wieder herstellen sollen und die Sie stärken. Der Fokus liegt dabei auf der Kernstabilität.

Auf die Ernährung achten

Die Hauptsache hier ist die Ausgewogenheit. Wenn Sie sich auf eine Skoliose-Operation vorbereiten, sollten Sie sich so gut wie möglich an einen Ernährungsplan halten. Ihr Essen sollte nahrhaft und vollwertig sein, Ihnen Energie und Kraft für eine schnelle Erholung geben.

Hier ein paar nützliche Tipps für Sie:

→ Streichen Sie mindestens 6 Wochen vor der Operation überschüssige Kalorien und Fett aus Ihrem Speiseplan.

→ Planen Sie so viel Obst und Gemüse in Ihre tägliche Ernährung ein wie möglich, besonders kurz vor dem Eingriff. Der hohe Anteil an Ballaststoffen erleichtert Ihnen die Verdauung, die nach einer solchen Operation ansonsten Schmerzen bereiten kann.

→ Trinken Sie regelmäßig so viel Wasser und nehmen Sie so viel Flüssigkeit wie möglich zu sich.

→ Essen Sie regelmäßig, und bringen Sie Ihr Verdauungssystem nicht durch übermäßiges Essen oder Hungern durcheinander.

→ Nehmen Sie falls erforderlich Eisenpräparate zu sich.

→ Die letzten 8 Stunden vor der Operation dürfen Sie nichts essen und trinken.

→ Am Tag vor der Operation sollten Sie allgemein auf Salziges und auf Alkohol verzichten.

Für einen geeigneten Ernährungsplan schauen Sie in *Ihr Plan für eine natürliche Skoliosebehandlung und Vorbeugung*. Damit haben Sie einen allumfassenden Leitfaden mit Details zu Ihren Essensoptionen und Nährstoffen, die Sie in der Erholungsphase unterstützen werden, und die für die Gesundheit Ihrer Wirbelsäule und Ihrer Knochen allgemein förderlich sind.

2) Blutspende

Patienten verlieren normalerweise Blut bei einer Wirbelsäulenoperation. Wenn es nicht umgehend ersetzt wird, kann dies zu schwerwiegenden Systemschäden führen. Um sich vor solchen durch erhöhten Blutverlust bedingten Schäden zu schützen und auch um wertvolle Zeit zu sparen, werden Sie bereits im Vorfeld darüber aufgeklärt was zum Thema Blut zu tun ist. Hier nenne ich Ihnen die wichtigsten beiden Optionen für eine gut vorbereitete und informierte Operation.

a) Autologe Blutspende

Ihr Operateur wird Ihnen dazu raten sich vor der Operation Blut abnehmen zu lassen. Bei diesem, auch autologe Blutspende genannten, Vorgehen werden Ihnen 2-3 Bluteinheiten abgenommen.

Wenn Sie sich dazu entschließen, Ihr eigenes Blut zu verwenden, werden Ihnen vielleicht im Vorfeld Eisenpräparate verschrieben, beispielsweise Ferrosanol. Sie können darüber hinaus regelmäßig Vitamin C zu sich nehmen. Aber auch wenn Sie sich mit diesen Zusatzstoffen versorgen, sollten Sie ausreichend Obst und Gemüse essen und viel Flüssigkeit zu sich nehmen, denn eine Eisengabe kann zu Verstopfung führen.

Kommt es auf Grund der autologen Blutspende zu Schwierigkeiten während der Operation?

Nein, nicht wirklich. Wenn Sie gesund sind, wird der Blutverlust sehr schnell ausgeglichen, lange vor der Operation. Vielmehr vermindert eine Eigenblutspende die Risiken, die mit einer Blutspende verbunden sind. Nehmen Sie unbedingt 3-4 Stunden vor der Blutentnahme eine nahrhafte Mahlzeit zu sich.

Für wen ist eine Eigenblutspende nicht geeignet?

Ihnen wird von einer Eigenblutspende abgeraten wenn Sie

- ✓ weniger als 30kg wiegen
- ✓ Sie anämisch sind
- ✓ Sie gesundheitlich nicht fit oder sogar geschwächt sind

b) Blutbank oder ausgewählte Spender

Diese Option kommt in Frage wenn Sie zu geschwächt sind, um Ihr eigenes Blut zu spenden oder dies aus anderen Gründen nicht wünschen. In dem Fall benötigen Sie einen freiwilligen Spender. Wählen Sie jemanden aus der Familie, einen guten Freund, oder nehmen Sie die Dienste einer Blutbank in Anspruch.

Sowohl die Bluteinheiten einer autologen Blutspende als auch die eines freiwilligen Spenders werden einer Reihe von Tests unterzogen, um ihre Eignung zur Transfusion zu überprüfen.

c) andere Methoden

Ihr Operateur wird nicht nur für ausreichende Blutkonserven vor der Operation sorgen, sondern weitere Maßnahmen treffen, um den Blutverlust während der Operation zu minimieren. Zu den infrage kommenden Maßnahmen gehören:

- Hypotensive Anästhesie – als effektiv anerkannte Methode zur Minimierung des Blutverlustes während eines operativen Eingriffs. Hypotensive Anästhesie kann sowohl bei einer örtlichen als auch bei einer Vollnarkose eingesetzt werden. Bei dieser Technik wird eine Unterspannung erzeugt, die zur Erweiterung des arteriellen

Systems führt. Studien belegen, dass wenn der arterielle Druck während einer Operation bei 50mmHg gehalten wird, der intraoperative Blutverlust um das 2-4fache sinkt.

- Blutrückgewinnung – Diese Technologie, die zwar etwas kostspieliger ist aber an Beliebtheit gewinnt, fängt während einer Operation 50% Ihrer roten Blutkörperchen auf. Bei dieser Technik wird das Blut des Patienten aufgefangen und dann, sobald dies während der OP erforderlich ist, über eine Transfusion wieder zugeführt.

- Normovolämische Blutverdünnung – auch bei dieser Technik geht es um die Reduktion des Verlusts roter Blutkörperchen. Zu diesem Zweck wird zunächst Blut entnommen bis der Level nach der Blutverdünnung bei 9g/dl oder höher liegt (ein Prozess, bei dem der Flüssigkeitsgehalt im Blut erhöht wird). Sobald das geschehen ist, wird das Volumen mit der Kristalloidlösung aufrecht erhalten und die Operation kann bei normalem Blutdruck durchgeführt werden. Anschließend, nach Ende der Operation, wird die überschüssige Flüssigkeit herausgetrennt und das Blut, das zu Beginn entnommen wurde, dem Patienten wieder zugeführt.

- Erythropoietin – Erythropoietin (EPO), eine geeignete Alternative zur autologen Transfusion, ist im Grunde ein Hormon, das dem Patienten unmittelbar vor dem operativen Eingriff zugeführt wird. EPO erhöht den Hämoglobingehalt auf ein Level, bei dem ein Blutverlust unproblematisch ist.

3) Untersuchung und Tests

Vor einer Skoliose-Operation werden verschiedene medizinische Tests und Untersuchungen durchgeführt, die zwei wichtige Ziele verfolgen:

→ sicherzustellen, dass der Patient gesundheitlich fit und damit operationsfähig ist
→ einen Leitfaden für den operativen Eingriff zu erstellen

Zu so einer Voruntersuchung werden Sie mindestens 1-2 Wochen vor Ihrer Operation gebeten. Möglicherweise müssen Sie an diesem

Tag je nach Tests und Untersuchungen, die Ihr Operateur empfiehlt, mehr als 5-6 Stunden im Krankenhaus verbringen.

(a) Körperliche Untersuchung

Wahrscheinlich ist das erste eine gründliche körperliche Untersuchung. Dabei wird auf Dinge wie Fieber, Blutdruck und Herzrate geachtet. An dieser Stelle soll ausgeschlossen werden, dass Sie an irgendwelchen Grunderkrankungen leiden, die vor der Operation behoben werden müssten.

(b) Spezielle Tests

Abgesehen von diesem einfachen Gesundheitscheck müssen Sie sich vielleicht einer Reihe anderer Tests unterziehen, mit denen untersucht wird, ob Sie hinreichend fit für die Operation sind. Im Folgenden einige der häufigsten Untersuchungen sowie deren Zweck.

11. **Röntgenaufnahmen** – haben hauptsächlich die Aufgabe, dem Operateur die Planung des Eingriffs zu erleichtern. Ihr Arzt muss im voraus planen, wo er Schrauben, Stäbe, Haken und Ähnliches platziert.

12. **Pulmonare Funktionstests (PFT)** – Diese Untersuchung wird bei schwerwiegenden Krümmungen empfohlen. Ansonsten ist dieser Test empfehlenswert wenn Sie Atemprobleme haben oder kurzatmig sind. Das kann, muss aber nicht mit der Krümmung zusammenhängen.

13. **Myelographie und MRT** – werden durchgeführt, um Dinge wie Syringomyelie, Diastematomyelie und ein gebundenes Rückenmark auszuschließen.

14. **Elektrokardiogramm (EKG)** – Dieser Test soll den Level Ihrer Herzfunktion bestimmen.

15. **Elektroenzephalogramm (EEG)** Mit diesem Test werden die Nervenimpulse getestet, die durch Ihre Wirbelsäule gehen.

16. **Blutuntersuchungen** – Sind eher Routineuntersuchungen, um noch einmal Ihre Blutgruppe sowie den Hämoglobinlevel zu überprüfen.

17. **Urintests** – Auch diese werden routinemäßig durchgeführt, um Auffälligkeiten festzustellen.

18. **Medizinische Fotos** – In den meisten Fällen wird Ihr Operateur vor und nach der Operation Fotos von Ihrer Krümmung machen wollen. Eine Gelegenheit dazu sind die Aufnahmeuntersuchungen.

4) Medikamente

Wenn es um die Medikamente geht, die Sie vor der Operation einnehmen dürfen/müssen, sollten Sie zwei Dinge wissen:

→ welche Medikamente Sie absetzen müssen

→ Medikamente, die Sie zur Schmerzlinderung etc. vor der Operation neu einnehmen müssen.

Zunächst müssen Sie Ihren Arzt unbedingt darüber informieren, welche freiverkäuflichen und rezeptfreien Medikamente Sie einnehmen. Beispielsweise sind einige der häufigsten Schmerzmittel bei einer Wirbelsäulenoperation kontraindiziert und können sich auf die Anästhesie auswirken.

Hier einige wichtige Punkte zu der Einnahme von Medikamenten im Vorfeld Ihrer Skoliose-Operation.

→ nehmen Sie mindestens 2 Wochen vor der Operation keine blutverdünnenden Mittel mehr ein, beispielsweise Aspirin und Nahrungsergänzungsmittel auf Kräuterbasis wie Ginkgo Biloba, Vitamin E, Johanniskraut und Knoblauchtabletten.

→ Setzen Sie nonsteroide antiinflammatorische Medikamente (NSAID) und COX 2 Inhibitoren ab. Häufige Beispiele:

• Ibuprofen
• Advil
• Aleve
• Aktron
• Ketoprofen

Das sollten Sie wissen ...

Studien belegen, dass sowohl NSAID als auch Aspirin das Blutverlustvolumen während einer Operation erhöhen und auch nach dem Eingriff den Fusionsprozess der Knochen behindern.

→ Setzen Sie alle verschriebenen schmerzreduzierenden Medikamente ab, und halten Sie sich an die, die Ihnen Ihr Operateur empfiehlt. Möglicherweise müssen Sie folgende Mittel absetzen:

- Lodine
- Indozin
- Celebrex
- Relafen
- Ultram
- Voltaren
- Kataflam

→ Denken Sie unbedingt daran, Nahrungsergänzungsmittel auf Kräuterbasis mindestens 1-2 Wochen vor der Operation abzusetzen.

→ Gegen die Schmerzen wird meist Paracetamol oder Azetaminophen als sichere Option vor einer Operation empfohlen.

→ Nehmen Sie einige Wochen vor dem Eingriff zusätzlich ein Multivitaminpräparat zu sich. Ihr Arzt wird Ihnen etwas Geeignetes empfehlen können.

→ Möglicherweise verschreibt Ihnen Ihr Arzt auch ein Beruhigungsmittel, beispielsweise Valium, das Sie, falls erforderlich, vor der Operation zu sich nehmen können

Bevor Sie von zu Hause aufbrechen

Nachdem nun alle Modalitäten erledigt sind, sollten Sie sich nun überlegen, was noch zu Hause zu tun ist, bevor Sie zu Ihrer Operation aufbrechen. Es gibt eine Reihe an Vorbereitungen, die Sie treffen müssen – die Dinge packen, die Sie mit ins Krankenhaus nehmen wollen, Ihren Lebenswandel anpassen, in Ihrem Haus einige Dinge der neuen Situation entsprechend verändern.

Im Folgenden erhalten Sie eine genaue Anleitung, wie Sie sich und Ihr Haus auf die Operation vorbereiten können.

Ein neues Leben – Bereiten Sie Ihren Wohlfühlbereich darauf vor

→ Versuchen Sie in den Nächten vor der Operation ausreichend zu schlafen, treiben Sie regelmäßig Sport, und leben Sie gesund.

→ Hören Sie mit dem Rauchen auf, da es sich negativ auf die Knochenfusion auswirkt. Überdies kann es bei der Anästhesie zu Komplikationen kommen. Allgemein verlangsamt das Rauchen auch den körpereigenen Heilungsprozess.

→ Verzichten Sie möglichst einige Wochen vor der Operation auf Alkohol, da auch er die Selbstheilungsfähigkeiten Ihres Körpers beeinträchtigt.

→ Ordnen Sie die Dinge zu Hause anders an, so dass Sie sie besser erreichen, denn nach der Operation können Sie Routinetätigkeiten zunächst nur erschwert durchführen. Räumen Sie beispielsweise Gegenstände, die Sie häufig benutzen, aus den Oberschränken in die Unterschränke.

→ Bereiten Sie einige Mahlzeiten im Voraus zu und frieren Sie sie der Einfachheit halber ein.

→ Sorgen Sie dafür, dass Schalter, die Sie häufig betätigen, in Reichweite sind, beispielsweise der der Nachttischlampe.

→ Besorgen Sie sich Dinge, die Ihnen das Leben erleichtern, z.B. einen Schwamm und einen Rasierer mit einem langen Griff, damit Sie sich bequem baden und die Beine rasieren können. Sprechen Sie mit Ihrem Ergotherapeuten darüber, mit welchen Dingen und Ideen Sie tägliche Aufgaben wie Baden, Anziehen usw. leichter bewältigen können. Am Ende des Kapitels finden Sie eine Liste mit den zwanzig wichtigsten Dingen, die Sie mitnehmen sollten.

→ Räumen Sie Wege in Ihrem Haus frei, damit Sie ohne Probleme mit einem Gehstock dort herumlaufen können.

Entfernen Sie rutschige Fußbodenbeläge wie Läufer und Teppiche.

→ Gehen Sie noch einmal zum Friseur, da es eine Weile dauern kann, bis Sie sich die Haare wieder schneiden lassen können. In den Tagen nach der Operation werden Sie Hilfe beim Kämmen benötigen.

→ Achten Sie auf Ihre Haut, insbesondere die Haut am Rücken. Versorgen Sie jede Wunde, jeden Kratzer auf dem Rücken sofort.

→ Bezahlen Sie Ihre Rechnungen im Voraus und erteilen Sie möglichst Daueraufträge für einige Monate nach der Operation.

→ Nehmen Sie unbedingt vor der Operation noch alle Termine wahr, beispielsweise beim Zahnarzt, beim Gynäkologen, Steuerberater, Tierarzt usw.

→ Bereiten Sie sich emotional vor. Lernen Sie sich zu entspannen. Das hört sich vielleicht schwierig an, aber Sie müssen in der Lage sein, sich bewusst zu entspannen, um die Belastung durch die Operation tragen zu können. Üben Sie Entspannungstechniken, egal nach welcher Methode.

Wissen ist Macht

Besorgen Sie sich möglichst viele Informationen. Je mehr Sie wissen was Sie erwartet, desto besser für Sie.

Suchen Sie sich Unterstützung

Überlegen Sie sich, wer bereit wäre Ihnen zu helfen. Suchen Sie sich jemanden, der Ihnen nach der Operation hilft - Sie benötigen Unterstützung und Beistand.

→ Suchen Sie sich professionelle Hilfe, wenn die Angst vor dem bevorstehenden Eingriff Sie überwältigt.

→ Wenn Sie nicht verheiratet sind und allein leben, schauen Sie sich vorher in Ihrem Verwandten- und Bekanntenkreis nach Hilfe um.

→ Nehmen Sie angebotene Hilfe unbedingt an. Teilen Sie den anderen genau mit was Sie benötigen.

→ Nehmen Sie Kontakt zu Online-Skoliose-Hilfegruppen auf und zu Vereinigungen, die sich mit dem Zustand und den Folgen einer solchen Operation auskennen.

→ Weisen Sie Ihr näheres Umfeld darauf hin, dass Sie nach der Operation emotional ein wenig instabil sein können. Dann werden Ihre Freunde und Verwandte Ihnen Verständnis und Unterstützung entgegenbringen.

Darüber sollten Sie nachdenken ...

Wenn das die erste Operation Ihres Lebens ist kann das emotional schon sehr erschreckend und verwirrend sein. Bereiten Sie sich im Vorfeld mental auf die kommenden Monate vor.

---

20 Dinge, die Sie mitnehmen sollten*

1. Täglich einzunehmende Medikamente
2. Waschsachen
3. Slipper
4. Lippenbalsam
5. Musik (Kopfhörer)
6. Handy
7. Rückenkratzer
8. Tritthocker
9. Knielangen Bademantel
10. Kratzer
11. Gehstock
12. Glöckchen
13. Telefonnummern
14. Waschlappen
15. Erhöhten Toilettensitz

Wahre Skoliose-Geschichten: ...

Einigen Patienten, insbesondere den jüngeren, fällt es schwer, sich mental auf ihre Operation vorzubereiten.

Lara, ein 1,70m großer Teenager und zugleich eine begeisterte Schwimmerin, stand förmlich unter Schock als es hieß, ihre Skoliose müsse nun durch eine Operation behandelt werden. Sie hatte zwei lange Jahre eine Rumpforthese getragen und trotzdem stellte ihr Arzt bei der Abschlussuntersuchung fest, dass sie zwei Krümmungen in ihrer Wirbelsäule hatte, eine im Brustwirbelbereich (45 Grad) und eine in der Lendenwirbelsäule (55 Grad). Ihr wurde eine anterior-posteriore Spinalfusion und das Einsetzen von Stäben und Schrauben empfohlen.

Besonders einschüchternd für Lara waren die zahlreichen Tests, Untersuchungen und die begleitenden Nervositätsanfälle vor der Operation. Sie wurde einer Reihe von Tests unterzogen, musste ihr eigenes Blut geben, um einen Vorrat für eine mögliche Transfusion bei hohem Blutverlust während der Operation anzulegen. Es wurden weitere Untersuchungen durchgeführt, darunter ein EKG zur Beurteilung des Herzrhythmus, Bluttests, ein Blutgerinnungstest, Röntgenaufnahmen der Brust und Urintests.

Der bemerkenswerteste Teil der Vorbereitung war die Art und Weise wie sie und ihre Mutter sich für die entscheidenden Stunden bereit machten. Ihre Mutter sorgte dafür, dass ihre Tochter genügend Unterstützung erhielt indem sie die Nachricht unter ihre Freunde streute. Sie ließ sogar T-Shirts anfertigen und verteilte sie unter all ihren Freunden. Für Lara war das ein emotional sehr bewegender Moment als sie Bilder von all ihren Freunden sah, die das gleiche T-Shirt trugen.

Lara erinnert sich auch noch gern an ihren letzten Schultag vor der Operation. Ihre Freunde verabschiedeten sich sehr liebevoll von ihr, und sie bekam Geschenke, Blumen, Luftballons und Grußkarten. Im Krankenhaus selbst überwand sie ihre Nervosität indem sie den ganzen Tag über mit ihren Freunden sprach. Möglichst viel Zeit mit ihren Freunden zu telefonieren lenkte sie ab von der bevorstehenden Operation und ließ die ganze Strapaze erträglicher werden.

KAPITEL 14

Gebrauch von Anästhetika

D ie medizinische Forschung ist an einem Punkt angelangt, an dem eine schier unendliche Zahl an operativen Möglichkeiten zur Verfügung steht. Es gibt eine Vielzahl an Optionen zur Versorgung vor, während und nach einer Operation. Nachdem wir nun die Vorbereitungen durchgegangen sind und die Entscheidung für eine Operation gefallen ist, sollten Sie nun erfahren, wie eine solche Operation genau abläuft. In diesem Kapitel geht es um den entscheidenden Vorgang zu Beginn des operativen Eingriffs. Ich werde detailliert auf sämtliche Aspekte der Anästhesie bei einer Skoliose-Operation eingehen, von den anästhetischen Methoden bis hin zu den Highlights der medizinischen Forschung. Darüber hinaus gebe ich Ihnen einen genauen Leitfaden für Patienten zu der tatsächlichen Prozedur an die Hand. Ihm können Sie schrittweise den Ablauf sowie andere wichtige Details entnehmen.

Schlüsselbegriffe

Genaues Wissen ist entscheidend, um die große Reise Skoliose Operation so angenehm wie möglich zu gestalten. Wenn Sie das wichtigste medizinische Vokabular verstehen, ist Ihnen der Vorgang nicht mehr ein Buch mit sieben Siegeln.

In der medizinischen Welt gibt es mittlerweile eine unglaubliche Vielzahl an Möglichkeiten für Patienten mit schwerwiegenden

Erkrankungen, bei denen früher an eine Operation noch nicht zu denken war. Patienten, die vor der Operation an ko-morbiden Zuständen leiden, beispielsweise kardiovaskulären und Atemproblemen konnten aus Angst vor Komplikationen meist nicht operiert werden. Durch modernste anästhetische Möglichkeiten bekommen Sie potentielle Komplikationen in den Griff:

- die Atemwege werden freigehalten
- übermäßiger Blutverlust kontrolliert
- verlängerte Narkosezeit
- Umgang mit postoperativen Schmerzen

Bevor ich Sie weiter mitnehme in die erstaunliche Welt der Anästhesie, Ihnen die einzelnen Phasen der Verabreichung erläutere sowie die Art und Weise wie Ihr Arzt Sie narkotisiert, möchte ich Ihnen noch schnell die wichtigsten Begriffe nennen, die Sie in Bezug auf Ihre Operation kennen sollten.

a) Was ist Anästhesie?

Anästhesie ist die Gabe von Medikamenten an einen Patienten, zum Zweck der schmerzfreien Durchführung einer Operation an ihm. Je nach gewählter Narkoseart befindet sich der Patient dabei in unterschiedlichen Bewusstseinsphasen. Die Anästhesie ist ein hochspezialisiertes Gebiet der Medizin und erfordert sorgfältigste Bestimmung und Überwachung der Narkosemenge und Narkoseart, um kurz- oder auch längerfristige Komplikationen auszuschließen.

In der Sprache der Nichtmediziner ist Anästhesie die „Taubheit" in die Ihr Arzt Sie versetzt, bevor er einen operativen Eingriff an Ihnen vornimmt.

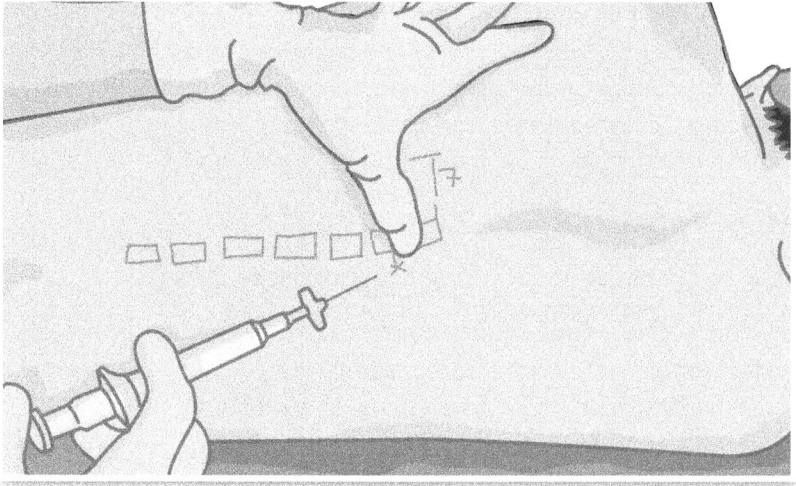

Grundsätzlich gibt es vier Arten von Anästhesie, die Ihr Arzt für die Operation auswählen kann:

1. Vollnarkose – das Bewusstsein ist komplett ausgeschaltet.

2. Regionale Betäubung – hierbei wird nur der Körperbereich betäubt, in dem Schmerzen zu erwarten sind. Der Patient bleibt bei Bewusstsein.

3. Örtliche Betäubung – ebenfalls bei vollem Bewusstsein, aber die genaue Stelle, die operiert wird, ist taub

4. Überwachte Anästhesie (MAC) – der Bewusstseinsgrad des Patienten wird fortwährend überwacht. Wie wach, wie sehr der Patient bei Bewusstsein ist wird jeweils durch den Anästhesisten so angepasst, dass er während des Eingriffs keine Schmerzen oder Unwohlsein empfindet.

Eine Skoliose-Operation findet gewöhnlich unter Vollnarkose statt, das Bewusstsein des Patienten wird dabei komplett ausgeschaltet.

b) Ihr Anästhesist

Ihr Anästhesist ist die wichtigste Person für die Dosierung und Überwachung der Narkotika während Ihrer Operation.

Ein Anästhesist ist ein Arzt, der nach dem Abschluss seines Medizinstudiums zusätzlich eine spezielle Ausbildung in Anästhesie absolviert hat. Die Dauer dieser Ausbildung variiert in den einzelnen Ländern. In den USA schließt sich beispielsweise an das vierjährige Hochschulstudium ein Postgraduiertenstudium von vier weiteren Jahren an.

Die hauptsächlichen Ziele

Der Anästhesist verfolgt drei hauptsächliche Ziele:

- Eine ausreichende Sedierung für den Beginn der Operation zu erreichen
- Den Patienten ausreichend wach zu halten, damit während der Operation Tests durchgeführt werden können, mit denen mögliche Komplikationen ausgeschlossen werden.
- Intra- und postoperativ Analgesie zu erreichen, d.h. während und nach der Operation Schmerzfreiheit zu gewährleisten.

Skoliose-Operation – Die Rolle des Anästhesisten

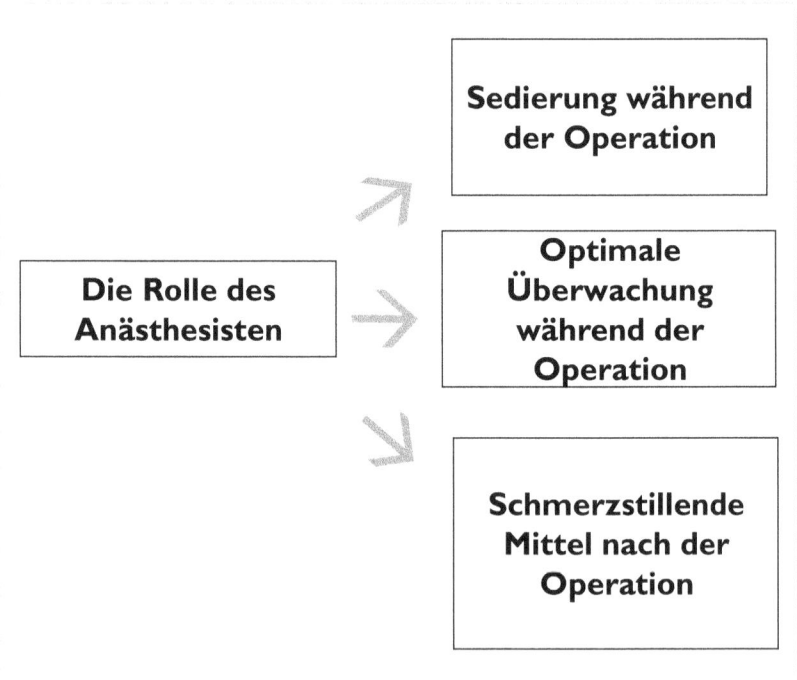

Sedierung während der Operation

Die Rolle des Anästhesisten

Optimale Überwachung während der Operation

Schmerzstillende Mittel nach der Operation

c) Narkotika

Ein Narkotikum ist ein Medikament, das sediert und den Bewusstseinszustand des Patienten verändert. Wenn Sie sich für eine Operation entschieden haben, wird Ihr Anästhesist im Laufe der Operation – vorher, währenddessen, nachher - verschiedene Mittel in verschiedenen Dosen verabreichen, um den erforderlichen Bewusstseinszustand und Schmerzlinderung zu erreichen. Im Folgenden mehr zu solchen Narkotika.

Untersuchung vor der Operation – die bestimmenden Faktoren

Der gesamte Verlauf Ihrer Skoliose-Operation hängt von der Anästhesie ab und er beginnt mit ihr. Daher ist es wichtig bereits jetzt mögliche Komplikationen vorauszusehen und sich dafür zu wappnen. In erster Linie muss Ihr Anästhesist aus folgenden Gründen eventuelle Komplikationen bereits vorher abschätzen:

* außergewöhnliche Länge der Operation
* Bauchlage des Patienten
* Menge des Blutverlusts während der Operation
* Regulierung der Körpertemperatur
* Untersuchung des Rückenmarks muss während der Operation möglich sein

Zudem wurde in einigen Fällen beobachtet, dass der Auslöser der Skoliose die Risiken, die im Zusammenhang mit der Anästhesie stehen, beeinflussen kann. Beruht die Skoliose beispielsweise auf einer neuromuskulären Erkrankung, können die Risiken der Anästhesie erheblich steigen. Es wird daher empfohlen, vor der Operation alle Faktoren genauestens abzuwägen und die dem Zweck angemessene Anästhesie auszuwählen.

Um Komplikationen aus dem oben Genannten vorzubeugen, wird Ihr Anästhesist vor der Operation einige standardisierte Parameter berücksichtigen. Diese Parameter, die die lebenswichtigen Körperfunktionen betreffen, möchte ich Ihnen im folgenden Abschnitt erläutern.

a) Beurteilung der Atemwege

Die Atemwege sind sicher der wichtigste Bereich, den der Anästhesist berücksichtigen muss, denn über sie sorgt er für die korrekte Intubation und die medizinische Versorgung. Aufgrund bestimmter Faktoren sind Skoliose-Patienten für Atemwegsprobleme empfänglicher als andere, dazu gehören folgende Situationen:

→ Wenn Sie im oberen Brustwirbel- oder im Halswirbelbereich operiert werden

→ Wenn in Ihrer Vergangenheit bereits Komplikationen bei einer Intubation aufgetreten sind oder Sie Ihren Hals nur eingeschränkt bewegen können

→ Wenn Ihre Halswirbelsäule instabil ist

→ Wenn Dinge wie eine Halo-Traktion zur Anwendung kommen

→ Wenn Krankheiten wie die Duchenne Muskeldystrophie vorliegen, die eine Hypertrophie der Zunge verursachen können.

Erforderliche Untersuchungen: Seitliche Röntgen-Aufnahmen der Halswirbelsäule mit Beugung, CT- und oder MRT-Aufnahme.

b) Atemprobleme

Patienten, die sich einer Skoliose- oder allgemein einer Wirbelsäulenoperation unterziehen haben häufig Atemprobleme. Bei Patienten mit einem hochgradigen Hals- oder Brustwirbeltrauma müssen im Vorfeld zusätzliche Vorkehrungen getroffen werden, damit es zu keinen Komplikationen im Atemsystem oder mit der Atemfunktion kommt. Insbesondere die Beatmung muss auf künstlichem Weg sichergestellt werden.

Im Allgemeinen bewirkt die Skoliose an sich bereits ein Lungendefizit und eine reduzierte Gesamtlungenkapazität (TLC). Für Nichtmediziner heißt das, dass ein Skoliose-Patient einem erhöhten Risiko ausgesetzt ist, Atemwegsprobleme zu bekommen, insbesondere im Verlauf der Operation. Aufgrund solcher potentiellen

Schwierigkeiten ist die Untersuchung der Atemfunktion bei der Vorbereitung auf die OP von so großer Bedeutung.

Erforderliche Untersuchungen: Röntgenbild Brust, Analyse des arteriellen Blutsauerstoffs, Spirometrie (FEV, FVC)

c) Kardiovaskuläre Probleme

Bei Patienten mit einer Skoliose kann es aufgrund der unten genannten beiden Ursachen zu einer Abnormität des kardiovaskulären Systems kommen. Eine der Operation vorausgehende Untersuchung und Suche nach eventuellen Risikofaktoren ist daher unbedingt erforderlich. Diese Ursachen sind:

→ Aufgrund spezifischer Krankheitsbilder, beispielsweise wenn der Patient unter muskulärer Dystrophie leidet

→ Als Folgeerscheinung der Skoliose, die zu einer Verdrehung des Mittelfellraums und einer pulmonalen Hypertonie führen kann.

d) Neurologisches System

Eine der wichtigsten Untersuchungen vor der Operation ist eine allumfassende neurologische Analyse, um irreversible Schäden während der Operation zu vermeiden. Aufgrund der folgenden beiden Ursachen ist eine genaue neurologische Untersuchung lebensnotwendig:

→ Bei Patienten, die sich einer Wirbelsäulenoperation unterziehen, besteht ein erhöhtes Risiko für weitere neurologische Schäden wenn eine Trachealintubation vorgenommen wird

→ Aufgrund nicht funktionierender Bulbusmuskeln kann bei Patienten mit muskulärer Dystrophie ein erhöhtes Risiko postoperativer Atemprobleme bestehen.

Die wichtigsten Narkotika

Der gesamte Anästhesievorgang während einer Skoliose-Operation beruht auf der Gabe von Narkotika in verschiedenen Stadien des Eingriffs. Es werden unterschiedliche Mittel und Narkotika verwendet, um zu jedem Zeitpunkt der Operation den gewünschten Effekt zu erzielen.

Der Vorgang

Zu Anfang möchte ich Ihnen die wichtigsten Schritte einer Skoliose-Operation vom Beginn des Eingriffs an erklären und Ihnen die verwendeten Narkotika für die gewünschten Resultate vorstellen.

Schritt 1 – zunächst bekommen Sie intravenös ein Narkotikum injiziert. In seltenen Fällen kann aufgrund von Risikofaktoren ein Schlafgas verabreicht werden. Die intravenöse Gabe enthält Propofol und Thiopental. Die Wirkung setzt sehr schnell, nach ungefähr 5 Minuten ein.

Schritt 2 – jetzt wird ein neuromuskulärer Blocker eingesetzt, der die Atemfunktion reduziert.

Schritt 3 – Endotracheal wird ein Röhrchen in die Luftröhre gesetzt. Auf die Augen werden Pads gelegt und die Augen dann verbunden.

Schritt 4 – Die Wirkung der Anästhesie wird während der gesamten Operation mit Hilfe einer Mixtur aus einem flüchtigen anästhetischen Gas, Sauerstoff und Nitroxid aufrechterhalten. Das Anästhetikum wird nun maschinell über das endotracheale Röhrchen gegeben, das zuvor eingesetzt wurde.

Wichtige Narkotika

Die Aufgabe des Anästhesisten beginnt vor der Operation und umfasst noch die Schmerzstillung nach der Operation. Die Technik, die er jeweils auswählt, hängt von einer Reihe von Faktoren ab, beispielsweise dem Ausmaß der Krümmung, der Art der verwendeten OP-Technik und, besonders wichtig, dem erforderlichen Maß an Überwachung während der Operation. Bevor wir an dieser Stelle weitergehen sollten Sie ein besseres Verständnis für diesen Mechanismus entwickeln. In Absprache mit den anderen Spezialisten wird der Anästhesist zunächst diesen letzten Punkt besprechen – die Frage nach dem Umfang der Überwachung während der Operation. Insbesondere wenn während der Operation das Rückenmark oder die Motorik verletzt werden kann, ist äußerste Konzentration gefragt. Die Überwachung findet dann über Tests wie den Stagnara Aufwachtest statt, die ich Ihnen in Kapitel 10 vorgestellt habe.

Jede Phase der Anästhesie, von der Gabe der ersten Medikamente bis zum Einstellen der Schmerzstiller nach der Operation, muss vorformuliert und überprüft werden. In diesem Abschnitt erkläre ich Ihnen welche Optionen Ihr Anästhesist bei der Entscheidung für die geeigneten Narkotika in Erwägung ziehen wird sowie die Möglichkeiten, diese zu verschiedenen Zeiten zu verabreichen:

1. Anfangsmedikation
2. Injektion
3. Intubation
4. Aufrechterhalten der Anästhesie
5. Überwachung während der Operation
6. Schmerzstillung nach der Operation

Im Folgenden eine detaillierte Erläuterung der einzelnen Punkte.

1) Anfangsmedikation

Die Goldene Regel in der Phase vor der Anästhesie lautet, dem Patienten möglichst kein Schlafmittel zu verpassen, insbesondere wenn bei ihm Komplikationen im Lungenbereich nicht auszuschließen sind. Der Anästhesist wird in dieser Phase andere Maßnahmen treffen und andere Medikamente wählen, von denen ich Ihnen hier einige nenne:

→ Möglicherweise entscheidet sich Ihr Anästhesist für den Einsatz eines Bronchospasmolytikums zur Regulierung der Lungenfunktion.

→ Für den Fall, dass bei Ihnen ein langer Schnitt gesetzt werden muss oder bei Ihnen eine Glasfaser-Intubation verwendet werden soll, wird er Ihnen ein antiallergenes Mittel oder Atropin geben.

→ Liegen ein oder zwei der unten genannten Risikofaktoren vor, bekommen Sie vielleicht eine Dosis Histamin-2-Rezeptorenblocker wie Ranitidin :

- Möglicherweise entscheidet sich Ihr Anästhesist für den Einsatz eines Bronchospasmolytikums zur Regulierung der Lungenfunktion.
- Für den Fall, dass bei Ihnen ein langer Schnitt gesetzt werden muss oder bei Ihnen eine Glasfaser-Intubation verwendet werden soll, wird er Ihnen ein antiallergenes Mittel oder Atropin geben.
- Liegen ein oder zwei der unten genannten Risikofaktoren vor, bekommen Sie vielleicht eine Dosis Histamin-2-Rezeptorenblocker wie Ranitidin :

→ Eventuell wird ein Speichelhemmer verwendet, wenn die Operation in Bauchlage durchgeführt wird, um zu verhindern, dass die Klebebänder, die das endotracheale Röhrchen halten, nass werden und sich dadurch lösen.

2) Injektion

Injektion ist der Begriff, der für eine bestimmte Form der Medikamentengabe an den Patienten verwendet wird. Um sich für eine der beiden Narkosemethoden, d.h. über Inhalation oder über einen intravenösen Zugang, zu entscheiden, sind Ihr allgemeiner Gesundheitszustand zum Operationszeitpunkt und die zu erwartende Schwierigkeit bei der Intubation zu berücksichtigen. In beiden Fällen jedoch benötigt der Patient bei jeder Art von Operation eine Präoxygenierung.

Neueste Studien sprechen sich gegen die Verwendung von Succinylcholin bei Patienten einer Skoliose-Operation aus, die bereits an Muskeldystrophie oder Denervierung leiden, was zu Erkrankungen wie Hyperkalämie führt. Darüber hinaus kann dieses Mittel auch eine bösartige Hyperthermie bei Patienten hervorrufen, die an King-Denborough oder einem Adenylat-Kinase-Mangel erkrankt sind .

Wurde bei Ihnen eine solche Erkrankung diagnostiziert, wird Ihr Anästhesist statt dessen einen non-depolarisierenden neuromuskulären Blocker für die Intubation verwenden.

3) Intubation

Die schwierigste Entscheidung Ihres Anästhesisten in dieser präoperativen Phase ist die Frage, ob er Sie intubieren soll während Sie schlafen oder wenn Sie wach sind. In nichtmedizinischer Sprache heißt Intubation, ein flexibles Plastikröhrchen in die Trachea, die Luftröhre, einzusetzen. Hierdurch wird der Atemweg freigehalten und die Medikamentengabe erleichtert.

Wahrscheinlich werden Ihre Möglichkeiten im Vorfeld mit Ihnen besprochen. Allgemein wird Ihr Anästhesist es vorziehen Sie im wachen Zustand zu intubieren wenn:

→ zu befürchten ist, dass der Magen nicht ganz geleert ist

→ Ihr Anästhesist Ihren neurologischen Zustand nach der Intubation überprüfen möchte, insbesondere wenn Ihre Halswirbelsäule instabil ist

→ Sie bereits ein Gerät zur Halsstabilisierung verwenden müssen, beispielsweise eine Halo-Traktion.

Liegt keine dieser Situationen vor wird zunächst das Anästhetikum injiziert und dann ein non-depolarisierender neuromuskulärer Blocker verwendet.

4) Aufrechterhalten der Anästhesie

Sobald die Anästhesie injiziert ist und Sie intubiert wurden, ist das nächste Ziel Ihres Anästhesisten die Narkose auf einem optimalen Level stabil zu halten. Das ist wichtig, damit Ihr Arzt Somatosensibel Evozierte Potentiale (SSEP) oder Motorisch Evozierte Potentiale (MEP) erkennen und auswerten kann.

Üblicherweise wird für eine stabile Narkose und eine kritische intraoperative Beobachtung die intravenöse Gabe von Propofol gewählt.

Für eine angemessene SSEP Überwachung wählen die Fachleute manchmal darüber hinaus eine Technik, bei der Nitroxid 60 % zusammen mit Isofloran zu weniger als 0,5 MAC verwendet wird. Dabei muss man im Hinterkopf behalten, dass bei Nitroxid 60 % eine Ausatmungs-Isofluran-Konzentration von mehr als 0,87% das Überwachen der MEP nahezu unmöglich macht .

Eine der größten möglichen Herausforderungen für einen Anästhesisten ist in diesem Stadium ein plötzliches Abfallen des arteriellen Drucks. Dies erfordert eine sofortige Anpassung der Narkosetiefe. Eine weitere potentielle Komplikation ist eine abrupte kardiovaskuläre Instabilität, die möglicherweise durch Stimulation des Hirnstamms und Reflexe des Rückenmarks entsteht oder durch hohen Blutverlust. Aufgrund der Distorsion des Mittelfellraums kann eine neue Technik erforderlich werden.

5) Überwachung während der Operation

Um Abnormitäten und schwere Komplikationen während der Operation zu bemerken muss unbedingt ein Minimum an Überwachung gewährleistet sein. Geeignete Narkotika sollen durch Maßnahmen wie NIBP, EKG, Pulsoximetrie, Kapnometrie und den Einsatz eines Ösophagus-Stethoskops für eine ununterbrochene Überwachung sorgen.

Die intraoperative Überwachung ist unverzichtbar, um sämtliche Komplikationen in den lebenswichtigen Körperpartien auszuschließen. Hier die Körperfunktionen, die während der Operation dringend beobachtet werden müssen, wenn Narkotika zum Einsatz kommen.

a) kardiovaskuläre Überwachung insbesondere wenn der Patient ungewöhnlich gelagert wurde oder starke hämodynamische Auswirkungen einer Thoraxoperation zu erwarten sind.

b) Überwachung der Atmung hauptsächlich durch das Verwenden der Ausatmungs-Kohlendioxid-Konzentration und des höchsten Luftröhrendrucks, um mögliche Atmungskomplikationen aufgrund einer verlängerten Narkose zu erkennen.

c) Überwachung der Körpertemperatur, da es bei einer überlangen Narkose zu Wärmeverlust kommen kann. Daher muss die Grundkörpertemperatur kontrolliert werden und durch den Gebrauch von warmer intravenös zugeführter Flüssigkeit oder auch Hilfsmittel wie einer Heizdecke reguliert werden.

d) Die Lagerung des Patienten muss je nach Situation zwischenzeitlich vielleicht verändert werden,

e) Überwachung des Rückenmarks insbesondere im kritischen Bereich zwischen T4 bis T9, wo die vaskuläre Versorgung minimal ist. Ihr Anästhesist wird während der Operation eine Reihe von Tests durchführen, um Komplikationen auszuschließen:

→ den Stagnara-Aufwachtest, ein essentieller Test zur Überprüfung der spinalen Motorfunktion

→ Somatosensibel Evozierte Potentiale (SSEP), sensorisch evozierte Reaktion, mit der bei sedierten Patienten während einer Wirbelsäulenoperation der sensorische Bereich überwacht werden kann

→ Motorisch Evozierte Potentiale (MEP), äußerst sensible Messung der Motorfunktion. Der Motorcortex wird elektrisch oder magnetisch stimuliert, um die Reaktionen zu messen.

→ Knöchel-Klonus-Test – dabei wird der Fuß gegen Ende der Operation oder während des Aufwachtests am Knöchel stark nach hinten gebogen und damit mögliche Wirbelsäulenschäden untersucht. Wenn es nicht zu wiederholten Bewegungen am Gelenk kommt, deutet dies auf eine mögliche Verletzung des Rückgrats hin.

6) Schmerzstillung nach der Operation

Um eine optimale Schmerzstillung nach der Operation zu gewährleisten, wird Ihr Anästhesist eine Reihe von Narkotika verwenden:

→ Parenterale Opioide, dazu gehören Opioide die über verschiedene Wege zugeführt werden, epidural, intrapleural und intrathekal

→ Epiduralanästhesie wird über einen während der Operation gesetzten Epiduralkatheter entweder allein oder in Kombination mit Opioiden gegeben.

→ Intrathekale Analgesie – bei ihr wird während der Wirbelsäulenoperation vor dem Verschließen der Wunde ein intrathekales Mittel injiziert.

Wahre Skoliose-Geschichten: Es geschieht in Sekunden!

Bei den meisten Patienten, besonders den jüngeren, setzt die Wirkung der Anästhesie innerhalb von Sekunden ein – der Patient kann sich dann nicht mehr erinnern, wann genau er das Bewusstsein verlor. Maria (Name geändert), eine 12-Jährige, machte bei ihrer Skoliose-Operation eine ähnliche Erfahrung. Wie alle Kinder in ihrem Alter war sie extrem nervös wegen des Eingriffs und furchtbar aufgeregt als sie zum OP-Saal gebracht wurde. Nachdem der Aufklärungsbogen unterschrieben war, hatte ihr Anästhesist sie darüber informiert, welche Narkotika verwendet werden. Sie verstand zwar nicht einmal die Hälfte, war aber dennoch dankbar dafür, dass er es ihr erklärte, denn dadurch fühlte sie sich wohler.

Bald darauf wurde sie dann in den OP-Saal gebracht. Dort erst wurde das Venflon injiziert, eine der Schwestern injizierte das Mittel. Maria wurde es sofort schwindlig, dann entspannte sie sich. Das war das letzte, an das sie sich erinnern konnte. Als sie aufwachte, war die Operation vorbei, und sie sah ihre Eltern, die neben ihr am Bett standen.

KAPITEL 15
OP-Varianten

Für Patienten mit einer solch starken Wirbelsäulenkrümmung ist ein operativer Eingriff der allerletzte Ausweg. In den vorigen Kapiteln habe ich Ihnen von Medizinern empfohlene non-invasive Methoden vorgestellt. Die sollten Sie zunächst ausprobieren, bevor Sie über einen operativen Weg das Fortschreiten Ihrer Krümmung zu stoppen nachdenken.

Sobald Sie also alles bedacht und die sicherlich nicht leichte Entscheidung für eine Operation getroffen haben, ist es wichtig, dass Sie die unterschiedlichen Vorgehensweisen bei einem operativen Eingriff verstehen. Natürlich wird Ihr Chirurg entscheiden wie er vorgeht. Dennoch hilft es Ihnen, wenn Sie verstehen, was die jeweilige Methode beinhaltet, warum gerade sie für Ihre spezielle Krümmung ausgewählt wurde und, was besonders wichtig ist, welche Vorteile und Risiken mit dieser Operationsweise verknüpft sind.

Skolioseoperation – aus der Vogelperspektive

Bevor ich zum nächsten Punkt übergehe ist es wichtig, dass Sie das Konzept von Skoliose-Operationen verstehen. Dieses Basiskonzept besteht aus zwei großen Teilen:

→ was genau während einer Skoliose-Operation gemacht wird

→ welche Vorangehensweise gewählt wird, um die Operation durchzuführen

Mit anderen Worten: Ihr Chirurg hat seine eigene Methode wie er eine gekrümmte Wirbelsäule korrigiert. Dennoch kann diese Methode je nach Art und Schweregrad Ihrer Krümmung sowie entsprechend Ihrer Krankengeschichte auf verschiedene Weisen durchgeführt werden. Der Operateur kann Ihre Wirbelsäule von vorne oder von hinten oder auch von beiden Seiten aus erreichen. Der jeweilige „Weg", über den der Chirurg sich Ihrer Wirbelsäule nähert, wird dadurch bestimmt, welche Seite ihm den besten Zugang gestattet und die Risiken der Operation minimiert.

Wie wir also festgestellt haben, müssen Sie, um die Operation an sich zu verstehen, erstens erfahren was der Eingriff alles umfasst und dann unterschiedliche Wege kennenlernen, über die die Operation durchgeführt werden kann. Daher stellt Ihnen vorliegendes Kapitel zwei Konzepte vor:

→ Teil 1: Operation – Was sie beinhaltet
→ Teil 2: Verschiedene Wege diese Operation durchzuführen

Als erstes wenden wir uns Teil 1 zu

Die meisten modernen Herangehensweisen an eine Skoliose-Operation verwenden eine Kombination aus verschiedenen Stäben, Haken und Schrauben, um die Krümmung Ihrer Wirbelsäule zu fixieren. Unabhängig von der genauen Methode, die der Chirurg für Sie ausgewählt hat, läuft ein konventioneller operativer Eingriff um eine Wirbelsäulenkrümmung zu korrigieren, in dieser Reihenfolge ab:

1. Mit langen Stäben wird Ihre Wirbelsäule in die korrekte Position gebracht

2. Verschiedene Schrauben und Haken werden dann eingesetzt, um diese Stäbe zu verankern und zu unterstützen. In Kapitel 16 erfahren Sie mehr über die Implantate.

3. Diese Stäbe sollen dann Ihre Wirbelsäule in der richtigen Position halten; mit ihrer Hilfe hat der neue Knochen, der dorthin transplantiert wird, dann Zeit, an dem vorhandenen Knochen festzuwachsen.

4. Sobald er mit diesem verwachsen ist, ist der Knochen in der Lage, die Ausrichtung Ihrer Wirbelsäule zu halten.

5. In den meisten Fällen verbleiben die Stäbe im Körper. Gewöhnlich rufen sie keine Schwierigkeiten hervor. Manchmal können diese Stäbe allerdings das weiche Gewebe um die Wirbelsäule herum reizen; dann entscheidet Ihr Arzt vielleicht dass sie operativ entfernt werden müssen.

Bei dieser Erläuterung handelt es sich mehr um die Vogelperspektive auf den gesamten Operationsprozess. Mit ihrer Hilfe sollen Sie erst einmal eine ganz grobe Vorstellung von dem Aufbau einer Skoliose-Operation erhalten. Eine genauere Beschreibung der Fusion und des Setzens von Stäben, Schrauben und Haken finden Sie in Kapitel 18.

In diesem Kapitel konzentrieren wir uns ausschließlich auf die verschiedenen Operationsarten, für welche Krümmungsarten sie besonders hilfreich sind und, besonders wichtig, die jeweiligen Vorteile und Risiken, die mit jeder Vorgehensweise verknüpft sind.

(A) Operation von vorne

Definition

Definitionsgemäß besagt die vordere Variante einer Skoliose-Operation, dass der Chirurg Ihre Wirbelsäule über einen vorderen Zugang erreichen wird. Der Begriff „anterior", der im Englischen dafür verwendet wird, bedeutet laut Wörterbucheintrag „weiter vorne" und erklärt damit an sich bereits die Operationsweise.

Meist wird dieser Zugang für Krümmungen folgender Kategorien vorgezogen:

→ Krümmungen der mittleren oder unteren Wirbelsäule
→ Schwere und starre Krümmungen, insbesondere bei Erwachsenen

Besonders häufig wird der vordere Zugang bei Krümmungen in der thorakolumbalen Region gewählt, d.h. T12-L1. Allgemein formuliert wird die Operation als Thorakotomie in folgenden standardisierten Schritten durch die Brust vorgenommen:

1. Ein Schnitt wird in die Brust gesetzt
2. Ein Lungenflügel wird entleert
3. Eine Rippe wird entnommen
4. Annäherung an die Wirbelsäule, Fusion wird vorgenommen

Um die vordere Methode noch besser zu verstehen, werde ich nun jeden dieser Schritte genau erläutern.

Schritt 1 – Einschnitt, Lungenentleerung, Entfernung einer Rippe

Ihr Chirurg geht bei der Wahl des Schnittes von dem Teil Ihrer Wirbelsäule aus, der gerichtet werden muss. Als erstes wird er dann einen Schnitt am Brustkorb entlang setzen oder am Unterbauch, das hängt von der genauen Lage der Kurve ab. Auch wenn der Namen einen anderen Eindruck vermittelt, genau genommen wird also bei der anterioren Methode ein Schnitt an der Seite gemacht, um an die Wirbelsäule zu gelangen.

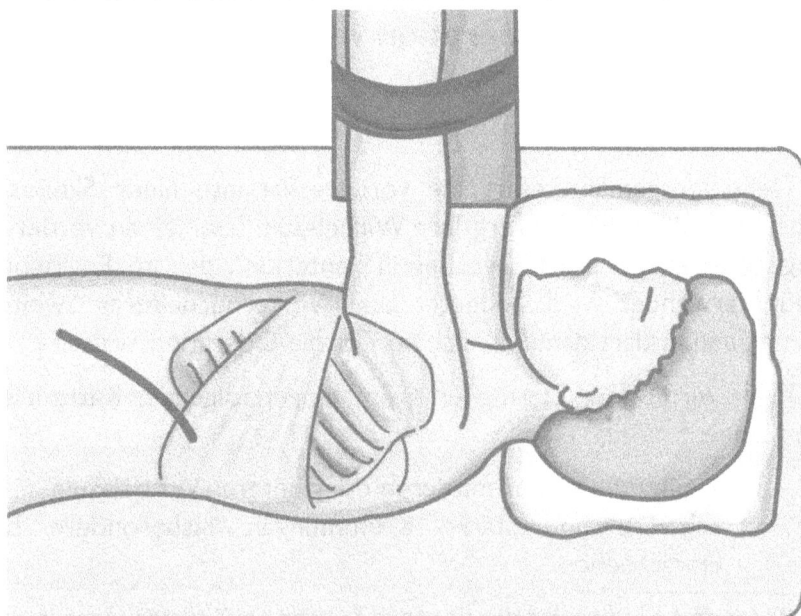

Schritt 1 – Einschnitt, Lungenentleerung, Entfernung einer Rippe

Interessante Tatsache ...

Die Rippe, die entfernt wurde, um die Wirbelsäule erreichen zu können, kann entweder während der Operation die Wirbelsäule unterstützen oder als Material, besser gesagt Transplantat für die Fusion verwendet werden. Die meisten Patienten erstaunt die Tatsache, dass die Rippe nach einer Zeit wieder nachwächst, besonders bei jüngeren Patienten.

Sobald der Schnitt gesetzt ist, wird der Chirurg die Lunge leeren und eine Rippe entfernen, um die Wirbelsäule freizulegen. Falls Ihre Krümmung in der thorakolumbalen Region besonders stark ausgeprägt ist, muss der Chirurg wahrscheinlich auch das Zwerchfell lösen, um Ihre Wirbelsäule noch besser erreichen zu können.

Schritt 2 – Entfernung einer Bandscheibe

Der Chirurg wird nun langsam aus der freigelegten Wirbelsäule das Bandscheibenmaterial zwischen den Wirbeln im Bereich der Krümmung entfernen. Das ist bei der vorderen Methode ein wichtiger Schritt, denn durch die Entfernung der Bandscheibe wird ein Bereich für die anschließende Fusion geschaffen.

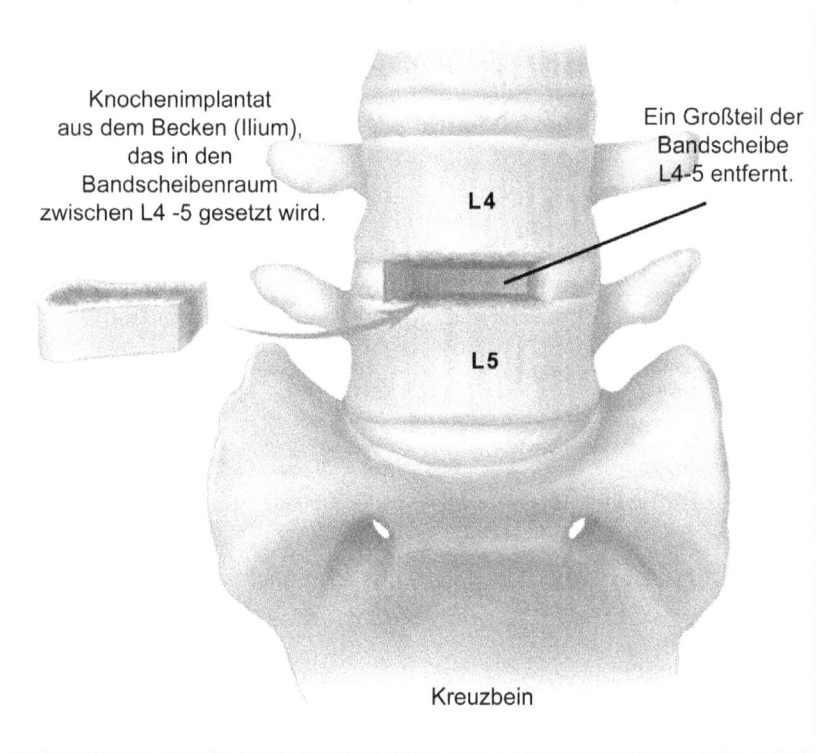

Knochenimplantat aus dem Becken (Ilium), das in den Bandscheibenraum zwischen L4 -5 gesetzt wird.

Ein Großteil der Bandscheibe L4-5 entfernt.

L4

L5

Kreuzbein

Schritt 3 – Das Setzen der Implantate

Um die Deformität zu korrigieren, wird der Chirurg nun in den vorderen Teil der Wirbelsäule einige Implantate setzen, darunter Schrauben und Stäbe. Bei der vorderen Vorgehensweise geschieht dies mit Hilfe einer einzelnen Schraube pro Wirbelsäulenlevel der Krümmung. Diese Schrauben werden dann auf jedem Level mit einem oder zwei Stäben verbunden. Dadurch wird eine Stauchung hervorgerufen, die schließlich zusammen mit der Drehung der Schraube die Korrektur der Wirbelsäulendeformität bewirkt.

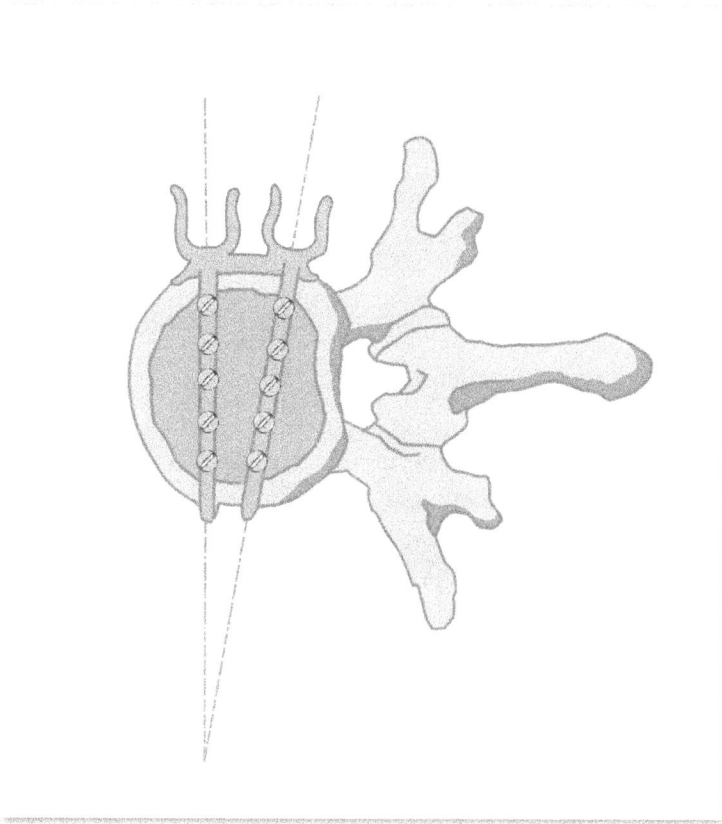

Schritt 4 – Fusion: Der Vorgang

Sobald die Implantate an die korrekte Position gesetzt wurden, wird die eigentliche Spinalfusion durchgeführt. Zu diesem Zweck wird die Knochenoberfläche zwischen den Wirbelkörpern angeraut, dann wird das Knochentransplantat in die Lücke gesetzt. Dieses Transplantat kann verschiedenen Stellen entnommen werden:

- Rand des Beckenknochens
- Entfernte Rippe
- Fremdtransplantatknochen
- Knochenersatzmaterial

In den meisten Fällen ist die Fusion nach 3 bis 6 Monaten abgeschlossen, in seltenen Fällen kann es auch ein Jahr lang dauern.

Schritt 5 – Der Schnitt wird geschlossen

Sobald Schritt 1 bis 4 durchgeführt sind, wird Ihr Chirurg die OP-Wunde schließen und einen Verband anlegen. Für den Fall, dass Ihre Wirbelsäule durch den Brustraum operiert wurde, wird überdies von der Seite aus eine Drainage gelegt, damit Ihre Lunge während der gesamten Operation und auch bei der nächsten völlig ausgedehnt bleibt.

Analyse

Bei jeder möglichen Operationsart gehen die Meinungen auseinander, sei es die vordere, die hintere, die Kombi-Methode oder auch die allerneueste Technik, bei der endoskopisch operiert wird. Die vordere Vorgehensweise bietet zwei große Vorteile für eine Skoliose-Operation: es besteht eine geringere Gefahr für Rückenverletzungen und es besteht ein geringerer Bedarf an Bluttransfusionen. Studien belegen, dass, obwohl diese Methode ursprünglich einfach nur die Wirbelsäule besser freilegen sollte, sie nun auch bevorzugt wird, wenn ein Zugang zur Aorta, zu den Nieren und deren Blutversorgung geschaffen werden muss. Ein Freilegen der hinteren Bauchfellseite, um größere Tumore zu entfernen, ist ein weiteres Anwendungsgebiet für diesen Ansatz.

Dennoch weisen andere Studien heute auf zwei zu erwartende schwerwiegende Nachwirkungen dieser Methode, und zwar sowohl ein erhöhtes Risiko beeinträchtigter Lungenfunktion nach der Operation, als auch ein vermehrtes Auftreten körperlicher Ausfälle im Vergleich zu der vorderen Vorgehensweise.

(B) Hintere Methode – Von hinten

Definition

Wenn Ihr Operateur Ihnen sagt, dass er bei Ihnen eine posteriore Vorgehensweise ausgewählt hat, meint er damit, dass er Ihre Wirbelsäule von hinten operieren möchte. Etwas deutlicher formuliert, bei der hinteren Methode macht der Chirurg einen langen, geraden Schnitt im Rücken und schiebt die Rückenmuskeln zur Seite, um Ihre Wirbelsäule für die Korrektur freizulegen. Sobald er Ihre Wirbelsäule erreicht hat, wird der Chirurg eine Vielzahl von Implantaten wie Stäbe, Schrauben, Drähte und Haken an Ihrer Wirbelsäule befestigen, die diese richten und so lange halten bis das Knochentransplantat vollständig angewachsen ist und damit die Krümmung korrigiert.

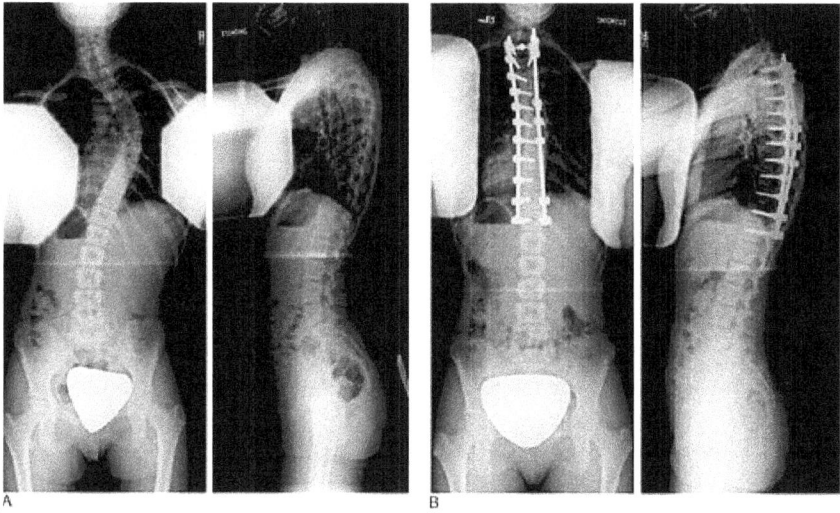

Hintere Methode – Von hinten - Bildliche Darstellung

Obwohl sie meist bei adoleszenter idiopathischer Skoliose (AIS) eingesetzt wird, kann die hintere Methode für beinahe alle Krümmungsarten verwendet werden. Der hintere Zugang ist sogar die gebräuchlichste und am meisten gewählte Herangehensweise für Wirbelsäulenoperationen.

Der Gesamtablauf bei einer Skolioseoperation mit der hinteren Methode ist ganz ähnlich wie oben für die vordere Methode beschrieben.

In den folgenden Abschnitten erkläre ich Ihnen sukzessive die einzelnen Schritte des Vorgangs:

Schritt 1 – Vorbereitung

Wie bei anderen Wirbelsäulenoperationen auch beginnt der Vorgang damit, dass Ihr Anästhesist die erforderlichen Narkotika auswählt. Sobald Sie sediert sind, werden ein Atemtubus sowie einige Schläuche in die entsprechenden Venen gelegt, um die Überwachung des Blutdrucks und der Herzfunktion während der Operation zu gewährleisten. Der wichtigste Zweck dieser Schläuche ist die kontinuierliche Kontrolle der Narkosetiefe, damit Sie während des gesamten Eingriffs tief schlafen.

Schritt 2 - Lagerung

Sobald Sie in Narkose und die erforderlichen Überwachungsapparate an Ort und Stelle sind, werden Sie in die richtige Position gebracht, damit die hintere Methode für Ihre Skolioseoperation durchgeführt werden kann. Dazu legt man Sie vorsichtig flach auf den Bauch. Auch Ihre Arme werden sorgfältig gepolstert, um jegliche Komplikationen oder Verletzungen auszuschließen.

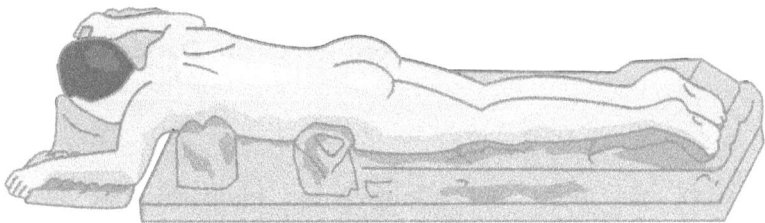

Lagerung - Die hintere Methode

Schritt 3 – Der Schnitt

Mit einer Vielzahl von Instrumenten macht Ihr Chirurg nun den wichtigen Schnitt, um von hinten Ihre Wirbelsäule zu erreichen. Hierzu wird in der Mitte des Rückens ein Schnitt gesetzt, der hinab in Richtung auf die Wirbelsäule geht.

Die Länge des Schnitts hängt von der exakten Lage Ihrer Krümmung ab. Meist verlängern die Chirurgen bei der hinteren Methode den

Schnitt lieber ein wenig über den für die Fusion erforderlichen Bereich hinaus.

Schritt 4 – Das Setzen der Implantate

Der Erfolg der Wirbelsäulenoperation hängt davon ab wie gut es Ihrem Operateur gelingt, die Wirbelsäule in ihrer ursprünglichen Ausrichtung zusammenzuhalten. Bei der hinteren Methode benutzen die Chirurgen vorzugsweise:

- zwei Metallstäbe (Edelstahl oder Titan)
- Haken, die an der Knochenplatte befestigt werden
- Pedikelschrauben, die an dem Fortsatz in der Mitte Ihrer Wirbelsäule befestigt werden
- Drähte, die diese Implantate zusammenhalten und die korrekte Ausrichtung sichern

Pedikelschrauben werden eingesetzt, um die Wirbel, die zusammenwachsen sollen, zu stärken

Positionierung der Pedikelschraube

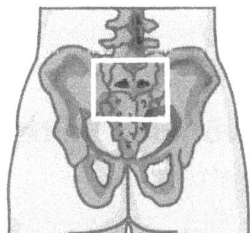

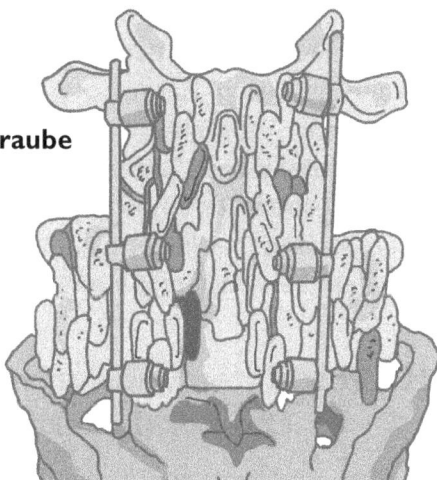

Pedikelschraube

Sobald alle Instrumente positioniert sind, wird der Stab, der speziell für Ihre Wirbelsäule gefertigt wurde, eingesetzt und die Krümmung korrigiert.

Schritt 5 – Festziehen

In diesem kurz dauernden aber entscheidenden Schritt wird Ihr Operateur als erstes überprüfen, ob alle Implantate am richtigen Platz sind und gut ausgerichtet wurden. Ist das der Fall werden sie alle zum letzten Mal fest angezogen.

Schritt 6 – Verschließen der Naht

Schließlich wird der Schnitt vernäht und der Verband angelegt. Manchmal legt der Operateur zum weiteren Schutz des Schnittes nach der Operation eine Drainage in die Wunde.

Analyse

Die hintere Methode ist bei weitem die häufigste Vorgehensweise bei einer Wirbelsäulenkorrektur. Studien belegen, dass bei Krankheitsbildern wie einer Skoliose die hintere Methode eine effektive operative Behandlungsmöglichkeit darstellt, mit Hilfe derer die schwerwiegenden Komplikationen des vorderen Eingriffs zu umgehen sind.

Obwohl die Operation häufig von hinten durchgeführt wird, kann es doch auch in diesem Fall zu potentiellen Komplikationen kommen. Dazu gehören mögliche Gewebe- oder Nervenschädigungen durch unsachgemäßes Setzen der Implantate, eine verzögerte oder falsch gesetzte Verbindung und Druck auf die Haut durch die Verbindungsstücke bei Patienten, bei denen nicht ausreichend viel Gewebe über dem Implantat vorhanden ist.

(C) Von hinten und von vorne/von der Seite Das kombinierte Vorgehen

Eine Skoliose-Operation ist für Patienten, die an einer Skoliose leiden, wahrscheinlich der letzte Ausweg. Die dabei verwendete Technik hat große Auswirkungen auf die Erfolgsaussicht des gesamten Behandlungsprozesses. Diese Tatsache macht es für die Wissenschaft desto dringender, immer neue Techniken für Wirbelsäulenoperationen zu entwickeln. Eines der Ergebnisse ist die kombinierte vordere und hintere Vorgehensweise.

Neueste Studien zeigen positive Resultate bei der Anwendung dieser Methode, doch die Meinungen gehen auseinander. Beispielsweise wurde festgestellt, dass bei besonders jungen Patienten mit dieser Methode das sogenannte Kurbelwellenphänomen ausgeschlossen werden kann. Darüber hinaus ist die kombinierte Methode oft gerade bei langen und starren Krümmungen hilfreich, ebenso bei spezifischen Krümmungen der Brustwirbelsäule. Studien belegen, dass im Vergleich zu der kombinierten Vorgehensweise selbst die hintere Methode allein nur bei adulter Lenden-Skoliose entsprechend effektiv ist, besonders bei einem Krümmungswinkel zwischen 40 und 70 Grad.

Das Kurbelwellenphänomen

Dabei handelt er sich um ein Phänomen, das besonders bei kleinen Kindern auftritt, also dann, wenn das Knochensystem noch nicht ausgereift ist. Bei dem Kurbelwellenphänomen kann man eine Krümmungsweise beobachten, bei der der vordere Anteil der versteiften Wirbelsäule auch nach dem Eingriff noch weiter wächst. Da der versteifte Anteil dies nicht kann, kommt es zu einer Verdrehung und es entsteht eine Krümmung.

Der Vorgang – Wie wird die kombinierte Methode durchgeführt?

Definitionsgemäß verwendet die kombinierte Skoliose-Operation beide Techniken, sowohl die vordere als auch die hintere. Jede verfolgt einen anderen Zweck.

Bei dieser Methode nimmt Ihr Chirurg sowohl den vorderen als auch den hinteren Weg. Grob zusammengefasst:

→ über den vorderen Zugang nähert der Chirurg sich der Wirbelsäule
→ über den hinteren Zugang führt er die Versteifung durch.

Warum in Kombination?

Sowohl die vordere als auch die hintere Methode haben ihre Einschränkungen. Versucht der Chirurg beispielsweise von hinten an Ihrer Wirbelsäule zu arbeiten, sind immer die Spinalnerven im Weg und blockieren den Vorgang. Das macht es besonders schwierig, Implantate zwischen die Wirbel zu setzen.

Aus diesem Grund haben sich die Mediziner der kombinierten Methode zugewendet, da sie die vielleicht effektivste ist, besonders bei stark ausgeprägten Krümmungen. In solchen Fällen setzt Ihr Arzt zunächst einen separaten Schnitt in den Bauch und wendet dann die vordere Methode an, um die Fusion in zwei getrennten Schritten durchzuführen.

Nun wollen wir uns genauer anschauen, wie die kombinierte Methode durchgeführt wird.

Die einzelnen Schritte

Der Vorgang beginnt mit der vorderen Methode, bei der der Chirurg, während Sie flach auf dem Rücken liegen, zunächst einen Schnitt in die Brustwand oder den Bauch setzt, je nach Situation. Das Bandscheibenmaterial zwischen den Wirbeln wird entfernt, um die Wirbelsäule flexibler zu machen. Wie bereits bei der vorderen Methode beschrieben wird auch hier eventuell eine Rippe entnommen, damit der Chirurg leichter an die betroffene Stelle gelangt.

Sobald er die Wirbelsäule von vorne erreicht hat, wird der Vorgang wie bei der vorderen Methode beschrieben durchgeführt und der Schnitt dann wieder geschlossen. Anschließend werden Sie umgelagert auf den Bauch und ein Schnitt wird in den Rücken gesetzt, um nun den hinteren Anteil der Operation durchzuführen.

Operationsarten – bildliche Darstellung

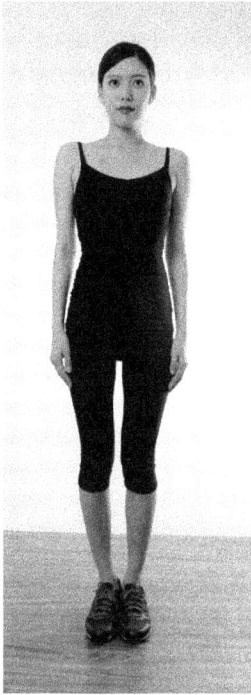

Von vorne

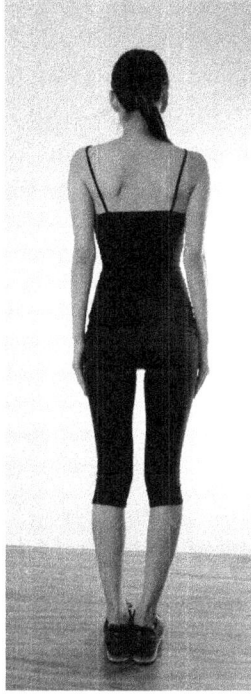

Von hinten

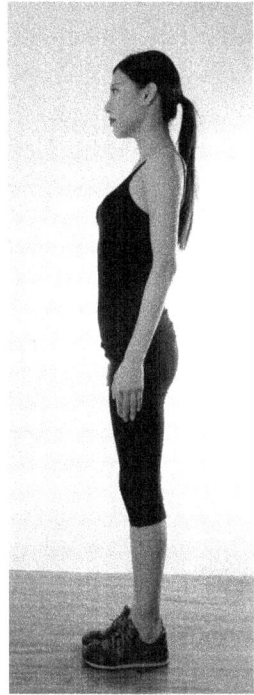

Kombinierte Methode – von hinten und von vorne/von der Seite

(D) Die endoskopische Vorgehensweise – minimalinvasive Technik

Die Welt der Medizin und der Chirurgie ist eine Welt ununterbrochenen Fortschritts, mit dem Ziel die bestmöglichen Erfolgsraten zu erreichen und den betroffenen Patienten so wenig wie möglich zu belasten. Eine minimalinvasive Technik, beispielsweise die endoskopische Technik, bietet dem Patienten eine Alternative zu der traditionellen offenen Methode, bei der ein Schnitt von mindestens 8-12,5cm Länge gesetzt und Knochenmaterial aus der Hüfte oder den Rippen entnommen wird. Statistiken zeigen, dass 27% aller Patienten auch 2 Jahre nach der offenen Operation noch Schmerzen in der Hüftgegend verspüren, daher wird eine minimalinvasive Technik immer häufiger vorgezogen.

In den letzten Jahren haben in sämtlichen Bereichen, auch bei Skoliose, Operationen mit minimalinvasiver Technik (MIS) enorm zugenommen. Bei einem minimalinvasiven Eingriff werden modernste Geräte verwendet, beispielsweise Endoskop-Kameras und andere, und es werden kürzere Schnitte gesetzt. Die Zahl an autologen Knochentransplantationen in minimalinvasiver Technik ist für Eingriffe wie der Spinalfusion erheblich angewachsen.

Wir wollen uns nun genauer anschauen, was eine Operation in endoskopischer Technik genau beinhaltet.

Definition

Grundsätzlich ist festzuhalten, dass ein Endoskop ein sehr kleines Instrument ist, das es dem Chirurgen ermöglicht in den Körper zu schauen. Das Gerät sitzt an einem Kabel und wird über einen minimalen Schnitt in den Körper eingeführt. Bei einer Skoliose-Operation erlaubt die endoskopische Technik dem Operateur sich den Brustraum und die Wirbelsäule auf einem Bildschirm genau anzuschauen. Dadurch wird die Korrektur der Wirbelsäule wie im Folgenden beschrieben erheblich erleichtert.

Wir wollen uns zunächst die idealen Kriterien ansehen und die Art von Patienten, für die sich eine Skoliose-Operation mit endoskopischer Vorgehensweise besonders eignet. Sie sind der ideale Kandidat für einen endoskopischen Eingriff, auch videounterstützte thorakoskopische Technik genannt (VATS), wenn:

- Sie eine Krümmung im thorakalen Bereich haben (Mitte der Wirbelsäule/Brustbereich)
- Sie bereits eine Wirbelsäulenoperation mit nicht zufriedenstellendem Ergebnis hinter sich haben

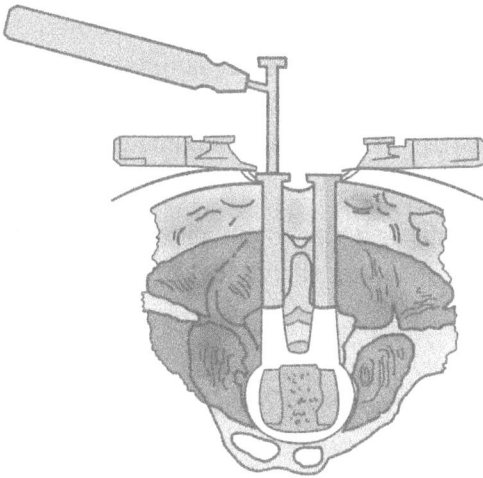

Kleine Zugänge werden zur Kurvenkorrektur für den endoskopischen Eingriff gelegt.

Die einzelnen Schritte

Die meisten Chirurgen halten sich bei der Durchführung einer endoskopischen Operation zur Behandlung Ihrer Skoliose an folgende Schritte.

Ihr Operateur wird zunächst ein Endoskop an einem kurzen Kabel befestigen und es richtig positionieren. Durch einen sehr kleinen Schnitt wird dieses Endoskop dann eingeführt, damit der Operationsbereich vergrößert auf einem großen Bildschirm betrachtet werden kann. Dann wird eine Reihe von Schnitten gelegt, jeder ungefähr einen Zentimeter lang, anstatt eines einzelnen großen

Schnittes. Ihr Chirurg legt damit einige tunnelartige Zugänge oder sehr enge Wege an, durch die die gesamte Wirbelsäulenkorrektur durchgeführt werden kann. Winzig kleine medizinische Geräte werden durch diese Tunnel eingeführt, um den Knochen zu transplantieren und zu verschmelzen.

Vorteil

Die endoskopische Technik wird allgemein als großartige Alternative zu konventionellen offenen Operationen gesehen. Das hängt mit einer Reihe von Ursachen zusammen. Studien zeigen ganz deutlich, dass eine vordere endoskopische kurze Verschmelzung bei einer Skoliose im Brustwirbelbereich maximale Kurvenkorrektur bei minimaler Narbenbildung bietet.

Aus diesen Gründen gilt das minimalinvasive Operieren als eine gute Option bei der Skoliosebehandlung:

→ Der gesamte Muskelapparat bleibt unverletzt

→ Es reduziert drastisch die Schmerzen und die Rekonvaleszenzzeit nach der Operation

→ Das umgebende Gewebe wird nur minimal geschädigt

→ Es reduziert auf Grund der geringeren Dauer und Intensität der Muskelverschiebung die Narbenbildung, zu der es bei der konventionellen Operationsweise kommt. Auch die geringere Schnittlänge führt zu weniger Narben.

→ Allgemein leidet der Patient unter weniger Unwohlsein und Verletzungen.

→ Es kommt zu geringeren Atemproblemen während und nach der Operation.

Doch auch bei Einsatz der endoskopischen Technik kann es zu Nebenwirkungen und möglichen Komplikationen kommen, obwohl die letztendlichen Auswirkungen variieren. Beispielsweise deuten Studien darauf hin, dass nach solchen Endoskop-Operationen Stabbrüche auftreten können. Diese Brüche müssen aber nicht unbedingt mit einer verminderten Kurvenkorrektur einhergehen.

(E) Thorakoplastik

Thorakale Skoliose

Wenn ein Patient unter thorakaler Skoliose leidet, tritt im Brustwirbelbereich eine Krümmung auf, also direkt hinter der Brust, daher entsteht ein Buckel. Wir wissen, dass bei einem Patienten mit Skoliose die Wirbelsäule eine S-Form bildet, die sein gesamtes Erscheinungsbild verändert. Befindet sich diese Kurve im oberen Bereich der Wirbelsäule, im Brustwirbelbereich, ist eine Deformität nach außen sichtbar, die allgemeinsprachlich als Buckel bezeichnet wird, den Patienten bucklig aussehen lässt.

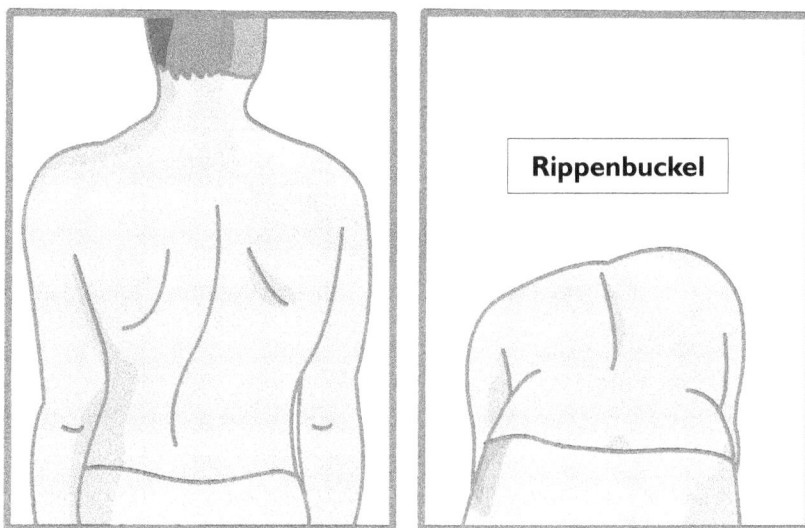

Rippenbuckel

In solchen Fällen muss der Buckel durch Kürzen oder Entfernen einiger ausgewählter Rippen beseitigt werden. Die Thorakoplastik ist bei Patienten mit thorakalen Skoliosekrümmungen ein übliches Verfahren, da es die nach außen hin sichtbare Deformität gut beseitigt. Wie der Name bereits andeutet eignet sich die Thorakoplastik besonders für Patienten mit thorakaler Skoliose oder vorstehenden Rippen im Brust- oder oberen Rückenbereich.

Thorakoplastik und Skoliose

Definitionsgemäß werden bei einer Thorakoplastik einige ausgewählte Rippen gekürzt oder entfernt, um den typischen Rippenbuckel zu beseitigen. Im Weiteren erfahren Sie mehr über diese Operationstechnik und ihre Relevanz bei einer Skoliose.

In den meisten Fällen wird eine Thorakoplastik erst nach der üblichen Krümmungskorrektur mit der vorderen/hinteren Technik oder einer der anderen zuvor besprochenen Methoden durchgeführt.

Die Vorteile

Insbesondere wenn eine adoleszente idiopathische Skoliose vorliegt wird, besonders bei der Verwendung von Pedikelschrauben, mit der Thorakoplastik oft eine bessere Korrektur des Rippenbuckels bei geringeren Lungenproblemen oder anderen verknüpften Komplikationen erreicht. Berichten zufolge gelingt eine Kurvenkorrektur mit einer Kombination aus Thorakoplastik und Spinalfusion besser als durch Verschmelzung allein.

Darüber hinaus ist die Thorakoplastik in Fällen, in denen sie mit der Spinalfusion kombiniert wird eine hervorragende Quelle für das benötigte Knochentransplantat.

Die Entfernung des Buckels ist nicht nur von medizinischem Vorteil, sondern hat für den Patienten auch kosmetische Bedeutung. Hinzu kommen das Unbehagen oder der Schmerz, den ein Patient mit einer solch stark ausgeprägten Deformität verspüren muss, wenn er sich auf einem Stuhl sitzend anlehnt. Durch die Thorakoplastik werden solche Buckel reduziert und das Wohlsein wiederhergestellt.

Der Vorgang

Die Anzahl an Rippen, die gekürzt oder entfernt werden müssen hängt insgesamt vom Ausmaß oder dem Schweregrad Ihrer Krümmung ab und auch von der Größe Ihres Rippenbuckels. Die Mediziner geben jedoch an, dass wenn ein sichtbares Ergebnis erzielt werden soll, mindestens 5 Rippen bearbeitet werden müssen.

In den meisten Fällen kommt, wie oben erwähnt, eine Thorakoplastik erst in Frage, wenn bereits eine Wirbelsäulenkorrektur durchgeführt wurde, der Rippenbuckel aber noch vorhanden ist.

Ihr Chirurg erreicht die ausgewählten Rippen, indem er die Knochenhaut (das Periost) öffnet. Dabei handelt es sich um eine äußere knochenbildende Schicht auf den Rippen, die eine ähnliche Aufgabe hat wie Baumrinde. Sobald dies geschehen ist, werden die ausgewählten oder markierten Rippen entfernt. Die offenen Enden werden dann nach unten gedrückt und schließlich mit Hilfe von Drähten verbunden und in Bohrlöchern fixiert. Die gekürzten Rippen werden dann, wenn sie vollkommen ausgeheilt sind, genauso stabil sein wie die ursprünglichen..

(F) Neueste Entwicklungen

Fusion – Grundvoraussetzung

Bislang waren operative Skolioseeingriffe immer besonders stark invasiv und extensiv. Operationen bedeuteten üblicherweise ein komplettes Freilegen der Wirbelsäule oder wurden endoskopisch vorgenommen in Kombination mit einer Spinalfusion, um die Krümmung zu korrigieren.

Aufgrund der potentiell schwerwiegenden Komplikationen und Risiken, die damit verknüpft sind, entwickelt die Medizin immer weiter neuere, sicherere und darüber hinaus immer weniger invasive Techniken zur Korrektur der Krümmung. Manche dieser Techniken haben sich in Studien bereits ausreichend bewährt, andere hingegen sind noch umstritten und werden mit immer neuen Modifikationen angewendet oder kommen nur für einige bestimmte Patienten in Frage. Nehmen Sie als Beispiel den modernen Luqué-Trolley. Bei ihm handelt es sich um eine mitwachsende Stabtechnik. Die Mediziner sind der Meinung, dass diese Technik im Umgang mit früh einsetzenden Skoliosen (EOS) bei jungen Patienten sehr nützlich sein könnte, allerdings in einer modifizierten Form, da es zu Abnutzungserscheinungen kommt und auch mit einem Risiko für spontane Fusionen einhergeht.

Operation ohne Fusion

Eine Wirbelfusion war immer der Hauptzweck eines operativen Eingriffs zur Wirbelsäulenkorrektur. Eine solche Verschmelzung, die üblicherweise offen vorgenommen wurde, war immer die am häufigsten angewandte Methode. Neueste Studien jedoch belegen eine hohe Erfolgsrate bei Operationen ohne Wirbelsäulenfusion. Operative Eingriffe ohne Wirbelsäulenverschmelzung sind minimalinvasiv und besonders nützlich, wenn es darum geht, eine Skoliose bei heranwachsenden Kindern zu behandeln. Bei Kindern mit früh einsetzender Skoliose (EOS) oder auch bei denen, die sich schon zu Jugendlichen entwickeln, bei denen aber die großen Wachstumsschübe noch ausstehen, sind Komplikationen im Zusammenhang mit invasiven operativen Eingriffen wie einer Wirbelsäulenfusion sehr wahrscheinlich. Selbst Behandlungsmethoden wie das Tragen einer Rumpforthese, also einer nicht-invasiven Vorgehensweise, bieten keine wirkliche Kurvenkorrektur. Sie halten vielmehr das Fortschreiten nur ein wenig auf und zögern das Operieren etwas hinaus.

Aus diesem Grund werden fusionslose Operationen als wichtige Alternative zur üblichen Wirbelsäulenfusion gesehen, besonders bei heranwachsenden Kindern.

Im Weiteren liste ich Ihnen einige der wichtigsten Neuerungen auf dem Gebiet der Skoliose-Operationen auf und erkläre Ihnen die jeweiligen Konzepte und Wirkungsweisen.

a) Verklammerung der Wirbelkörper

Bei diesem Vorgang werden entlang der vertebralen Wachstumsplatte Klammern angebracht, die das asymmetrische Wachstum der Wirbelsäule umlenken sollen. Ziel ist es, die Wachstumsrate auf der Vorderseite der Wirbelsäule zu reduzieren, damit die Seiten nachkommen können. Kontrollstudien zeigen in 80% aller Patienten, bei denen eine Verklammerung der Wirbelkörper als fusionsloser operativer Skoliose-Eingriff vorgenommen wurde, eine Verbesserung.

Mediziner geben an, dass die geeigneten Kandidaten für eine solche Operation zu der Altersgruppe der zwischen 8 und 11-jährigen gehören und einen Krümmungsgrad von 25 bis 35 Grad aufweisen.

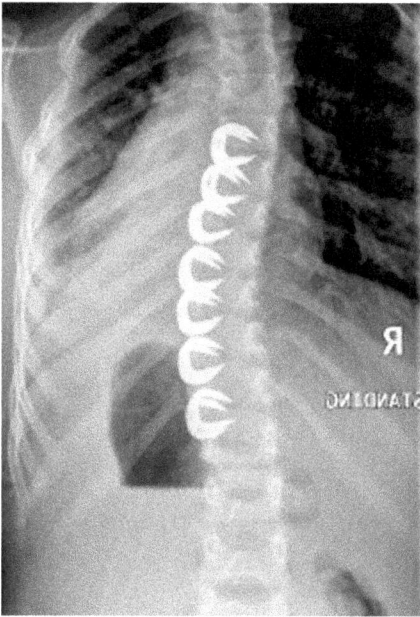

Verklammerung der Wirbelkörper

b) Vertikal expandierende Titan-Rippenprothese (VEPTR)

Bei der VEPTR handelt es sich um eine der neuesten Entwicklungen, die derzeit von den Medizinern näher analysiert wird, besonders im Zusammenhang mit kongenitaler Skoliose. Bei dieser Technik wird operativ ein Implantat in die kindliche Wirbelsäule eingesetzt, das im Laufe des Wachstums angepasst werden kann. Die Funktionsweise der VEPTR streckt die Brustwirbelsäule und lässt so das Wachstum der Brustwirbelsäule und der Lunge zu. Dies geschieht mit zunehmendem Alter und korrigiert schließlich die Krümmung.

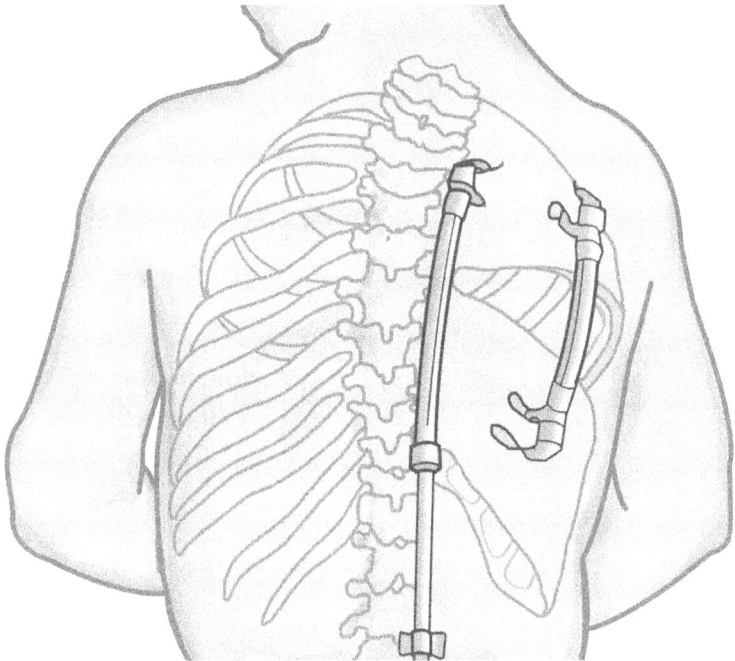

Vertikal expandierende Titan-Rippenprothese (VEPTR)

c) Medtronics SHILLA™ Wachstumsleitsystem

SHILLA™ ist Medtronics erste wachstumsgelenkte Apparatur, um Kindern mit einer früh einsetzenden Skoliose (EOS) das Wachstum zu erleichtern. Sie ist in Europa käuflich zu erwerben und eignet sich für sehr junge Kinder mit EOS. Ihr Nutzen liegt darin, dass sie das natürliche Wachstum zulässt und gleichzeitig die Deformität der Wirbelsäule ohne operativen Eingriff reduziert.

Bei Anwendung des SHILLA™-Konzepts wird zunächst der Krümmungsscheitel korrigiert, versteift und mit einem Set dualer Stäbe befestigt. Das SHILLA™-Konzept lenkt dann das Wachstum an beiden Enden der dualen Stäbe durch eine voreingestellte, vorgegebene Prozedur. Das Wachstum wird durch Pedikelschrauben ermöglicht, die außerhalb des Periosts eingesetzt werden.

Was bedeutet außerhalb des Periosts?

Wenn ein System außerhalb des Periosts verbunden oder eingesetzt wird, heißt das, dass die Schrauben nicht an der Knochenhaut oder der Membran des faserigen Bindegewebes befestigt werden.

Die Schrauben gleiten an beiden Seiten der Konstruktion entlang. Studien belegen, dass die Wirbelsäule schließlich in ihre natürliche Richtung wächst, wenn die Implantate angebracht sind. Dadurch wird Kindern mit EOS ein reguläres Wachstum ermöglicht.

Dieses innovative SHILLA™ -System wurde bei dem Spine Week Kongress in Amsterdam mit dem CE- (Conformité Européenne) Zeichen versehen, weil es kleinen Kindern mit einer lebensbedrohlichen Wirbelsäulenkrümmung eine geeignete Alternative zu schwächenden und einschränkenden Operationen bietet.

Das meint der Autor

Minimalinvasive und fusionslose Operationen scheinen in der Tat im Vergleich zu den herkömmlichen offenen Operationen zur Krümmungskorrektur die bessere Option zu sein. Sämtliche Arten von minimalinvasiven Eingriffen bei Skoliose bieten einige Vorteile, beispielsweise geringe Narbenbildung, verkürzte Erholungsphasen, geringerer Blutverlust und weniger Schmerzen. Einige dieser Operationen jedoch sind eher für Kinder mit gekrümmten Wirbelsäulen gedacht, in einem Alter also, in dem permanente Fusionen zu weiteren Komplikationen führen können. Auf der anderen Seite liegen zu den traditionellen Operationsweisen eher Langzeitstudien vor. Daher kommen sie noch häufiger zur Anwendung.

Es ist immer von Vorteil wenn Sie die Optionen, die zur Verfügung stehen, mit Ihrem Chirurgen besprechen, und zwar in Abhängigkeit vom Alter, von der Art. dem Schweregrad der Krümmung und, besonders wichtig, Ihrem Gesundheitszustand, bevor Sie sich überlegen, mit welcher Operationstechnik Sie Ihre Skoliose behandeln lassen wollen.

Wahre Skoliose-Geschichten: Der Unterschied der Technologie

Frau Richard (Name geändert) war ungefähr 49 Jahre alt als bei ihr eine Skoliose festgestellt wurde. Auf dem Höhepunkt ihres aktiven Lebens quälte sie der Gedanke daran unendlich, dass ihre Leistungsfähigkeit bald eingeschränkt sein würde. Die Vorstellung, dass alles, was sie über eine Skoliose-Operation wusste, war, dass sie schmerzhaft sein würde und dabei eine Vielzahl von Implantaten in ihren Körper gesetzt werden würde, war nicht sehr hilfreich.

Zwei Jahre später, als sie 51 Jahre alt war, traf sie einen Chirurgen, der ihr eine minimalinvasive Operation zur Krümmungskorrektur vorschlug. Bei dieser neuen Technik nähert man sich der Wirbelsäule über einen seitlichen Schnitt unterhalb der Rippen. Den Medizinern zufolge sind sowohl der Blutverlust und die Komplikationsrate als auch die allgemeine Erholungszeit bei diesen Techniken geringer. Es heißt, die Patientin war bereits 3 Wochen später wieder an ihrem Arbeitsplatz und führt nun ein ganz unabhängiges Leben.

KAPITEL 16

Die Ausrüstung, Instrumente des Operateurs

etzt haben Sie alles über die Vorbereitung auf die Operation erfahren. Ich habe Sie über mögliche Risiken aufgeklärt, aber Ihnen auch die Optionen dieser speziellen Operation vorgestellt. Jetzt ist es an der Zeit, das Verfahren selbst näher zu betrachten. Wir beginnen bei den Werkzeugen, die im Operationssaal benötigt werden, um die Wirbel miteinander zu verschmelzen. In diesem Kapitel stelle ich Ihnen daher die wichtigsten Instrumente und Werkzeuge vor, wie sie verwendet werden und noch einiges mehr.

Die Werkzeuge des Chirurgen

Scitdem der französische Chirurg Jules René Guérin darüber nachdachte, eine Skoliose operativ zu korrigieren, und Dr. Russel Hibbs die Operationsweise der Spinalfusion 1914 im New Orthopedic Hospital entwickelte, waren die Instrumente und Werkzeuge, die bei einer Skolioseoperation verwendet wurden, des Chirurgen beste Freunde.

Dann gelang Paul Harrington in den 1950er Jahren ein seither berühmter Durchbruch. In der von ihm entwickelten Vorgehensweise wurde ein einziger starrer Stahlstab verwendet, mit Hilfe dessen die Wirbelsäule begradigt werden sollte. Dieser Stab, nach seinem Erfinder Harrington-Stab genannt, war eines der ersten Werkzeuge der Skoliose-Chirurgie.

Die Instrumente und Werkzeuge, die im OP-Saal von den Chirurgen verwendet werden, sind der Schlüssel zum Erfolg, oder in Einzelfällen auch Misserfolg einer Skolioseoperation. Anhand konkreter Studien soll gezeigt werden, wie wichtig es für Chirurgen und Radiologen ist, vollkommen vertraut mit den Instrumenten für die Skoliose-Behandlung zu sein, und dass sie in der Lage sein müssen, jegliche Materialschäden in solchen Fällen einwandfrei zu erkennen, um angemessen zu reagieren.

Da also die Instrumente einer der entscheidendsten Faktoren sind, ist es für jeden, der sich einer Skoliose-Operation unterziehen muss, unbedingt erforderlich, diese Instrumente, ihr Einsatzgebiet usw. zu kennen.

Werkzeuge, die Sie kennen sollten

Die wichtigsten Instrumente und Ausrüstungsgegenstände Ihres Chirurgen können meist in zwei große Kategorien unterteilt werden:

1. Elemente zum Greifen der Knochen – Haken, Schrauben, Drähte und sublaminäre Drähte.
2. Längliche Verbindungselemente – Stäbe, Platten

Im Weiteren eine Reihe wichtiger Details zu dieser Ausrüstung

1. Stäbe

a) Harringtonstäbe

Wie weiter oben erwähnt handelt es sich bei der Harrington-Methode um eines der ältesten Konzepte zur Wirbelsäulenkorrektur, wenn auch mit der sich ununterbrochen entwickelnden Technologie immer neue Methoden ihre Spuren auf dem Feld der Spinalchirurgie hinterlassen.

Die Harrington-Methode erreicht eine Korrektur der Wirbelsäule, indem sie sie stärkt und umlenkt. Vor ihrer Einführung ging man eher rudimentär vor. Die Operation wurde ohne Metallimplantate durchgeführt und nach der Operation wurde ein Gips angelegt sowie ein Streckverband, um die Wirbelsäule gerade zu halten, bis die Verschmelzung stattgefunden hatte. Bei dieser Vorgehensweise war die Rate der missglückten Wirbelsäulenfusionen und der Pseudarthrosen jedoch sehr hoch, daher entwickelte sich die bahnbrechende Erfindung Paul Harringtons rasch zu der bevorzugten Option unter den Medizinern.

Spinalfusion

Stahlstäbe unterstützen das Verschmelzen der Wirbel

Knochentransplantate werden gesetzt, die mit dem Knochen verwachsen und so die Wirbel verschmelzen sollen

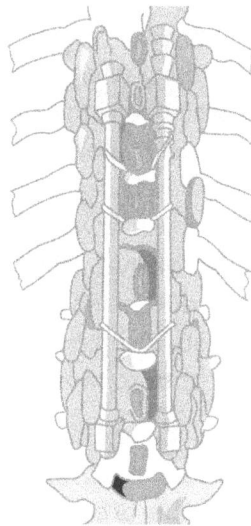

Worum geht es nun eigentlich bei der Harrington-Methode?

Dr. Harrington hat ein metallenes Spinal-Implantatsystem entwickelt, das die Wirbelsäule gerade hält, bis die eigentliche Verschmelzung abgeschlossen ist. Ursprünglich verwendete das Harrington-System, das mittlerweile obsolet und überholt ist, eine Sperrvorrichtung. Dieses wurde mit Hilfe von Haken am oberen und unteren Ende der Krümmung befestigt und sollte dabei helfen die Wirbelsäule umzulenken, d.h. zu begradigen.

In der modernen Version der Harrington-Methode wird ein Stahlstab eingesetzt, der vom unteren Ende der Krümmung bis zum oberen verläuft. Nach der Operation müssen Sie einige Monate lang einen Gipsverband tragen und Ihnen wird Bettruhe verordnet. Von einzelnen Variationen abgesehen, besteht die Harrington-Methode aus folgenden Schritten:

- erstens wird ein Stahlstab benutzt, der vom unteren bis zum oberen Ende der Krümmung verläuft. Möglicherweise entschließt sich Ihr Chirurg auch dazu, zwei Stäbe einzusetzen, auf jeder Seite der Wirbelsäule einen.
- Dieser Stab wird dann mit Haken befestigt, die von in den Knochen eingesetzten Dübeln gehalten werden.
- Der Stahlstab wird nun in die Höhe gewunden, ähnlich wie wenn beim Auto ein Reifen gewechselt wird. Dann wird er an der richtigen Stelle befestigt, um die Wirbelsäule zu sichern.
- Jetzt ist der Boden bereitet für die anschließende Wirbelverschmelzung.
- Wie weiter oben erwähnt wird gewöhnlich für 3 bis 6 Monate Bettruhe verordnet. Für mindestens diese Dauer muss der Patient überdies einen Gipsverband tragen.
- Der Stahlstab verbleibt normalerweise im Körper, es sei denn, er verursacht Beschwerden.

Stabbrüche sind bei der Harrington-Methode höchst selten. Studien zeigen, dass selbst bei einer abgeschlossenen Fusion keine 10 – 15% der Stäbe brechen. Zwei Komplikationen stehen jedoch im Zusammenhang mit der Harrington-Methode, zu denen ich Ihnen kurz etwas sagen möchte.

i) Das Kurbelwellenphänomen

Dieses Phänomen tritt meist bei kleineren Kindern auf, besonders bei unreifen Knochen. Grob formuliert handelt es sich dabei um einen Krümmungsverlauf, bei dem der vordere Anteil der verschmolzenen Wirbelsäule auch nach der Operation noch weiter wächst. Da der verschmolzene Anteil jedoch nicht mehr wachsen kann, beginnt sich die Wirbelsäule zu verdrehen und entwickelt eine Krümmung.

ii) Das Flachrückensyndrom

Diese Komplikation tritt auf, wenn der untere Rückenanteil seine natürliche Innenkurve verliert, was auch als Lordose bekannt ist. Nach einigen Jahren können die Bandscheiben unterhalb der verschmolzenen Stelle nachgeben, dadurch wird es für den Patienten schwierig aufrecht zu stehen, vermehrte Schmerzen sind die Folge.

b) Cotrel-Dubousset-Hopf (CDH) System

Das wichtigste Ziel ist weiterhin ein optimales 3D-Gleichgewicht der Wirbelsäule, nicht die Prozentzahl, um die der Cobb-Winkel verbessert wird! Jean Dubousset

Dies ist eines der Segment-Systeme, bei denen zwei parallele Stäbe mit einer Vielzahl von Haken quer verbunden werden, um den verschmolzenen Wirbeln eine größere Stabilität zu gewähren. In jeden Teil der zu begradigenden Wirbelsäule werden die erforderlichen Implantate eingesetzt. Die beiden wichtigsten Funktionen der Cotrel-Dubousset-Hopf-Methode sind:

→ Korrektur der vorhandenen Krümmung
→ Korrektur der vorhandenen Rotation

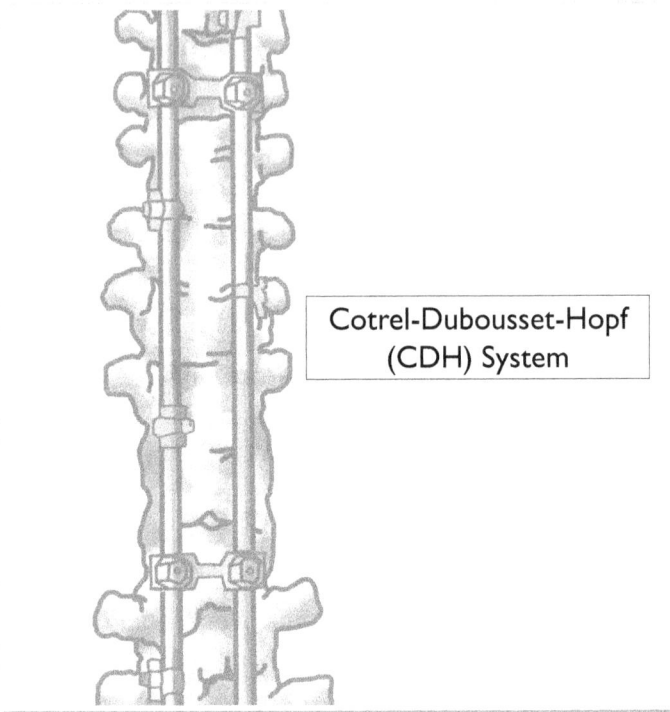

Cotrel-Dubousset-Hopf
(CDH) System

Eine der Kontrollstudien, die durchgeführt wurden, um die Effizienz dieses Systems zu bewerten, stellte eine Verbesserungsrate von ungefähr 66% fest. Interessanterweise lag, während nur 86% der Patienten angaben mit der Harrington-Methode zufrieden zu sein, die Rate bei Anwendung des CDH-Systems bei 95%. Die Operationsdauer und der Blutverlust dagegen sind bei dem CDH-System höher als bei der Harrington-Methode. Jedoch ruft dieses System nicht das Flachrückensyndrom hervor, das auf die Harrington-Methode folgen kann.

c) Die Texas-Scottish-Rite (TSRH) Implantate

Ein weiteres Segment-System, das TSRH-System hat einige Ähnlichkeit mit der Cotrel-Dubousset-Hopf-Methode, insbesondere da es ebenfalls parallele Stäbe nutzt, um die Krümmung zu kontrollieren und die Rotation wieder zurückzuführen. Dieses Verfahren geht jedoch noch einen Schritt weiter und verwendet glattere Stäbe und Haken. Der Hauptvorteil dieses Apparates ist, dass die Instrumente leichter entfernt oder angepasst werden können, falls später Komplikationen auftreten.

Andere Sets

a) Luqué-Trolley – Wir wissen jetzt, dass das Hauptrisiko der Harrington-Methode das Flachrückensyndrom ist. Der Luqué-Trolley wurde daher ursprünglich entwickelt, um die natürliche Lordose (natürliche Kurve) des unteren Beckenbereichs beizubehalten. Zusätzliche Komplikationen sind schwerwiegend, beispielsweise Korrekturverlust nach der Operation. Dennoch werden diese Instrumente bevorzugt bei Patienten mit neuromuskulärer Skoliose und bei Kindern mit Störungen wie Kinderlähmung verwendet.

b) WSSI – Das WSSI, bekannt als Wisconsin Segment-Wirbelsäulen-Implantat, wird allgemein als ebenso sicher angesehen wie die Harrington Stabmethode und die Luqué-Trolleys. Bei dieser Methode wird mit einem geeigneten Implantat die Basis des Wirbelfortsatzes für die Segmentbefestigung genutzt.

c) DDS – Das Dorsaldynamische Spondylodesis (DDS) System befindet sich in Deutschland noch in der Testphase. Es handelt sich dabei um ein halbsteifes System, das der Wirbelsäule im Vergleich zu anderen konventionellen Systemen größere Flexibilität bietet.

2. Haken

Traditionell wurden insbesondere Haken häufig benutzt, um die Stäbe an der Wirbelsäule zu befestigen. Sobald die Stäbe um die gekrümmte Wirbelsäule herum platziert sind, werden die Haken genutzt, um die Stäbe an ihrem korrekten Ort zu sichern. Pedikelschrauben sind eine weitere Option, um die Stäbe zu sichern und werden im kommenden Abschnitt vorgestellt.

Dieses Instrument wollen wir uns nun genauer anschauen, wie und wann es genutzt wird sowie verschiedene andere Aspekte.

Verwendung und Einsatz

Segment-Haken-Konstruktionen, die sehr häufig Teil von Implantat-Sets wie dem Cotrel-Dubousset-Hopf (CDH) System sind, werden seit den 1980er Jahren als Standard-Bestandteil operativer Skoliose-Eingriffe verwendet. Die Hauptursache für die immense Beliebtheit dieser Haken ist, dass sie dem Chirurgen die Möglichkeit eröffnen, eine Reihe von Haken im Kompressions- oder im Distraktionsmodus an demselben Stab entlang zu setzen.

Haupttypen Haken

Eine Reihe von Haken verschiedener Form und Größe werden je nach Alter des Patienten und Typ sowie Ausmaß der Krümmung vom Chirurgen gewählt. In diesem Abschnitt besprechen wir jeden dieser Hakentypen, außerdem die Details ihrer spezifischen Verwendung und ihres Gebrauchs.

1. Pedikelhaken

Wie der Name bereits andeutet, wird dieser Hakentyp an den Pedikeln Ihrer Wirbel befestigt. Genauer gesagt können Pedikelhaken an den thorakalen (Brust-) Wirbeln befestigt werden, T1 bis T10. (In Kapitel 1 finden Sie weitere Details zu Brustwirbeln). Die Pedikelhaken werden mit einer Hakenfasszange eingeführt, einem Pedikelpaser oder einem Hammer. Dabei zeigt der Hakenkopf immer nach oben. Alternativ kann eine Kombination aus diesen Instrumenten verwendet werden.

2. Supralaminärhaken

Die Supralaminärhaken werden im oberen Anteil der Lamina verwendet und immer in Abwärtsrichtung eingesetzt. Wie in Kapitel 1 erläutert überdeckt die Lamina den Rückenmarkskanal und bildet vom Wirbelkörper aus einen Ring um das Rückenmark, um diesem zusätzlichen Schutz zu bieten. Um den Haken setzen zu können, muss wahrscheinlich ein Rand der Lamina entfernt werden. Sobald dies geschehen ist, wird der Haken mit einem geeigneten Implantathalter eingesetzt.

3. Infralaminärhaken

Diese Haken, die meist auf der Höhe von T11 oder darunter verwendet werden, werden immer in Aufwärtsrichtung eingesetzt. Für den Einsatz dieses Hakentyps wird der Chirurg das Ligamentum Flavum von der unteren Laminaoberfläche lösen, wodurch der Knochen intakt bleibt.

4. Infralaminärhaken

Diese Hakenart, die sich durch ihren weiten Hakenkopf auszeichnet, wird gewöhnlich in einer Krallenkonstruktion des CDH-Systems verwendet. Der Haken kann sowohl in Aufwärts- als auch in Abwärtsrichtung eingesetzt werden und wird implantiert, sobald der transverse Fortsatz von weichen Gewebeanteilen befreit ist.

5. Repositionshaken

Ein Repositionshaken, der in allen vier oben genannten Varianten erhältlich ist, wird typischerweise an der Spitze einer Brustwirbelkrümmung angebracht, auf der Seite, auf der die Krümmung korrigiert werden soll. Der hauptsächliche Zweck von Repositionshaken ist, dass sie das Setzen der Stäbe erleichtern sollen, insbesondere bei größeren Krümmungen oder wenn die Krümmungen mit einer starken Lordose (Krümmung des unteren Rückenanteils) einhergehen.

3. Pedikelschrauben

Pedikelschrauben sind die neueste Entwicklung in der Implantattechnik. Durch sie können die verschiedenen Operationsmethoden noch verbessert werden, beispielsweise die hintere und die vordere Form. Dieses Instrument, das aus speziellen Schrauben für den Pedikelanteil des Wirbels besteht, wird nun für eine erhöhte Erfolgsrate und ein geringeres Vorkommen von Komplikationen verantwortlich gemacht.

Im Folgenden wollen wir uns zunächst einige wichtige Begriffe näher anschauen, die Ihnen bekannt sein sollten.

Begriffe, die Sie kennen sollten

(a) Pedikel

Ein Pedikel oder ein vertebraler Pedikel ist eine kleine, dichte, stammartige Struktur, die auf der Rückseite des Wirbels vorsteht. Wie auf der Abbildung zu sehen, verfügt jeder Wirbel über zwei verschiedene Pedikel.

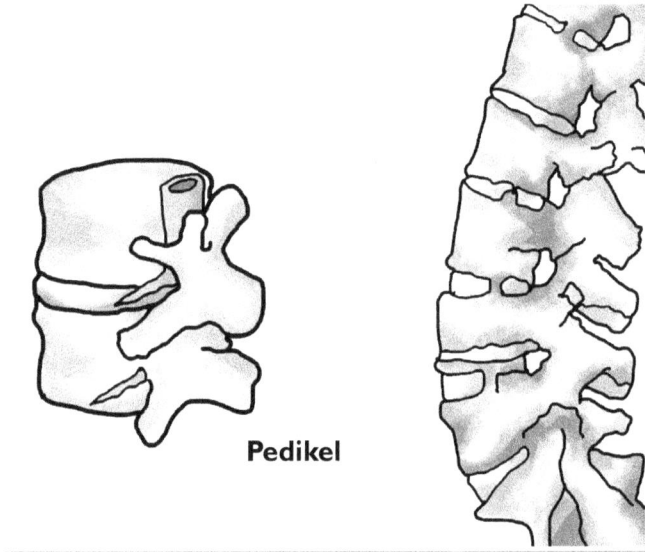

Pedikel

(b) Polyaxiale Pedikelschrauben

Die polyaxiale Pedikelschraube ist der neueste und am häufigsten verwendete Pedikelschraubentyp. Die polyaxiale Schraube wird aus Titan hergestellt, ist verkettet, der Kopf ist mobil. Diese Schraubenart ist MRT-kompatibel, widerstandsfähig gegen Materialerschöpfung und Abnutzung und in verschiedenen Größen erhältlich. Auf Grund ihres mobilen Kopfes kann die Schraube sich drehen, wodurch der Druck auf die Wirbelsäule aufgefangen wird. Ihr Chirurg kann aus verschiedenen Größen von 30 bis 60mm wählen, der Durchmesser variiert zwischen 5 und 8,5 mm.

Methode und Zweck

Pedikelschrauben werden verwendet, um die Wirbelsäulendeformität zu korrigieren. Im speziellen Fall einer Skoliose sind Pedikelschrauben ein Bestandteil von Implantatsets wie sie bei der Harrington-Methode verwendet werden und verfolgen zwei spezielle Ziele:

→ Stäbe und Platten an der Wirbelsäule zu befestigen
→ Einen bestimmten Bereich der Wirbelsäule zu versteifen, damit die Spinalfusion erleichtert wird.

Je nach genauer Lage der Krümmung (Brust-, Lenden- oder Sakralbereich) variiert das genaue Vorgehen. Allgemein jedoch gibt es einen bestimmten Weg wie die Pedikelschrauben eingesetzt werden. Hier eine kurze Beschreibung der einzelnen Schritte:

• Mit einem Röntgengerät oder der Fluoroskopie stellt der Chirurg fest, wie tief die Schraube eingesetzt werden muss.
• Sobald diese Tiefe ermittelt wurde, wird der Winkel, unter dem die Schraube eingebracht werden sollte, geschätzt und bestimmt
• Dann wird mit den geeigneten Instrumenten ein kleiner Kanal durch das Pedikel gebohrt.
• Schließlich wird die Schraube an dieser Stelle eingesetzt.

Effizienz und Beliebtheit

Pedikelschrauben werden typischerweise an den Pedikeln, den Seiten der Wirbel, angebracht. Sie dringen in den Knochen ein und halten so die Stäbe an ihrem Ort.

Es gibt ausreichend viele Studien, die die Effizienz von Pedikelschrauben zur Krümmungskorrektur belegen. So zeigt eine Studie vom Zentrum für Wirbelsäulenchirurgie/ Deutschen Skoliosezentrum, dass Pedikelschrauben für eine operative Korrektur sowohl zur Korrektur einer frontalen wie auch sagittalen Deformität bei thorakolumbaler und lumbaler Skoliose von weniger als 60 Grad geeignet ist. Die Ergebnisse zeigen außerdem, dass mit den Pedikelschrauben auch eine geringere Fusionsdauer einhergeht als bei der vorderen Fusion. Darüber hinaus sind mit den Pedikelschrauben eine bessere Kurvenkorrektur und eine verbesserte Lungenfunktion sowie nur minimale neurologische Probleme verbunden.

Eine weitere derartige Studie berichtet davon, dass im Vergleich zu Haken- oder hybriden Konstruktionen die Korrektur mit Pedikelschrauben bessere Korrekturergebnisse der Hauptkurve zeigt und weniger Behandlung im Anschluss erfordert. Die einzige Vorbedingung für eine steife Befestigung und eine verbesserte Korrektur der Deformität ist das Einhalten einer geeigneten Technik, die durch sorgfältige präoperative Analyse und Einschätzung festgelegt werden kann.

Neueste Forschungsergebnisse deuten außerdem darauf hin, dass Pedikelschrauben möglicherweise eine bessere Kurvenkorrektur ohne begleitende neurologische Probleme bietet, die bei der Verwendung von Segmentschrauben festgestellt werden.

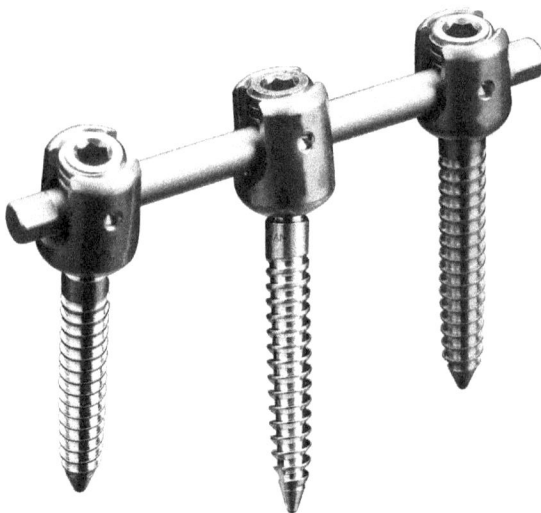

Effizienz und Beliebtheit

Segementhaken vs. Pedikelschrauben

Die Debatte, ob nun die Schrauben oder die Haken bei einer Skolioseoperation wichtiger sind, ist noch nicht abgeschlossen. Ursprünglich sollten die Pedikelschrauben die Segmenthaken ersetzen, die traditionell bei der Harrington-Methode verwendet wurden, einer der ersten Operationstechniken zur Behandlung von Skoliose.

Aus fachlicher Sicht gibt es zwei Gründe, weswegen Chirurgen Schrauben für eine bessere Option halten als die Haken, obwohl in beiden Fällen Komplikationen und Risiken bestehen. Die beiden Faktoren, die für Pedikelschrauben und gegen Haken sprechen sind:

• Die Schrauben können Spannungskräften auf der Wirbelsäule besser widerstehen als Haken

• Der Ort der Anbringung soll vorteilhafter sein als der der Haken

Man geht außerdem davon aus, dass bei der Verwendung von Schrauben ein kleinerer Teil der Wirbelsäule verschmolzen werden muss und dass der Patient auch weniger Blut verliert. Ein Teil der Mediziner ist darüber hinaus der Ansicht, dass es bei Haken geringere neurologische Komplikationen gibt als bei Pedikelschrauben.

Literaturangabe: Liljenqvist et al. Comparative Analysis of Pedicle Screw and Hook Instrumentation in Posterior Correction and Fusion of Idiopathic Thoracic Scoliosis, European Spine Journal. August 2002, 2.11 Nr.4, 336-343 cv.

4. Drähte

Moderne Operationsverfahren verwenden bei Skoliose eine Kombination verschiedener Werkzeuge und Implantate, die bestmögliche Ergebnisse für die Spinalfusion ermöglichen.

Gewöhnlich werden bei einer Skoliose-Operation Drähte zur Verbindung verwendet und gehören der zweiten Generation (1960er-1970er) der operativen Skoliose-Korrekturen an. Diese Systeme sollen der Harrington-Methode um einen Schritt voraus sein und versuchen, die mit ihr verknüpften Komplikationen zu umgehen.

Ein Beispiel dafür wie Drähte bei der Korrektur einer skoliotischen Krümmung verwendet werden, steht in Zusammenhang mit den Luqué-Instrumenten, ebenfalls ein Bestandteil der zweiten Generation. Bei dieser besonderen Technik werden zwei Stäbe an der Seite der Wirbelsäule platziert und mit Drähten befestigt.

Sublaminäre Verdrahtung – Heute

Danach kam die Zeit der sublaminären Verdrahtungstechnik, die auch heute noch – wenn auch selten - verwendet wird. Die sublaminäre Verdrahtung wird meist bei folgenden beiden Patiententypen vorgezogen:

→ Wenn die Knochen zu instabil sind, um Haken oder Schrauben zu halten
→ Wenn es auf Grund von Problemen mit den Nerven und Muskeln zu der Krümmung gekommen ist.

In letzter Zeit werden die Edelstahldrähte zunehmend durch Titanschnüre ersetzt. Die Mediziner weisen jedoch darauf hin, dass bei einem Patienten mit einer steifen Krümmung solche sublaminären Drähte leicht ausbrechen oder auch reißen können.

Drähte werden auch zur Fixierung von Krümmungen mit Implantaten der Wisconsin-Methode verwendet sowie im Falle einer dorsalen Säulenstimulation, einem operativen Eingriff, mit Hilfe dessen Rückenschmerzen behoben werden sollen.

Was sagt die Forschung?

Entsprechend der gewählten Operationsmethode wird eine Vielzahl von Drähten verwendet. Bei jeder Drahtart kommt es zu anderen Ergebnissen. Beispielsweise sind die Vorteile eines Drahtes aus einer Kobalt-Chrom-Legierung größer als bei einem Stahldraht, besonders was die Spannkraft und die Kompatibilität zu Titan angeht. Drähte aus Kobalt-Chrom-Legierung werden darüber hinaus als sublaminäre Implantate bei Wirbelsäuleninstrumenten aus Titan verwendet und führen häufig zu erstaunlichen Ergebnissen. Verwendet man solche

Drähte zusammen mit Luqué-Instrumenten ist die Korrekturrate eher gering. Auch die Schadensrate am Rückenmarkskanal, durch den die Drähte geführt wurden, war beachtlich hoch. Allgemein gelten die Drähte als wenig zuverlässig, denn auch wenn ein geschädigter oder gerissener Draht entfernt werden muss, ist eine solche Operation nicht ungefährlich und kann Komplikationen wie neurologische Verletzungen mit sich führen.

Im Gegensatz dazu gibt es auch Studien, die sublaminäre Drähte als sicher und nützlich für die operative Behandlung einer idiopathischen Skoliose erweisen.

5. Klammern

In der Spinalchirurgie ist eine operative Klammer ein kleines Metallinstrument, das Teile Ihrer Wirbelsäule und die Metallstäbe verbindet und somit das gesamte Implantatsystem zusammenhält. Die Klammerfixierung befestigt mit Hilfe der Pedikel-umgehenden Bandpassagetechnik den Stab an der Wirbelsäulenstruktur.

Wenn zur Krümmungsreduktion ein Implantat in Ihre Wirbelsäule gesetzt wird, ruft das gewöhnlich starke Reibekräfte hervor, auch als Kontaktdruck bekannt. Klammern reduzieren diesen Kontaktdruck, indem sie Kompression, Distraktion, Derotation sowie Translation der Wirbelsäule ermöglichen. Die meisten bekannten Klammern wie die Universalklammern funktionieren mit anderen Instrumenten wie Haken, Schrauben und Drähten gut und überlassen dem Chirurgen bei der Wirbelsäulenoperation größere Flexibilität. Meist wird die Klammer mit Hilfe eines gewebten Polyesterbandes und einer Befestigungsschraube an ihren Platz gesetzt.

Eine wichtige Studie hat sich mit der Zweckdienlichkeit der Universalklammer, einem relativ neuen Osteosynthese-Implantat zur Behandlung von AIS auseinandergesetzt. Diese Klammer, die hauptsächlich aus einem sublaminären Band und einer Titanklammer besteht, wurde als effektives Hilfsmittel zur Reduktion des Risikos laminarer Frakturen angesehen und reduziert überdies das Fortschreiten der Krümmung. Studien belegen, dass die Universalklammer den Druck auf einen größeren Bereich der laminaren Kortex verteilt als sublaminäre Drähte, wodurch das Risiko einer schweren Laminarfraktur reduziert wird.

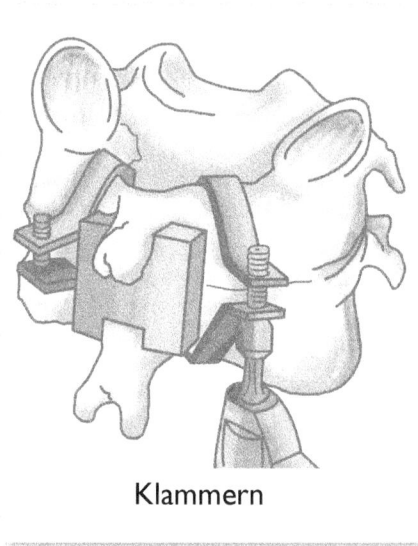

Klammern

Die Kombination

Die Art Ihrer Krümmung bestimmt die Werkzeugart die Ihr Chirurg aus den verschiedenen Haken und Schrauben auswählen wird. In einigen Fällen wird eine Kombination aus Haken, Drähten und Schrauben zusammengestellt, um die Krümmung unter Kontrolle zu bringen.

Wahre Skoliose-Geschichten: Die Erfahrung mit dem Material!

Jane machte mit ihren 16 Jahren, als sie zum ersten Mal operiert wurde, recht schlechte Erfahrungen mit dem verwendeten Material und den Implantaten. Ihre Skoliose war genetisch bedingt, auch bei ihrer Mutter war 20 Jahre zuvor eine Krümmung festgestellt worden. Nachdem sie lange Zeit beinahe 24 Stunden am Tag eine Rumpforthese hatte tragen müssen, konnte die Krümmung doch nicht gestoppt werden. 1987 unterzog sie sich zum ersten Mal einer Operation. Leider erfolgte 1995 eine zweite, da der Stab entfernt werden musste.

Trotz beider Operationen fühlte Jane sich unwohl und hatte nach beiden Eingriffen Schmerzen. Sie litt nach den Operationen unter Entzündungen und einer nässenden Wunde.

Selbst Jahre nach der letzten Operation fällt es Jane immer noch schwer, flach auf ihrem Rücken zu liegen oder sich auf einem Stuhl gerade anzulehnen. Jane geht allgemein davon aus, dass es das bei der Operation verwendete Material ist, das ihr weiterhin Schwierigkeiten und Schmerzen bereitet.

Im OP-Saal

D ie Psyche spielt in der Medizin immer eine große Rolle. Es ist für den Erfolg jeder Operation entscheidend, dass sowohl der Patient als auch das medizinische Personal in der richtigen psychischen Verfassung sind, insbesondere wenn es sich um solch komplexe Eingriffe wie eine Spinalfusion zur Korrektur einer skoliotischen Krümmung handelt. Es ist ganz wichtig, dass Sie als Patient wissen, was Sie im entscheidenden Moment im OP-Saal erwartet. In diesem Kapitel gewähre ich Ihnen einen vollständigen Einblick in das was geschieht, wenn Sie in den OP-Saal gefahren werden, bis hin zu dem Punkt, an dem die Operation dann tatsächlich beginnt.

Wissen ist Macht!

Das stimmt tatsächlich! Wenn Sie Bescheid wissen, haben Sie die Kontrolle. Gerade wenn es um die eigene Gesundheit und die eigene Sicherheit geht, können Sie niemandem so gut vertrauen wie sich selbst. Wenn ein so großer Eingriff wie eine Skoliose-Operation bevorsteht, dann müssen Sie dem bewusst, informiert und gut unterrichtet entgegengehen.

In den vorigen Kapiteln haben Sie viel über eventuelle Risiken gelesen, die verschiedenen Methoden, die angewendet werden, einiges zur finanziellen Planung usw. In den folgenden Abschnitten erkläre ich

Ihnen was genau geschieht, wenn Sie im OP-Saal ankommen, bis hin zu dem Punkt, an dem mit dem Eingriff begonnen wird. Den gesamten Vorgang beschreibe ich Ihnen in drei Schritten:

1. Routine vor der Operation.
2. Wenn Sie hineingefahren werden – Ihre Fahrt zum OP-Saal (OP) nach zahlreichen Formalitäten und letzten Untersuchungen.
3. Ankommen, Überwachung und Anästhesie – je nach geplanter Operationsmethode werden Sie auf den OP-Tisch gelegt. Verschiedene Apparate und Überwachungsgeräte werden an Ihrem Körper befestigt, um eventuelle Komplikationen gleich zu erkennen. Schließlich erhalten Sie die Narkose für die Operation.

Im Weiteren eine ausführliche Erläuterung der einzelnen Schritte.

1. Routine vor der Operation

Im Großen und Ganzen, wie zuvor beschrieben, haben Sie die meisten großen Auswertungen und Untersuchungen bereits hinter sich. Die weiteren sind erforderlich um festzustellen, dass Sie einer solchen Operation auch momentan körperlich gewachsen sind. Zu diesen letzten Untersuchungen gehören:

- Röntgen-Aufnahmen – diese helfen bei der genauen Planung der Operation
- Elektrokardiogramm (EKG) – mit ihm wird sichergestellt, dass Ihr Herz gut funktioniert
- Lungenfunktionstest – stellt fest, ob Sie gleichmäßig atmen
- Medizinische Fotos – zur Dokumentation; es werden Aufnahmen vor und nach dem Eingriff gemacht.
- Bluttests, um Infektionen und andere Komplikationen auszuschließen.

Diese Untersuchungen/Tests werden gewöhnlich in den Tagen vor der Operation durchgeführt und sind Teil der präoperativen Standarduntersuchung. Im Anschluss erfahren Sie die genaue Zeit Ihrer Operation. In manchen Krankenhäusern reicht es, wenn Sie am Tag des Eingriffs aufgenommen werden, andere erwarten Sie am Vortag, um Sie überwachen und vorbereiten zu können.

Sobald Sie aufgenommen wurden und die Routine-Formalitäten erledigt sind, erhalten Sie noch einige Instruktionen für die Stunden vor dem Eingriff.

Kurz bevor man Sie dann in den OP fährt, unternimmt das medizinische Personal Folgendes:

- Ihr Gewicht und Ihre Körpergröße werden gemessen
- Ihre Körpertemperatur, Herzrate, Atemfrequenz und der Blutdruck werden bestimmt
- Sie werden nach Ihren letzten Mahlzeiten befragt
- Sie erhalten ein Armband, auf dem Ihre Identität vermerkt ist
- Ihnen werden einige wichtige Formulare vorgelegt, beispielsweise die Einverständniserklärung
- Ihnen wird für die autologe Blutspende etwas Blut entnommen, wenn Sie sich dazu entschlossen haben (weitere Details in Kapitel 13)

Kurz bevor Sie in den OP gebracht werden, erhalten Sie OP-Kleidung, die aus einem Hemd besteht, einer Unterhose und einer Kappe. Für das weitere Vorgehen fährt man Sie dann in Ihrem Bett in den OP-Bereich.

2. Sie werden hineingefahren

Der OP-Bereich zeigt ein komplett anderes Bild. Es warten unendlich viele komplizierte Apparate auf Sie, Kabel, Instrumente und in Grün gekleidete Männer und Frauen. Versuchen Sie sich zu konzentrieren und ruhig zu bleiben, vielleicht helfen Ihnen ein paar Entspannungsübungen dabei. Das medizinische Personal besteht aus:

- dem hauptverantwortlichen Operateur
- Anästhesisten
- OP-Schwestern
- Technikern
- Anderen Spezialisten

Der Anästhesist

Jetzt spricht der erste Anästhesist noch einmal mit Ihnen. Er ist dafür verantwortlich, Sie zu sedieren und die Narkose für die Dauer der Operation soweit aufrecht zu erhalten, dass Sie, insbesondere die Funktionen Ihres Rückenmarks, dennoch während der gesamten Operation ununterbrochen überwacht werden können. Damit wird sichergestellt, dass es zu keiner Verletzung des Rückenmarks oder anderer Körperfunktionen im Zuge des Eingriffs kommt. In Kapitel 10 erfahren Sie mehr über eventuelle Risiken und Komplikationen und die zur Verfügung stehenden Tests.

Ihr Anästhesist stellt Ihnen einige wichtige Fragen zu Ihrer Krankheitsgeschichte und ob Sie unter bestimmten Krankheiten leiden. Damit soll sichergestellt werden, dass Ihr Körper nicht auf die Gabe bestimmter Medikamente reagiert, die für die Narkose erforderlich sind.

Die Nerven kontrollieren ...

Viele Chirurgen legen Ihren Patienten nahe, professionelle Hilfe in Anspruch zu nehmen, wenn die bevorstehende Operation ihnen zu große Sorgen bereitet. Ihre Psyche spielt eine große Rolle für den erfolgreichen Verlauf des Eingriffs. Selbst der gelassenste Patient kann schon etwas beunruhigt sein, wenn er all die Kabel und Instrumente im OP sieht. Es wäre hilfreich, wenn Sie sich bewusst zusammennehmen und versuchen, möglichst nicht nervös zu werden, wenn Sie sich nun dem entscheidenden Schritt nähern.

---

3. Ankommen, Überwachung und Narkose

Sobald Sie nun im OP sind wird Ihr Arzt alles vorbereiten, um Sie auf dem OP-Tisch günstig zu lagern. Die Art der Lagerung und die Vorbereitungen hängen von der gewählten Methode oder Vorgehensweise ab, je nachdem ob von vorne, von hinten, kombiniert operiert werden soll oder sogar eine VATS-Methode geplant ist. In Kapitel 15 erfahren Sie mehr über die verschiedenen „Operationsmethoden".

Abpolstern und Lagerung

Entsprechend werden Sie auf den OP-Tisch gelegt und wie erforderlich abgepolstert und gelagert. Soll beispielsweise von hinten eine Wirbelsäulenfusion vorgenommen werden, legt man Sie in einen gepolsterten Rahmen, der Ihren Bauchbereich frei lässt. Dadurch werden die Blutungen minimiert und ein reibungsloser Verlauf der Operation gewährleistet.

Ein anderer wichtiger Aspekt, der bei der geeigneten Lagerung eine große Rolle spielt, ist der allgemeine Schutz Ihres Körpers, Ihrer Nerven und Gelenke durch zusätzliche Polsterung. Überdies werden alle empfindlichen Haut- und Gesichtspartien, unter anderem Ihre Augen, zu eben solchem Schutz abgedeckt.

Neben der Lagerung und Polsterung werden nun auch die erforderlichen Katheter und wichtigsten Verkabelungen gelegt. Es kann insgesamt also gut eine Stunde dauern bis die eigentliche Operation dann tatsächlich startet.

Im Folgenden stelle ich Ihnen kurz die verschiedenen intravenösen und arteriellen Zugänge sowie Katheter vor, die verwendet werden.

IV-Zugänge und Überwachung

Sie werden mit einer Reihe von Röhren, intravenösen (IV) Zugängen, Überwachungsgeräten und Apparaten verbunden, über die Sie Ihre Medikation, Nährstoffe, Bluttransfusion usw. erhalten. Verschiedene Überwachungsgeräte stellen ununterbrochen sicher, dass Ihre Körperfunktionen einwandfrei arbeiten.

Im folgenden Abschnitt erläutere ich Ihnen diese Instrumente und Geräte, an die Sie für Ihre Operation angeschlossen werden, genauer.

(A) IV-Zugang, Röhren und Katheter

→ Der Blasenkatheter ist ein kleiner, weicher Schlauch, über den Ihre Blase entleert werden soll, damit Sie zu dem Zweck nicht aufstehen müssen. Gewöhnlich wird er nach 4-5 Tagen entfernt. Er wird während der Operation gelegt.

→ PCA (kontrollierte Analgesie des Patienten) – ein intravenöser Zugang versorgt Sie mit den nötigen Antibiotika und Schmerzmitteln.

→ Ein arterieller Zugang, über den Ihr Blutdruck kontrolliert werden kann (s. Kasten).

Wussten Sie schon?

Ein arterieller Zugang unterscheidet sich von einem intravenösen (IV). Ein IV-Zugang wird in die Vene gelegt, ein arterieller dagegen in die Arterie. Abgesehen davon dient der IV-Zugang eher für das Verabreichen von Medikamenten und Nährstoffen, der arterielle dagegen als Überwachungsapparat – er kontrolliert Ihren Blutdruck. Darüber hinaus können über ihn Blutproben für wiederholte Laboruntersuchungen entnommen werden, die später möglicherweise erforderlich sind.

→ Ein Endotrachealtubus (ET-Tubus), der in Ihren Mund und Hals gelegt wird, um Ihre Atmung zu unterstützen. Im Nachhinein kann es durch ihn zu leichten Halsschmerzen und einer rauen Stimme kommen. Wie der Blasenkatheter wird auch der Tubus erst während der Operation gelegt.

(B) Überwachungsgeräte und Apparate

→ Ihnen wird eine Reihe von Elektroden auf die Brust geklebt. Es handelt sich dabei um kleine, weiche Aufkleber mit Kabeln, die an einem Monitor direkt über Ihnen angeschlossen sind. Diese Elektroden und Kabel zeigen Ihre Herz- und Atmungsfrequenz an, die dann in Form von Linien und Zahlen auf dem Bildschirm ablesbar sind.

→ eine Sauerstoffmaske, die Ihnen die Atmung erleichtert, da Ihre Lungen sich noch nicht erholt haben, insbesondere wenn Sie einen vorderen (von der Seite/von vorne) Schnitt erhalten.

→ Ein Pulsoximeter, der Ihren Sauerstofflevel misst, wird mit einem Klebeband an Ihrem Finger befestigt.

→ Ihnen werden Kompressionsstrümpfe und eventuell pneumatische Kompressionsschuhe angelegt, um Blutgerinnsel zu vermeiden, die sich ansonsten in den Venen bilden könnten, da Sie sich einige Stunden nicht bewegen werden.

Zu Überwachungszwecken

Jetzt werden Sie auf die neurophysiologische Überwachung während der Operation vorbereitet. Dazu bringt ein speziell ausgebildeter Mediziner, der Neurophysiologe, einige Kabel an Ihrem Kopf an, die die intraoperative Überwachung ermöglichen. Es werden noch weitere wichtige Überwachungsgeräte und intravenöse/IV-Zugänge gelegt, die die Kontrolle und Versorgung mit Medikamenten während der Operation gewährleisten.

Narkose

Jetzt kommt Ihr Anästhesist ins Spiel. Die Narkose kann über verschiedene Wege verabreicht werden, beispielsweise über einen IV-Zugang oder über eine Maske. Meist überlässt der Anästhesist Ihnen die Wahl und berücksichtigt natürlich auch, was für Sie am ehesten geeignet ist. Erstaunlicherweise ist dieser Punkt für die meisten Patienten der verwirrendste Part. Der Grund dafür ist wahrscheinlich, dass hier nun zum ersten Mal, abgesehen von den Tests und Untersuchungen im OP-Saal, tatsächlich etwas direkt an Ihrem Körper geschieht. Hier ein kurzes Zitat:

„Ich hatte mir das wirklich erschreckender vorgestellt. Ich wusste nicht wie ich mir den OP vorstellen sollte. Ich dachte, es wäre vielleicht wie im Fernsehen: Ein großer Raum mit einem winzigen Bett, und alle um mich herum starren mich an. Aber so war es nicht. Dafür war es furchtbar kalt. Man gab mir meinen Teddybär, und den hatte ich im Arm als ich einschlief. Als ich aufwachte lag er immer noch in meinem Arm. Das war sehr schön!"

Sobald Ihnen das entsprechende Mittel verabreicht wurde fallen Sie in einen tiefen Schlaf, und der eigentliche Vorgang beginnt.

Wahre Skoliose-Geschichten: Eine einschüchternde Erfahrung – selbst für die Tapfersten

Angelina war ein zuversichtliches und fröhliches Mädchen und wurde gut mit dem Gedanken fertig, dass Ihr eine Operation bevorstand. Sie machte sich über ihren Zustand nichts vor und war gemeinsam mit ihrer Mutter umfassend informiert darüber was zu tun war, damit die Operation erfolgreich und angenehm verlief. Und trotzdem wirkten die Erfahrung im OP und die ganzen Prozeduren im Vorfeld selbst für einen Teenager mit einem so starken Willen eher einschüchternd.

Bei ihr war im Alter von 13 Jahren die Skoliose diagnostiziert worden. Nach einer Reihe von Untersuchungen und Behandlungen wurde ihr schließlich mit 16 Jahren eine Operation empfohlen, da man eine doppelte Krümmung festgestellt hatte. Sie war sehr zufrieden mit der Art und Weise wie das Pflegepersonal und die Ärzte ihr den gesamten Verlauf erläuterten. Aber als sie dann in den OP geschoben wurde machten ihr die vielen Instrumente und Geräte doch Angst. Am schlimmsten aber empfand sie die Fotos, die von ihrer Wirbelsäule gemacht wurden, damit sie mit dem Ergebnis nach der Operation verglichen werden konnten. Diese letztendlich nur kurzen Momente, in denen sie sich nur mit ihrer Unterwäsche bekleidet ablichten lassen musste, beschrieb Angelina als unangenehm und sogar „demütigend"!

KAPITEL 18
OP – der tatsächliche Verlauf

obald Sie im OP sind steht der operative Eingriff nun endlich unmittelbar bevor. In einer virtuellen Tour führe ich Sie nun durch die gesamte Operation, den Verlauf des kompletten Vorgangs.

Über die Spinalfusion

Wir wissen mittlerweile, dass die Spinalfusion das am häufigsten eingesetzte Mittel ist, um eine Skoliose-Krümmung zu korrigieren und unter Kontrolle zu bringen. Doch auch unabhängig von der Skoliose ist die Spinalfusion eine häufige Operationsmethode, die eine Reihe von Zwecken verfolgt. Wir wollen uns nun genau anschauen, was eine Spinalfusion ist und warum sie zur Bewältigung von Schmerzen, Deformität und Leiden erforderlich ist.

Wie der Name bereits sagt wird bei der Spinalfusion operativ ein Teil der Wirbelsäule verschmolzen, um etwaige Deformitäten zu behandeln oder Schmerzen zu reduzieren.

Wie Sie in den ersten Kapiteln erfahren haben, besteht Ihre Wirbelsäule von der Schädelbasis aus bis hinab zum Steißbein aus einer Anzahl miteinander verbundener Wirbel. Alle diese Wirbel sind übereinander gestapelt und stehen wie Kettenglieder in einer Verbindung zueinander. In dieser Verbindung bewegen sich die Wirbel koordiniert und erlauben es somit der Wirbelsäule flexibel zu sein und sich auf die erwünschte Weise zu bewegen. Gegen Abnutzungserscheinungen sind die Wirbel mit zwischen ihnen liegenden, weichen intervertebralen Scheiben gegeneinander gepolstert. Diese, die Bandscheiben, ermöglichen der Wirbelsäule zusammen mit den Gelenken ihre sichtbare Beweglichkeit und bieten ihr angemessenen Schutz.

Die Wirbel sind nicht nur normalen Bewegungen ausgesetzt, sondern werden auch von Krankheiten, Verletzungen oder dem Alter in Mitleidenschaft gezogen. In einem solchen Fall wird die Bewegung von zwei oder mehr betroffenen Wirbeln schmerzvoll und hat eine gewisse Instabilität zur Folge.

Genau diese Schmerzen, von denen die jeweiligen Wirbel bei jeder Bewegung betroffen sind, sollen durch die Spinalfusion behoben werden. Dies geschieht durch die Versteifung der betroffenen Wirbel mit Hilfe von Knochentransplantaten und anderen Hilfsmitteln.

Wirbel - Darstellung

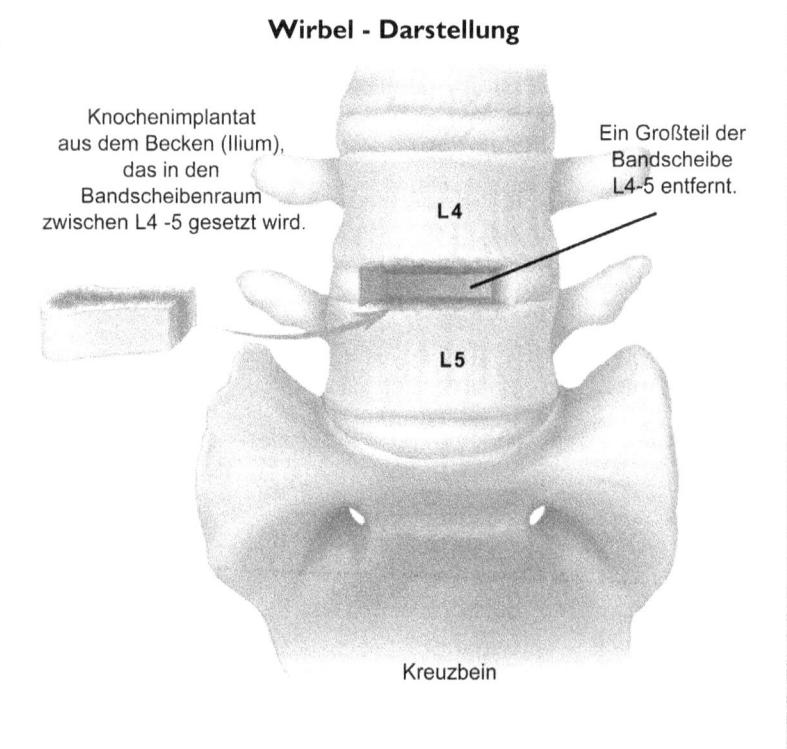

Knochenimplantat aus dem Becken (Ilium), das in den Bandscheibenraum zwischen L4 -5 gesetzt wird.

Ein Großteil der Bandscheibe L4-5 entfernt.

L 4

L 5

Kreuzbein

Erkrankungen/Verletzungen

Konkret formuliert wird eine Spinalfusion durchgeführt, wenn eine oder mehrere der folgenden Situationen vorliegen:

- Verletzung oder Unfall infolge dessen ein Wirbel gebrochen ist
- Übermäßige Bewegung zwischen einzelnen Wirbeln führt zu spinaler Instabilität und Schmerzen
- Wirbelsäulenstörungen wie Spondylose, Spondylolisthese und Arthrose
- Wirbelsäulendeformitäten wie Skoliose und Kyphose
- Bandscheibenvorfall

Einfach formuliert ...

Der Vorgang einer Spinalfusion versucht in Kürze und auf künstliche Weise nachzuahmen, was Mutter Natur in einem langen Prozess bewerkstelligen würde – er erzeugt Knochen. Durch dieses Knochenwachstum verbindet die Fusion zwei Wirbel dauerhaft und beseitigt so die Bewegungsmöglichkeit zwischen ihnen.

Die Ziele

Dem oben Gesagten entsprechend wird die Spinalfusion bei Skoliose-Patienten aus folgenden Gründen durchgeführt:

- Die Krümmung zu korrigieren/begradigen und die Wirbelsäule so weit wie möglich in ihre normale Ausrichtung zu bringen
- Um zu versuchen, den Schmerz und die Instabilität der Wirbelsäule zu reduzieren. Dabei kann es sein, dass das Ergebnis nicht ganz den Erwartungen entspricht
- Das Fortschreiten der Krümmung zu stoppen
- Eine mögliche Schädigung des Nervensystems oder anderer Organe zu verhindern

Nachdem nun alles Grundlegende zu Spinalfusionen bekannt ist und auch die anvisierten Ziele genannt sind, wollen wir genauer betrachten, wie die Operation verläuft und wie sie durchgeführt wird.

Der Vorgang im Detail

A) Der Schnitt

Der erste Schritt der Operation ist der entscheidende. Über ihn nähert sich der Chirurg Ihrer Wirbelsäule. Die Art und der Ort dieses Schnittes hängt von dem alles entscheidenden Faktor ab: der Lage Ihrer Krümmung. Ihr Chirurg hat bereits im Vorfeld anhand von Röntgenaufnahmen, Untersuchungen und anderen diagnostischen Maßnahmen den Operationsweg bestimmt und geht nun von vorne, von hinten oder auf kombinierte Weise vor. In Kapitel 15 erfahren Sie mehr über die einzelnen Vorgehensweisen.

Nachdem also die Methode bestimmt ist, nimmt der Chirurg nun den wichtigen ersten Schnitt vor. Je nach genauer Lage der Krümmung geht Ihr Arzt anschließend auf folgende Weise weiter vor:

→ lumbale (untere) Wirbelsäule – während Sie auf dem Bauch liegen nähert sich der Chirurg der Wirbelsäule von hinten. Es wird ein direkter Schnitt über der Wirbelsäule gemacht.

→ Zervikale (obere) Wirbelsäule – Um eine Krümmung und die betroffenen Wirbel im Halsbereich zu erreichen, liegen Sie auf dem Rücken, während Ihr Chirurg bei der vorderen Methode einen Schnitt vorne in den Hals setzt und bei der hinteren hinten.

→ Thorakale (mittlere) Wirbelsäule – In diesem Fall macht Ihr Arzt einen Schnitt entsprechend der jeweiligen Situation. In einigen Fällen, in denen die Halswirbelsäule betroffen ist, wird die kombinierte Methode, von vorne und von hinten, gewählt.

Hinterer Zervikalschnitt

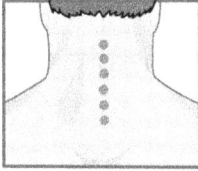

Vorderer Zervikalschnitt

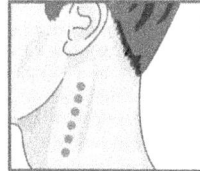

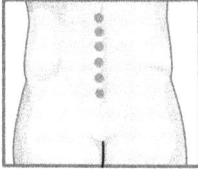

Hinterer Lumbalschnitt

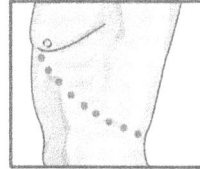

Vorderer Lumbalschnitt

WEITERE SCHNITTSTELLEN

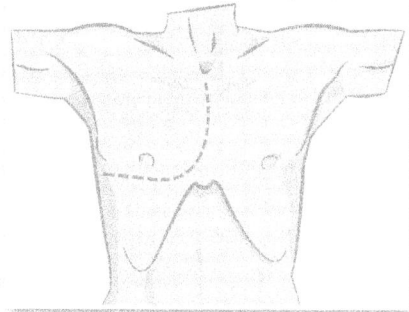

Mit Hilfe der gewählten Vorgehensweise nähert sich der Chirurg zunächst den Wirbelfortsätzen. Dabei handelt es sich um kleine knöcherne Auskragungen auf der Rückseite der Wirbel. Mit feinen chirurgischen Instrumenten schiebt er dann die Muskeln neben der Wirbelsäule beiseite, um die Lamina zu erreichen (den schützenden Knochen über der hinteren Oberfläche des Rückenmarks).

An dieser Stelle überprüft der Operateur außerdem, ob die nahegelegenen Nerven unter Druck stehen. In einem Dekompressionsverfahren wird er diesen Druck und jede Spannung von den umliegenden Nerven beseitigen, indem er entweder einen Teil der Lamina entfernt oder irgendwelche Knochensporne abschleift.

Nachdem der Schnitt nun vorgenommen wurde, liegt das Wirbelsäulensegment, das versteift werden muss, frei. Jetzt folgt der nächste Schritt der Knochentransplantation.

B) Extraktion knöcherner Strukturen

In diesem Moment kann Ihr Chirurg genau erkennen, wo die betroffenen Wirbel eine Krümmung der Wirbelsäule auslösen, indem sie Druck auf die Spinalnerven ausüben und eine Skoliose hervorrufen. Durch Dekompression, auch Laminektomie genannt, werden diese Knochenstrukturen extrahiert, also herausgenommen, und machen damit Platz für das Knochentransplantat.

C) Knochentransplantate

Ein Knochentransplantat besteht allgemein formuliert aus Knochenscheiben, die zwischen die betroffenen Wirbel geschoben werden. Welche Knochentransplantat-Variante gewählt wird, hängt von verschiedenen Faktoren ab – von der Art der Spinalfusion, der Anzahl der betroffenen Schichten, Risikofaktoren, die eine Fusion ausschließen (Dickleibigkeit, Rauchen, schlechte Knochenstruktur, fortgeschrittenes Alter), Erfahrung des Chirurgen und Vorliebe.

Mit der Zeit und mit Hilfe der eingebauten Implantate unterstützt das Knochentransplantat die Wirbel dabei, miteinander zu verschmelzen. Diese Fusion der Wirbel mit Hilfe von Knochentransplantaten ist die Basis der gesamten operativen Wirbelsäulenverschmelzung.

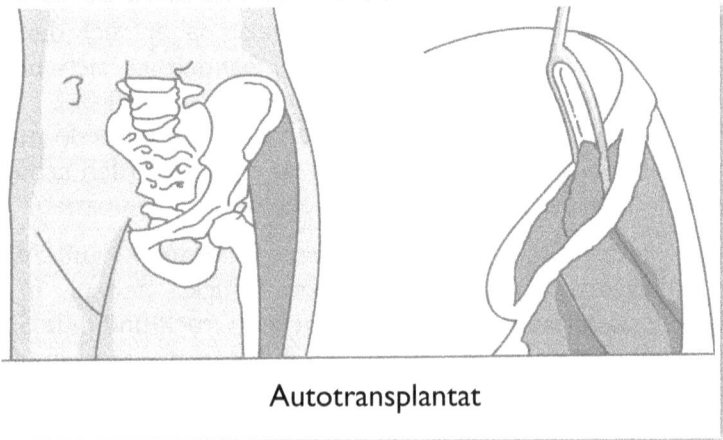

Autotransplantat

Der folgende Kasten gibt Ihnen Erläuterungen zu den verschiedenen Knochentransplantatarten, die verwendet werden.

Knochentransplantate

Zum Zwecke der Spinalfusion kann das Knochentransplantat drei verschiedenen Quellen entnommen werden:

1. Autotransplantat-Knochen

Wie der Name bereits sagt, stammt das Autotransplantat aus dem eigenen Körper des Patienten, meist vom seitlichen Rand des Hüftknochens. Wenn der Chirurg diesen Knochen verwendet, muss in Schritt A oben ein weiterer Schnitt im oberen Teil der Hüfte vorgenommen werden. Dann wird der Hüfte Knochenmaterial entnommen.

2. Allotransplantat-Knochen

Hierbei handelt es sich um fremdes Knochenmaterial, das Ihr Chirurg vor der Operation von einer Knochenbank angefordert hat. Ein Fremdtransplantat bewahrt den Patienten vor weiteren Schmerzen und Risiken im Zusammenhang mit einem zusätzlichen Schnitt zur Entnahme des Knochentransplantats während der Operation. Ihr Chirurg entscheidet, welche Art von Transplantat für Sie geeignet ist.

3. Synthetisches Knochentransplantat-Material

Die massiven Fortschritte und Innovationen auf dem Gebiet der Chirurgie und Medizin ermöglichen nun auch ein Zurückgreifen auf Knochenersatzmaterial zur Spinalfusion. Hier einige Beispiele für kommerziell zur Verfügung stehendes Knochenersatzmaterial:

- Demineralisierte Knochenmatrix (DBM) – wird durch die Entnahme von Kalzium aus fremden Knochen gewonnen. DBM hat eine gelartige Konsistenz und enthält Proteine, die die Knochenheilung fördern und beschleunigen.

- Keramik – Wird aus synthetischem Kalzium oder Phosphatmaterial hergestellt und ähnelt in Form und Konsistenz Autotransplantatknochen. Keramik wird als effektive Alternative zu Autotransplantaten angesehen.

- Knochenmorphogenetische Proteine (BMP) – Von der US amerikanischen Food and Drug Administration (FDA – Lebensmittelüberwachungs- und Arzneimittelzulassungsbehörde) zugelassen. Bei den BMP handelt es sich um äußerst starke knochenbildende Proteine, die eine solide Verschmelzung bewirken und Autotransplantate überflüssig machen.

Zur Herstellung von DBM werden fremde Knochen verarbeitet und demineralisiert, um die Proteine zu gewinnen, die die Knochenbildung anregen. Sie kommen oft gemeinsam mit Autotransplantaten zum Einsatz, da sie allein nicht die gewünschte Verschmelzung erzeugen. BMP ist nur für die vordere Lumbalfusion zugelassen und sehr kostspielig.

Einsetzen der Knochentransplantate

Das Knochentransplantat liegt bereit, jetzt muss es an der dafür vorgesehenen und vorbereiteten Stelle in die betroffenen Wirbel eingesetzt werden. Ihr Chirurg wird nun mit feinem Operationsbesteck kleinteiliges, streichholzförmiges Knochenmaterial in die freigelegte Lücke einfügen. Dabei wird jedes Knochentransplantat oder jede Scheibe so platziert, dass es/sie beide benachbarten Wirbel berührt. Nur dann kann es zur Verschmelzung kommen, nur dann ist der Zweck der Operation erfüllt.

D) Immobilisierung und Einsetzen der Implantate

Während der Operation zur Versteifung werden Metallimplantate eingesetzt zur Stabilisierung und Immobilisierung für die ersten Monaten nach der Operation, damit nach und nach die Knochen verwachsen können und so eine lang anhaltende Stabilität eintritt.

Damit setzt der Chirurg einen Prozess in Gang, der den natürlichen Vorgang des Knochenwachstums nachahmt. Die beiden Wirbel werden durch die Knochentransplantate auf beiden Seiten aneinander gebunden und verschmelzen nach und nach miteinander, so dass sie eine einzige Struktur bilden.

Bis es zu dieser Verbindung kommt, muss der Chirurg das Material, also auch die Wirbel und das Knochentransplantat zusammenhalten. Hier kommen die Implantate ins Spiel. In den meisten Fällen werden Stäbe verwendet, um die Wirbelsäule zu festigen, Pedikelschrauben, Segmenthaken und Metallplatten halten das Knochentransplantat an seinem Ort und geben ihm damit ausreichend Zeit, mit den umgebenden Knochen zu einer einzigen Masse zusammenzuwachsen.

Unten eine detaillierte Darstellung des gesamten Operationsvorgangs.

E) Verschließen des Schnitts

Sobald die Implantate eingesetzt und an den Knochentransplantaten befestigt sind, werden die zur Seite geschobenen Hautpartien wieder zurückgelegt und der Schnitt sorgfältig vernäht. Möglicherweise legt der Chirurg noch ein oder zwei Dränagen unter die Haut, die erst nach einigen Tagen gezogen werden.

Der gesamte Prozess bewirkt, dass die Knochentransplantate sich regenerieren, mit den angrenzenden Knochen verwachsen und so schließlich die beiden betroffenen Wirbel versteifen.

Dreidimensionale Skoliosekorrektur

Werkzeuge, um die Verdrehung der Wirbelsäule zu beheben

Traditionell wird Skoliose eher als eine zweidimensionale Deformität der Wirbelsäule betrachtet – beispielsweise eine „S"-Kurve, die der Chirurg durch Strecken mit Stäben zu begradigen versucht. Bei den meisten Patienten aber, wie bei Nicholas Sheridan, ist die Wirbelsäule in sich verdreht, es liegt eine dreidimensionale Fehlstellung vor. Dr. Maric Barry, Nicholas' behandelnder kinderorthopädischer Chirurg, hat eine Technik entwickelt, mit der er die Skoliose dreidimensional behandeln kann.

Während des operativen Eingriffs werden Röntgenaufnahmen angefertigt, die den Chirurgen dabei unterstützen, die Schrauben im richtigen Winkel in die Fortsätze zu platzieren. Werden die Schrauben falsch angebracht, kann das Rückenmark geschädigt werden, was zu Querschnittslähmung oder Schlimmerem führt. Dr. Barry benötigte eine Stunde, um die 19 Schrauben zu verankern, mit denen die beiden Stäbe neben Nicholas Shendans Wirbelsäule gehalten werden.

Begradigen der Wirbelsäule

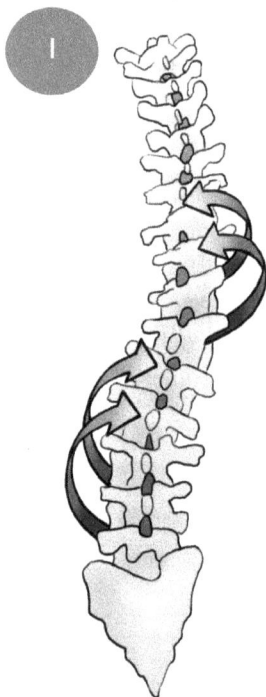

Skoliose, bei der die Wirbelsäule wie ein Korkenzieher verdreht sein kann, verursacht ständigen Schmerz, beeinträchtigt die Lungen- und Herzfunktion und schränkt die Aktivität ein. In der Abbildung ist zu erkennen, wie die Skoliose die Wirbelsäule in verschiedene Richtungen verdreht.

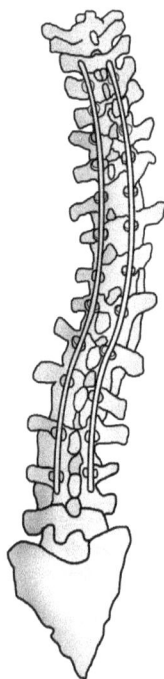

Spezielle Schrauben werden in den Fortsätzen der Wirbelsäule befestigt und Titanstäbe mit einem Durchmesser von 6 mm über den Schraubenköpfen angebracht. Ein Zapfen wird durch das Schraubenende eingeführt, der den Stab hält.

Querschnitt durch einen Wirbel

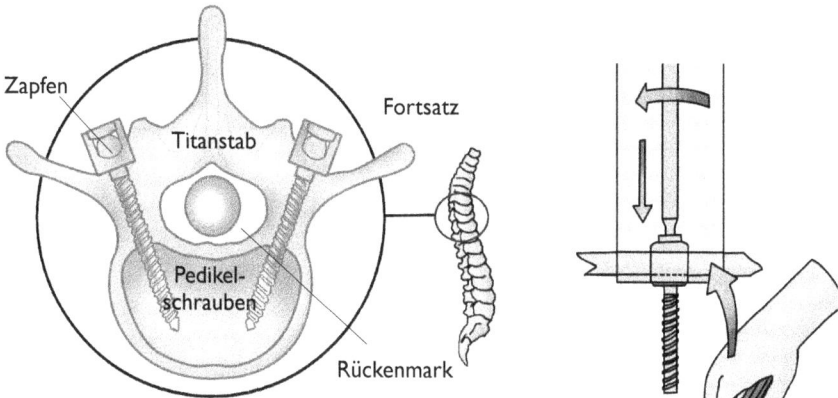

Zapfen

Fortsatz

Titanstab

Pedikel-
schrauben

Rückenmark

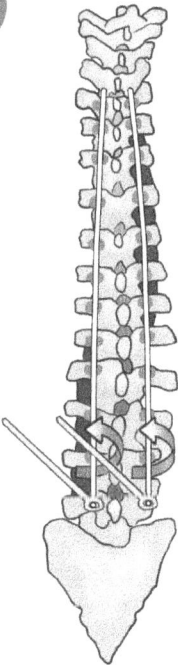

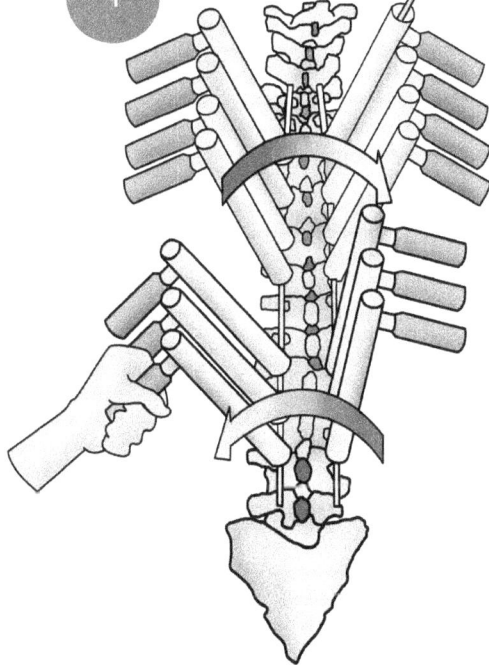

Mit zwei Schraubenschlüsseln dreht Barry die Stäbe bis die Wirbelsäule von hinten oder von oben betrachtet gerade ist. Zwei Dimensionen der Wirbelsäule sind damit korrigiert, doch das Operationsteam um Barry muss sich noch um die verdrehten Wirbel (rot markiert) kümmern.

Mit Hilfe zahlreich verbundener Griffe und Hebel, die Barry entworfen hat, bringen der Chirurg und sein Team die verdrehten Wirbel in ihre natürliche Position. Dieser Vorgang dauert gerade mal eine Minute. Ein schraubendreherartiges Werkzeug zieht die Schrauben an der richtigen Stelle fest. An den Stäben entlang werden Knochentransplantate angebracht.

Wahre Skoliose-Geschichten: Die Erfahrung des Chirurgen

Obwohl es sich bei der Spinalfusion um ein Standardverfahren handelt, kann es sich doch in manchen Fällen zu einem hoch komplexen Vorgang entwickeln. Dann hilft nur die Erfahrung des Chirurgen dabei, den Patienten von der Skoliose zu befreien.

Genau so geschah es mit Harry, einem 14-Jährigen mit schwerer Skoliose. Seine Ärzte stellten bei ihm eine 90-Grad-Krümmung fest, seine lebenswichtigen Organe wurden von seiner Wirbelsäule nahezu erdrückt. Die Mediziner führten an ihm eine Operation durch, die ihn von 1,25 m auf erstaunliche 1,60 m wachsen ließ und seinen Krümmungswinkel auf 20 Grad reduzierte.

Die Operation war kompliziert. Harry verlor Unmengen an Blut und sein Gehirn wurde nicht ausreichend versorgt. Seine Chirurgen befürchteten bereits den Hirntod und das Entsetzen stieg. Doch langsam reagierte er wieder und erreichte allmählich den Normalzustand. Seine Krümmung vor der Operation war so stark, dass die Ärzte eine Querschnittslähmung nach der Operation nicht ausschließen konnten. Nach 8 Stunden Operation konnten auf jeder Seite der Wirbelsäule Titanstäbe eingesetzt werden. Dem Teenager wurde damit ein neues Leben geschenkt.

KAPITEL 19:

Mögliche Komplikationen – was könnte passieren?

Im Leben ist der Abstand zwischen dem, was hätte sein sollen, und dem, was tatsächlich eingetreten ist, oft recht groß. In komplexen chirurgischen Situationen, bei operativen Eingriffen kann eine minimale Abweichung bereits fatal, ein Unglück sein. Sie bereiten sich nun schon auf Ihre Operation vor, da möchte ich Ihnen auch die potentiell negativen Aspekte nicht verheimlichen. Ich werde Sie mental darauf vorbereiten, was eintreten könnte, welche Komplikationen unmittelbar anschließend und auch nach einiger Zeit noch auftreten können.

Was zu erwarten ist

Hier noch einmal in aller Kürze ein Überblick darüber, was Sie im Idealfall erwartet, wenn Sie sich von der Operation erholt haben:

- ein geraderer Rücken ohne oder mit einem erheblich kleineren Buckel
- drastisch verringerte Schmerzen
- Wohlsein bei Ihren täglichen Aktivitäten
- Verbessertes Erscheinungsbild

Es dauert etwa 3 Monate, bis die Verschmelzung sich ausreichend gefestigt hat, der gesamte Reifungsvorgang benötigt 2 Jahre. Ihre Schmerzen und das Taubheitsgefühl werden erst nach 3 Monaten verschwinden, danach setzt dann Ihre normale Nervenfunktion langsam wieder ein.

Dennoch kann es sein, dass der Prozess nicht ganz so geradlinig verläuft. Wie ich in den kommenden Abschnitten erläutere, können Komplikationen auftauchen.

Wenn nicht alles gut geht ...

Das Risiko möglicher Komplikationen ist bei einem solch komplexen Vorgang wie einer Skoliose-Operation natürlich größer als bei kleineren Eingriffen. Die Mediziner betonen jedoch, dass bei gründlicher Diagnose und der richtigen chirurgischen Technik diese Komplikationen enorm verringert werden können.

Die Bandbreite möglicher Komplikationen reicht von neurologischen Schäden, über übermäßige Blutungen, Schmerzen, einer erneuten Krümmung bis hin zur Querschnittslähmung, von harmlosen hin zu ernstzunehmenden Komplikationen, die meisten jedoch sind eher selten.

Wenn Implantate in einer so sensiblen Körperregion wie dem Rückenmarksbereich verwendet werden, darf die Möglichkeit schwerwiegender Komplikationen nicht einfach ignoriert werden. Studien zufolge steht die Komplikationsrate weniger im Zusammenhang mit der Art Ihrer Krümmung, als vielmehr der Methode und der Krankengeschichte. Sie steigt, wenn ein Chirurg die kombinierte Methode anwendet, oder wenn an einem Patienten bereits andere Eingriffe vorgenommen wurden, beispielsweise eine Osteotomie oder eine Knochenkürzung, eine Verlängerung oder ein Richten.

Was ist FBSS?

Das Failed Back Surgery Syndrome – FBSS ist ein Schirmbegriff für eine ganze Reihe von postoperativen Problemen, die sich in Form der genannten Symptome und Komplikationen äußern können.

Wir wollen uns kurz einige Faktoren anschauen, auf Grund derer die Wahrscheinlichkeit solcher Komplikationen steigt:

- Use of metal and other instruments, which are basically foreign bodies and might not be accepted by the body easily
- Existing weak state of the body due to additional complications arising out of scoliosis, such as back pain
- Unexpected discoveries in the deformity after the incision has been made
- Complexity of the curve, especially in the case of rigid and severe curves
- Pre-existing diseases such as Prader-Willi Syndrome (PWS) which increase the scope of complications

Auf Grund der hier aufgezählten Faktoren und einiger weiterer, die ich im Verlauf dieses Kapitels ansprechen werde, kann es zahlreiche Situationen geben, in denen nicht alles wie geplant seinen Gang nimmt und die Operation aus verschiedenen Gründen unerwartet verläuft. Das mag sich besorgniserregend anhören, daher sollten Sie als Patient wie Ihr Chirurg über Komplikationen, die vor oder nach der Operation auftreten können, informiert sein.

Abhilfe

Jeder Patient ist unterschiedlich und jede Komplikation muss auf andere Weise behandelt und behoben werden. Einige der häufigsten Behandlungsmethoden, die die Mediziner in solchen Fällen anwenden, sollten Sie unbedingt kennen.

Ob es sich bei ihnen nun um akute oder langwierige Komplikationen handelt, um eine milde Form oder eine ernstzunehmende - meist wählt Ihr Arzt eine der folgenden Optionen im Umgang mit ihnen:

- Schmerzmittel
- Entzündungshemmende Antibiotika
- Andere Medikamente, um beispielsweise starke Blutungen zu stoppen
- Erneute Operation, Knochentransplantation, Implantation

Komplikationsarten

Studien zufolge kommt es bei ca. 40% aller Patienten nach einer Skoliose-Operation zu leichten Komplikationen, bei mindestens 20% sogar zu schweren.

Zunächst einmal sollten Sie wissen, dass es zwei Kategorien von Komplikationen gibt, nämlich:

→ diejenigen, die unmittelbar bei dem operativen Eingriff auftreten, d.h. intraoperative Risiken

→ diejenigen, die als Nachwirkung der Operation später und über einen längeren Zeitraum auftreten.

In diesem Abschnitt werden wir beide Komplikationsarten besprechen, und ich werde Ihnen erklären, was genau bei deren Auftreten mit Ihrem Körper geschieht.

Sofortige intraoperative Komplikationen

1. Übermäßige Blutungen

Übermäßige Blutungen werden auch als Hämorrhagie bezeichnet und sind eine der häufigsten Komplikationen während einer Skoliose-Operation. Studien zufolge sind übermäßige Blutungen sogar eine der schwerwiegendsten Komplikationen und können sowohl während als auch nach der Operation auftreten.

Obwohl natürlich die Gefahr solcher Blutungen bei jedem chirurgischen Eingriff bestehen, werden sie bei einer Skoliose-Operation noch einmal verstärkt durch den langen Schnitt, der vorgenommen werden muss. Verschiedene Situationen können zu starken Blutungen führen, beispielsweise eine schwer zu erreichende Krümmung, fettes Gewebe und unsachgemäßer Umgang mit Instrumenten und Implantaten. Interessanterweise kann auch unsere Knochenmarksdichte (BMD) die Blutmenge beeinflussen. Studien belegen, dass Patienten mit einem niedrigeren BMD einem neunfach höheren Risiko ausgesetzt sind, während einer Skoliose-Operation übermäßig viel Blut zu verlieren.

Mediziner weisen darauf hin, dass nicht nur das verlorene Blutvolumen ein Problem darstellt. Erforderliche Bluttransfusionen können mit weiteren Risiken verbunden sein, am bekanntesten der HIV-Virus oder Hepatitis. Darüber hinaus kostet eine intraoperative (während der Operation stattfindende) Bluttransfusion Zeit und kann daher mit weiteren Komplikationen einhergehen, da die Dauer der Operation verlängert wird.

Aus diesen Gründen empfehlen die Ärzte im Vorfeld häufig eine autologe (Eigen-) Blutspende, damit sie für den Fall, dass eine Bluttransfusion nötig werden sollte gerüstet sind. In Kapitel 13 erfahren Sie weiteres über die Blutspende.

Der Chirurg trifft einige wichtige Vorkehrungen, um den intraoperativen Blutverlust zu minimieren. Zu diesen Vorkehrungen gehören:

→ die Verwendung geeigneter Hilfsmittel wie dem Relton-Hall-Rahmen, der den Patienten so positioniert, dass sein Bauch frei bleibt. Dadurch wird der Druck im Bauchraum und damit die Stärke der Blutung verringert.

→ Mit lokal anzuwendenden hämostatischen Mitteln wie Knochenwachs oder Ostene (ein neues, von der FDA zugelassenes, wasserlösliches Material, das mit weniger Risiken verbunden ist) wird die Knochenblutung kontrolliert.

→ thrombinhaltiger Gelschaum wird für kurze Zeit in die freigelegten Gelenke gegeben.

2. Entzündung

Entzündungserscheinungen sind auf Grund der Verwendung von körperfremden Geräten, Implantaten, Fremdknochenspenden und Bluttransfusionen die häufigste negative Konsequenz von Operationen. Es kann aus verschiedenen Ursachen zu einer Infektion kommen:

→ wenn der Körper die Implantate nicht richtig annimmt
→ durch die Transfusion verunreinigten Blutes
→ durch die Verwendung des OP-Bestecks
→ durch eine möglicherweise verunreinigte Knochenspende
→ als Reaktion auf Medikamente und Arzneimittel
→ einige Vorerkrankungen wie Kinderlähmung können bei Kindern das Risiko einer Infektion nach dem Eingriff erhöhen.

Obwohl vor und nach der Operation kontinuierlich Antibiotika verabreicht werden, können im Allgemeinen dennoch Infektionen auftreten. Ernstzunehmende Anzeichen für eine solche Entzündung sind:

• übermäßige Empfindlichkeit, Röte oder Schwellung um die Wunde herum
• Nässen der Wunde
• Akute Schmerzen
• Kältegefühl
• Erhöhte Temperatur (mehr als 37,8 °C)

3. Atem- und Herzprobleme

Komplikationen im Lungenbereich kommen bei einer operativen Spinalfusion recht häufig vor. Die abnorme Krümmung der Wirbelsäule drückt oft gegen den Brustkorb und kann zu Unwohlsein, aber auch zu Atem- und Herzproblemen führen. Während des operativen Eingriffs kann es zu Kurzatmigkeit, Schmerzen in der Brust oder anderen Herzproblemen kommen. Auch eine Woche nach dem Eingriff können noch Atemfunktionsstörungen auftreten. Das hängt mit einer Reihe von Faktoren zusammen:

• psychische Belastung auf Grund der Operation
• körperlicher Druck auf den Brustkorb

- Plötzliche Blutdruckschwankungen
- Vorerkrankung der Lungenfunktion
- Allergische Reaktionen auf die Medikation

Studien belegen, dass es gerade bei Kindern, deren Skoliose von neuromuskulären Störungen wie der Spina Bifida, Kinderlähmung oder Muskeldystrophie herrührt, zu Lungen- und Atemstörungen kommen kann.

Um solchen Problemen vorzubeugen, wird Ihr Arzt eine ununterbrochene Überwachung veranlassen und Sie intraoperativ testen, um schwerwiegende Konsequenzen auszuschließen.

Langwierige Komplikationen

Denken Sie daran, dass bei einer Spinalfusion, der häufigsten operativen Vorgehensweise, um eine Skoliose zu beheben, ein Teil Ihrer Wirbelsäule permanent versteift wird. Das bedeutet, dass Ihr Rücken und Ihr Rückenmark durch die Operation eine völlig neue Gestalt und Struktur erhalten. Für die meisten Skoliose-Patienten heißt das, dass sie ihre natürliche Haltung zurückerlangen und die Deformität loswerden. In manchen Fällen jedoch verläuft der Eingriff nicht wie geplant und das Ergebnis ist ein anderes. Dann werden die Komplikationen, die eigentlich durch die Operation verursacht wurden, erst einige Monate oder gar Jahre später sichtbar und können Probleme hervorrufen, die noch schwerwiegender und einschränkender sind als die Krümmung es war.

Oft werden in diesen Fällen dann erneute Operationen erforderlich. Eine an verschiedenen Zentren durchgeführte Studie mit 306 Patienten ergab eine allgemeine Komplikationsrate von sage und schreibe 39%. Bei 44% dieser Patienten war eine erneute Operation sehr wahrscheinlich und 26% waren tatsächlich noch einmal auf Grund von mechanischen und neurologischen Komplikationen im Zusammenhang mit der Skoliose-Operation wiederholt operiert worden. Es sind unterschiedliche Faktoren, die das Aufkommen solcher Komplikationen beeinflussen, beispielsweise die Operationstechnik, das Alter, die Gesundheit, die Krümmungsart und ähnliches.

Jede dieser Langzeitauswirkungen wollen wir nun im Detail verstehen.

1. Chronische Rückenschmerzen

Dass der Patient ein gewisses Wundsein und Schmerzen an der Stelle des Transplantats verspürt, ist ganz normal. Das wird erst dann bedenklich, wenn der Operationsbereich auch lange nach dem chirurgischen Eingriff noch schmerzt. Das kann selbst nach 4 bis 5 Jahren noch der Fall sein.

Möglicherweise empfinden Sie noch in den ersten Monaten nach der Operation Schmerzen. In einigen Fällen aber kann es passieren, dass bei dem Patienten erst Jahre nach dem Eingriff Schmerzen im Operationsbereich auftreten.

Chronische Schmerzen, eine der häufigsten Langzeitkomplikationen, hängen mit einer Reihe von Faktoren der Skoliose-Operation zusammen. Unten einige Ursachen, auf Grund derer auch Jahre nach dem Eingriff noch Schmerzen aufkommen können:

- Eingeschränkter Bewegungsradius auf Grund der versteiften Wirbel
- Dauerhafte Veränderung von Form und Struktur der Wirbelsäule
- Unangenehmes Gefühl wird durch die implantierten Stäbe, Schrauben und sonstige metallene Gegenstände ausgelöst
- Infektion oder Verletzung der Knochen, Nerven oder des um den versteiften Bereich herum liegenden Gewebes
- Entzündung des umliegenden Gewebes
- Bandscheibenverschleiß

Abgesehen von den oben genannten Gründen kann es auch ohne erkennbaren Anlass sein, dass Sie lange nach der Operation allgemein Schmerzen und Unbehagen empfinden. Sollte das der Fall sein, suchen Sie unbedingt Ihren Arzt auf, damit er den Ursachen auf den Grund geht und diese in passender Weise in Angriff nimmt.

Mit chronischen Schmerzen umgehen ...

Meist geht man mit einer konservativen Behandlung gegen lang anhaltende Schmerzen nach einer Skoliose-Operation vor, beispielsweise mit frei verkäuflichen Schmerzmitteln oder auch alternativen Therapiemöglichkeiten. Erst wenn der Schmerz einen gewissen Punkt überschreitet, kommen verschreibungspflichtige Schmerzmittel ins Spiel. Sind es die Schrauben oder andere Metallimplantate, die die Schmerzen hervorrufen, entscheidet Ihr Chirurg sich vielleicht dafür, diese operativ zu entfernen.

2. Materialversagen

Materialversagen oder Probleme mit den verwendeten Implantaten zeigen sich oft erst nach einigen Wochen, Monaten oder sogar Jahren nach dem chirurgischen Eingriff. Zwei Kategorien von Problemen können auf Grund von Materialversagen auftreten:

→ der Körper nimmt die Metallimplantate nicht an

→ weitere Probleme durch die Implantate, beispielsweise Bruch, ungünstige Lage, schlechter Einbau usw.

Im Weiteren einige Situationen, die solch ein Material-/Implantat-Versagen weiter illustrieren:

→ Pedikelschrauben können verrutschen oder verloren gehen und damit den Versteifungsprozess unterbrechen. Eine Studie, die sich mit den Komplikationen bei Pedikelschraubenbefestigung befasst hat, zeigt, dass bei 11% aller untersuchten Patienten die Schrauben nach der Skoliose-Operation verrutscht oder schlecht gesetzt waren.

→ Ungefähr 5% der Patienten werden voraussichtlich ein Verrutschen der Stäbe erfahren, da die Haken sich von ihrem Anbringungsort fortbewegen

→ Bei manchen Patienten reibt der anfangs implantierte Stab an sensiblen Partien. Das kann im Zeitraum von 1 bis 5

Jahren nach dem Eingriff auftreten und erfordert eine erneute Operation.

Solch ein Materialversagen oder das falsche Setzen der Implantate kann sich als sehr riskant erweisen, daher betonen die Fachleute immer wieder, wie wichtig es für Wirbelsäulenchirurgen und Anästhesisten ist, sich mit den verwendeten Implantaten perfekt auszukennen. Diese medizinischen Experten müssen auch so geschult sein, dass sie anhand klinischer oder radiologischer Anzeichen einen Materialfehler gleich erkennen und die damit verbundenen Komplikationen effektiv beheben.

3. Probleme mit dem Fortschritt der Versteifung

Eine Spinalfusion ist ein äußerst komplexes und sensibles chirurgisches Feld. An vielen Punkten der Operation und auch später noch kann sie eine ganze Bandbreite von Komplikationen auslösen. Selbst wenn bei dem Eingriff an sich alles gut gegangen ist, besteht immer noch die Möglichkeit, dass die Versteifung sich nicht so entwickelt wie geplant. An folgenden Anzeichen kann man ablesen, dass die Fusion nicht vollkommen gelungen ist:

→ fortwährender, chronischer Schmerz im Rücken oder Nacken

→ dumpfer oder akuter Schmerz im Rücken oder Nacken

→ Taubheit oder Kribbeln im Rücken/Nacken, in die Glieder ausstrahlend, d.h. in die Schultern, Hände, Arme, Beine, Schenkel oder Füße.

Also, warum misslingt eine Spinalfusion?

Anders formuliert: Aus welchen Gründen kann es sein, dass Ihre Wirbel sich nicht ausreichend versteifen, und zwar trotz Knochentransplantaten und allen anderen Maßnahmen? Lassen Sie uns einen Blick auf ein paar Ursachen werfen:

• das Knochentransplantat wird vom Körper abgestoßen
• die Metallimplantate oder andere Materialien brechen oder erfüllen nicht ihre Aufgabe

- es treten Probleme mit den umliegenden Bandscheiben und Wirbeln auf, da diese nach der Operation stärkerem Druck ausgesetzt sind
- starke postoperative Infektionen, die den Versteifungsprozess verhindern
- Bildung übermäßigen Narbengewebes
- Übermäßige Blutungen oder Blutgerinnselbildung, die ebenfalls den Fusionsvorgang unterbrechen

Schmerzen im Transplantationsbereich

Das Folgende bezieht sich nur auf den Fall, dass bei Ihnen ein Eigenknochentransplantat verwendet wurde, das heißt, dass das Knochenmaterial operativ aus Ihrem Beckenkamm oder der Hüftgegend entnommen wurde. Da auch dieser Vorgang eine eigene kleine Operation ist, können Sie hier aus folgenden Gründen Schmerzen empfinden:

- Infektion infolge der Operation
- Eine Verletzung bei der Knochenentnahme
- Wunde oder Schwellung
- Allgemeines körperliches Unwohlsein
- Verzögerte Narbenbildung

4. Seltene Komplikationen

Abgesehen von den genannten Dingen gibt es noch ein paar seltene Langzeitkomplikationen. Da sie aber doch bei einem kleinen Prozentsatz aller Patienten vorkommen, sollten Sie auch deren Bedeutung und Auswirkung kennen. Im Folgenden daher Erläuterungen zu den wichtigsten seltenen Langzeitkomplikationen, die bei einer Skoliose-Operation auftreten können.

5. Nervenschädigung

In manchen Fällen können während der Skoliose-Operation Nerven oder Blutgefäße verletzt werden. Wie wir im Vorigen gelesen haben, werden bei einer solchen Operation Muskeln und Nerven schichtweise freigelegt, um entweder von vorne, von hinten oder kombiniert die Wirbelsäule zu erreichen. Bei diesem Vorgang können die umgebenden Nerven und das Gewebe leicht geschädigt werden. Auch durch Überdehnung oder Quetschungen eines Nerven kann es zu Schädigungen kommen, die aber nach einer gewissen Zeit von selbst verschwinden.

Darüber hinaus, wenn Implantate und Knochentransplantate eingesetzt werden, um die Wirbel zu versteifen, kann es sein, dass der Chirurg versehentlich zu viel Kraft oder Druck auf die Wirbelsäule aufwendet, was im Nachhinein zu folgenden Symptomen führt:

- Blasen- oder Darmschwäche
- Teilweise oder kompletter Schwächeanfall, Taubheit, Kribbeln in einem oder beiden Beinen
- Fußheberschwäche
- Erektionsprobleme

Um solchen Störungen vorzubeugen oder sie in einem frühen Stadium zu entdecken führt Ihr Chirurg eine Reihe von Tests während der Operation durch, beispielsweise den Stagnara-Aufwachtest, um sicherzustellen, dass Ihre Nerven optimal funktionieren.

6. Blutgerinnsel

Als Begleiterscheinung der Operation kann es zu Blutgerinnseln in Ihren Beinen kommen. In wenigen Fällen kann ein solches Blutgerinnsel von der Wirbelsäule ausgehen. Wandern diese Blutgerinnsel und erreichen so die Lunge, kann dies schwerwiegende Folgen haben. Wenn Sie auf Grund Ihrer Skoliose operiert wurden, sollten Sie auf folgende Warnhinweise achten, die ein Blutgerinnsel wahrscheinlich machen:

- geschwollener Knöchel, Fuß oder eine geschwollene Wade
- übermäßige Rötung oder Empfindlichkeit bis zum Knie hinauf
- starke Schmerzen in der Wade

Um Ihren Körper vor Blutgerinnseln zu schützen, verabreicht Ihnen Ihr Arzt möglicherweise blutverdünnende Mittel und lässt Sie Kompressionsstrümpfe tragen.

> ## Wichtige Information ...
>
> Falls sich ein Blutgerinnsel löst und sich Ihren Lungen nähert, verspüren Sie plötzlich starke Schmerzen in der Brust. Außerdem treten Husten und Kurzatmigkeit auf. Bleibt dies unbehandelt, kann es zu einer lebensbedrohlichen Situation kommen.

7. Pseudarthrose

Medizinisch wird die Pseudarthrose als ein Zustand beschrieben, bei dem die Knochen aus einer Reihe von Gründen nicht vollständig verschmelzen. Sobald die Knochentransplantate gesetzt wurden, helfen die Implantate bei der Ausrichtung der Wirbelsäule während die Versteifung ihren Lauf nimmt. Im Falle einer Pseudarthrose jedoch ist dieser normale Vorgang unterbrochen.

Eine Pseudarthrose tritt bei 5 – 10% aller Patienten, insbesondere bei Rauchern, auf und führt letztendlich zu Unwohlsein und teilweisem Verlust der Korrektur. In den meisten Fällen wird bei einer Pseudarthrose eine weitere Operation erforderlich. An der Stelle, an der die Verschmelzung letztlich nicht erfolgt ist, muss weiteres Knochenmaterial eingebracht werden.

8. Wachstumsverzögerung

Bei der Skoliose-Operation werden zwei oder mehr Wirbel miteinander verschmolzen, die ursprüngliche Struktur der Wirbelsäule also verändert. Bei einem Erwachsenen oder auch Jugendlichen mag dies keine weiteren Konsequenzen nach sich ziehen, in manchen Fällen jedoch kann es das natürliche Wachstum eines Kindes beeinträchtigen. Der gesamte Körper des Kindes wächst und gerade das Wachsen der Wirbelsäule ist äußerst wichtig und kann die gesamte Knochenstruktur und die Organfunktion des Kindes beeinträchtigen.

Gehemmtes Wachstum ist bei Kindern eine schwerwiegende längerfristige Komplikation nach einer Skoliose-Operation.

9. Verstärkte Deformität

Obwohl eine Skoliose-Operation natürlich zum Ziel hat, die Krümmung zu reduzieren, kann in manchen Fällen genau das Gegenteil eintreten. Zwei Arten von Deformitäten können sich ergeben:

• verstärkte Torsodeformität. Ein Rippenbuckel kann sich verschlimmern, weil während der Operation erhöhter Druck ausgeübt wurde, um die Krümmung zu begradigen. Die normale Funktion des Brustkorbs kann dadurch dauerhaft beeinträchtigt und Ihr Erscheinungsbild verändert sein.

• flacher Rücken, eine sagittale Deformität, kann auf Grund der Reduktion der lateralen Krümmung die natürliche Krümmung Ihrer Wirbelsäule aufheben. Es handelt sich hierbei um eine Haltungsstörung, die durch die Operation ausgelöst wird und eine Reihe von Haltungsabnormitäten hervorrufen kann. Die auffälligste ist der Verlust der Lendenlordose.

10. Andere

Einige andere seltene Langzeitkomplikationen sind:

• Harnwegsinfekte
• Gallensteine
• Darmverschluss
• Pankreatitis

Wahre Skoliose-Geschichten: Skoliose, Ballett und Schrauben

Skoliose erwischt den Patienten meist unerwartet und vereitelt aktuelle Ziele und Pläne.

Jemanden, der hart daran gearbeitet hat, Balletttänzerin zu werden, trifft die Diagnose Skoliose natürlich besonders. Samantha (Name geändert) war kaum im Teenageralter als sie von ihrer gekrümmten Wirbelsäule erfuhr und ihr sofort eine Rumpforthese angelegt wurde, die sie die nächsten zwei Jahre trug. Dies jedoch bewirkte rein gar nichts. Im Gegenteil hatte sich die Krümmung auf 52 Grad oben und 45 Grad unten verschlimmert, als sie ihr Studium aufnahm. Daraufhin wurde ihre Wirbelsäule im Bereich von T4 bis L3 versteift.

Leider stellte sich bei einer Nachuntersuchung einige Monate nach dem Eingriff heraus, dass sich die Haken im oberen Teil ihrer Wirbelsäule gelöst hatten. Kurz darauf musste eine weitere Spinalfusion vorgenommen werden. Nach nur zwei Wochen zeigte sich, dass sich die Haken im oberen Bereich erneut gelöst hatten, und sie musste sich einer dritten Operation unterziehen. Bei dieser letzten wurden die Implantate im oberen Teil entfernt, während die unteren Haken blieben. Nichts half, und ihr Zustand verschlimmerte sich in den kommenden Jahren.

Glücklicherweise traf Samantha dann auf einen Chirurgen, der über einen hinteren Zugang eine vierte Operation an ihr vornahm. Mit einer Fixierung über Pedikelschrauben konnte Ihre Krümmung erfolgreich behandelt werden.

KAPITEL 20
Operation – Ihre 50 wichtigsten Fragen

Auf unserer gemeinsamen Reise durch das Buch habe ich Ihnen sämtliche wichtigen Aspekte einer Skolioseoperation vorgestellt. Von der Entscheidungsfindung über den tatsächlichen Verlauf wurden alle Punkte angesprochen. Um den zweiten Teil nun abzurunden, möchte ich abschließend weitere Fragen, die Sie möglicherweise noch beschäftigen, beantworten.

Für eine bessere Übersichtlichkeit habe ich die Fragen jeweils einer von drei leicht verständlichen Kategorien zugeteilt, damit Sie die Antwort auf Ihre Frage schneller finden. Um beispielsweise herauszubekommen wie genau Sie Ihren Lebenswandel verändern sollten, gehen Sie einfach zu Teil 3 – dort werden die wichtigsten Fragen für den Zeitraum nach der Operation behandelt.

Im Weiteren also Antworten auf mögliche Bedenken in Form von 50 ausgewählten Fragen mit detaillierten Antworten und Erläuterungen. Die Bandbreite an Fragen und Zweifeln ist natürlich unendlich, dennoch hier der Versuch, den häufigsten zu begegnen.

A) Ihre Bedenken bevor Sie die Entscheidung fällen

Wenn Sie sich in einem Stadium befinden, in dem Ihr Arzt Ihnen oder Ihrem Kind diese Option auch nur entfernt angedeutet hat, trifft der folgende Abschnitt auf Sie zu. Sie werden eine Antwort finden, wenn Sie sich über die Vorteile und die Risiken im Klaren sind. Der Fragenkatalog dient Ihnen dabei als Leitfaden, der Ihnen durch diesen schwierigen Entscheidungsprozess hilft.

Q1. Ist die Operation tatsächlich erforderlich?

Das ist sicher die erste und häufigste Frage jedes Skoliosepatienten. Die Vorstellung, sich einer solchen Operation unterziehen zu müssen, ist, da es sich um einen invasiven Eingriff handelt, der mit Komplikationen verknüpft sein kann, sehr einschüchternd. Daher liegt es im Interesse des Patienten, sämtliche mögliche Alternativen im Vorfeld zu bedenken.

Obwohl jeder Patient auf eine andere Krankengeschichte zurückblickt und von anderen Sorgen auf Grund seiner Skoliose betroffen ist, treffen doch einige Faktoren auf alle Patienten zu und machen einen operativen Eingriff zwingend erforderlich. Zu einer Skoliose-Operation wird Ihnen geraten, wenn Sie Folgendes an sich feststellen:

→ Wenn Ihre Krümmung nach der Cobb-Methode (s. Kasten unten) mehr als 45 oder 50 Grad beträgt und die Knochenreife bereits erreicht wurde, d.h. es ist kein weiteres Knochenwachstum mehr zu erwarten. Das betrifft insbesondere Kinder, Heranwachsende, Teenager. Falls die Wachstumsphase noch nicht abgeschlossen ist, sollten Sie möglichst noch abwarten.

→ Wenn die Krümmung stark fortschreitet (relativ zu Ihrem Alter, der Schwere und dem Ort Ihrer Krümmung), dann sollten Sie sich für eine Operation entscheiden.

→ Wenn Sie täglich stark geschwächt oder eingeschränkt sind.

→ Wenn die Krümmung ein starkes kosmetisches Problem darstellt, Sie durch die Krümmung bucklig aussehen.

Was ist die Cobb-Methode?

Die Cobb-Methode ist ein überall angewandtes, standardisiertes Verfahren zur Bestimmung des Krümmungswinkels. Dies geschieht an Hand von Röntgenbildern. Die Endwirbel des gekrümmten Stücks werden bestimmt und eine Reihe gerader und rechtwinkliger Linien gezogen, um einen Winkel zu erhalten.

In Kapitel 6 erfahren Sie mehr über die Cobb-Methode.

Um ein noch besseres Verständnis für Ihren Zustand zu haben, und um entscheiden zu können, ob vielleicht eine Operation für Sie das Richtige wäre, stellen Sie sich die 7 wichtigen Fragen aus Kapitel 9 bezüglich:

→ Des Zustandes Ihrer Krümmung
→ Ihrer Knochenreife
→ Des Risikos eines Fortschreitens der Krümmung
→ Früherer Ergebnisse bei non-invasiven Maßnahmen
→ Ihres gegenwärtigen Gesundheitszustandes
→ Einschränkungen, die Ihre Krümmung verursacht
→ Ihrer derzeitigen Finanzen

Q2. Wird der Eingriff sehr schmerzhaft sein?

Während der Operation werden Sie natürlich betäubt sein, daher werden Sie im OP selbst keine Schmerzen verspüren. Im Anschluss an die Operation werden die Schmerzen einsetzen, aber nach und nach nachlassen. Bei manchen Patienten treten dauerhaft Unannehmlichkeiten auf wie Taubheit und Kribbeln, andere verspüren sogar starke Schmerzen dort, wo das Transplantat eingesetzt wurde. In jüngerem Alter und bei unproblematischem Verlauf der Operation kann der Schmerz geringer sein.

Versuchen Sie sich unbedingt mental auch auf Schmerzen im Zusammenhang mit den einleitenden Injektionen und Untersuchungen einzustellen. Insgesamt werden Ihr Anästhesist und Ihr behandelnder Arzt Ihre Schmerzen sowohl vor als auch nach der Operation in Grenzen halten.

Q3. Wieviel wird eine Skoliose-Operation kosten?

Die Gesamtkosten des Eingriffs hängen von einer Vielzahl von Faktoren ab, darunter:

→ der Schwere Ihrer Krümmung und der verwendeten Technik
→ der Art von Implantaten, die eingesetzt werden
→ Ihrem Wohnort – die Kosten variieren von Land zu Land und zwischen den Regionen
→ Dem Umfang der Kostendeckung durch Ihre Krankenversicherung
→ Den Komplikationen oder einem verlängerten Krankenhausaufenthalt nach der Operation
→ Der Wahl Ihres Chirurgen sowie des Krankenhauses

Die tatsächlichen Kosten können variieren, aber allgemein gilt, dass eine Skoliose-Operation ein kostspieliger Eingriff ist und Patienten in Amerika jeweils zwischen 75.000 und 300.000 $ kostet.

Q4. Wird meine Krümmung vollständig verschwinden?

Das hängt von dem derzeitigen Zustand Ihrer Wirbelsäule ab und wie flexibel sie vor der Operation ist. Wie stark Ihre Wirbelsäule durch die Operation begradigt werden kann, hängt mit zahlreichen Faktoren zusammen, mit Ihrem Alter, der Schwere der Krümmung, Ihrem allgemeinen Gesundheitszustand usw. Beispielsweise belegen Studien, dass bei Teenagern und Heranwachsenden bis zu 50 % der Krümmung behoben werden können, das gelingt bei älteren Patienten eventuell nicht. Mit anderen Worten, wie gerade Ihre Wirbelsäule sein wird, variiert und kann von Ihrem Chirurgen bestimmt werden.

Q5. Werde ich, wird mein Kind später unter irgendwelchen Behinderungen leiden?

Klinisch betrachtet ist die Rate schwerer Komplikationen nach der Operation nicht sehr hoch. Dennoch besteht, wenn Sie über einen chirurgischen Eingriff für Ihr Kind nachdenken, eine geringe Wahrscheinlichkeit, dass das natürliche Wachstum eingeschränkt sein könnte, was auch als Wachstumsstörung bekannt ist. Bei manchen Erwachsenen sind das normale sich Beugen oder drehende Bewegungen der Wirbelsäle ein wenig schwierig oder gar unmöglich mit versteiften Wirbeln. Weitere schwerwiegende Beeinträchtigungen sind nicht bekannt, sofern es nicht während der Operation zu Komplikationen kommt wie in Kapitel 19 besprochen.

Q6. Sind durch meine Skoliose-Operationen die Chancen für eine natürliche Schwangerschaft verringert?

Zwischen Skoliose und Schwangerschaft/dem Gebären von Kindern besteht ein direkter Zusammenhang, da sowohl die Schwangerschaft als auch die Entbindung den Druck auf die Wirbelsäule erhöhen und daher die Entwicklung, das Fortschreiten der Krümmung beeinflussen können.

Wenn Sie unter einer starken Krümmung leiden, die Sie operativ beheben wollen, und Sie zudem schwanger werden wollen, sollte beides nicht zur gleichen Zeit geplant werden. Obwohl Frauen auch nach einer Skoliose-Operation noch gesunde Schwangerschaften hatten, sollten Sie mit Ihrem medizinischen Berater darüber sprechen, wann der richtige Zeitpunkt für die Operation, für Empfängnis und Schwangerschaft ist.

UNBEDINGT LESEN!

Wenn bei Ihnen eine Skoliose festgestellt wurde, Sie schwanger sind und die Entbindung bevorsteht, sollten Sie sich unbedingt Dr. Kevin Laus Buch „*Skoliose und eine gesunde Schwangerschaft*" kaufen. Damit haben Sie einen Monat-für-Monat-Wegweiser zu all dem was Sie wissen müssen, wenn Sie sich um Ihre Wirbelsäule und Ihr Baby kümmern wollen!

Q7. Wann sollte ich mich für die Operation meines Kindes entscheiden? Wird die Krümmung von selbst verschwinden?

Nun, alles hängt vom Alter Ihres Kindes ab und der Schwere der Krümmung. Wenn Ihr Kind noch sehr jung ist (4-11 Jahre), also wahrscheinlich noch stark wachsen wird, sollten Sie so lange wie möglich mit der Operation warten, weil das Wachstum beeinträchtigt werden kann, und die Chancen dafür, dass die Krümmung sich tatsächlich verbessert, dann höher wären. Lesen Sie in Kapitel 7 mehr zu diesem Phänomen (Risser-Ferguson-Grad).

Sie sollten jedoch nicht damit rechnen, dass die Kurve von allein verschwindet. Ein möglichst frühes Entdecken und Behandeln selbst der kleinsten Krümmung kann starken Einfluss darauf nehmen, wie sich die Krümmung Ihres Kindes später entwickeln wird.

Q8. Gibt es irgendwelche neuen, minimal-invasiven Techniken, die ich in Erwägung ziehen könnte?

Von ihrem Grundgedanken her ist eine Skoliose-Operation ein stark invasiver Eingriff, der ein hohes Risiko an Komplikationen mit sich führt. Dass dies den Patienten einschüchtert und er sich nach weniger invasiven Methoden umsieht, ist nur natürlich. Wenn Sie sich für minimal-invasive Optionen interessieren, sollten Sie mit Ihrem Chirurgen über die folgenden Techniken sprechen:

→ Wirbelkörperverklammerung
→ Eine vertikal expandierbare Titan-Rippenprothese (VEPTR)

→ Videoassistierte Thorakoskopie(VATS)
→ Endoskopische Vorgehensweisen
→ Thorakoplastik

In Kapitel 15 lesen Sie mehr zu jeder dieser Techniken und darüber, wie Sie sie von vornherein weniger invasiv gestalten können. Allgemein ist eine operative Korrektur, egal ob über eine Wirbelversteifung, eine herkömmliche Operation oder die oben genannten minimal-invasiven Methoden, die einzige lang anhaltende Krümmungskorrektur.

Bevor Sie sich jedoch tatsächlich dazu entscheiden, sollten Sie zuvor non-invasive Therapien wie eine Diät und Gymnastik zur Kurvenkorrektur probiert haben. Lesen Sie in Dr. Kevin Laus „*Ihr Plan für eine natürliche Behandlung und Vorbeugung von Skoliose*" alles darüber, wie eine Skoliose mit non-invasiven Methoden behandelt werden kann.

Q9. Wie kann ich mich selbst/mein Kind mental vorbereiten?

Der erste Schritt ist, sich ein Maximum an Informationen zu holen. Erfahren Sie oder Ihr Kind alles über die verschiedenen Aspekte des Eingriffs. Erklären Sie ihm die Untersuchungen, die durchgeführt werden. Wenn das Kind schon alt genug ist, können Sie ihm auch den Vorgang selbst kurz schildern. Auf jeden Fall ist die Phase nach der Operation die wichtigste und muss daher besonders sorgfältig erläutert werden. Erklären Sie Ihrem Kind, welch große Unterschiede nach der Operation auf es warten. Dabei sollten Sie auch erwähnen, dass der Eingriff sein Aussehen verändern wird, seine Lebensweise und dass es auch Auswirkungen hat auf die Art und Weise wie es tägliche Dinge verrichtet, zumindest in den ersten Monaten.

Q10. Bezahlt die Versicherung die Skoliose-Operation?

Ja, in den meisten Fällen schon. Da Skoliose-Operationen recht häufig sind, wird sie in den USA von den meisten Versicherungsanbietern bezahlt, und in Großbritannien unterliegt sie der Ägis der NHS. Die genaue Gesamtsumme und der Anteil, der gedeckt ist, werden in den USA von der jeweiligen Versicherungspolice bestimmt.

Q11. Werde ich mich vielen Untersuchungen unterziehen müssen?

Tests und Untersuchungen vor der Operation sollen es Ihrem Operateur erleichtern zu entscheiden, ob Sie gesundheitlich in der Lage sind, sich operieren zu lassen. Diese Untersuchungen sind überdies wichtig, um weitere Erkrankungen zu entdecken, an denen der Patient möglicherweise leidet. In Kapitel 13 erfahren Sie mehr über diese Tests und Untersuchungen. Es sollte immer in Ihrem eigenen Interesse sein, mit den Medizinern zusammenzuarbeiten und alle erforderlichen Tests mitzumachen. Einige der wichtigsten Tests:

→ körperliche Untersuchung
→ Röntgen
→ Lungenfunktionstest (PFT)
→ MRT und Myelografie
→ Elektrokardiogramm (EKG)
→ Elektroenzephalogramm (EEG)
→ Bluttests
→ Urintests

Q12. Wie wähle ich den richtigen Chirurgen und das Krankenhaus aus?

Der Erfolg Ihrer Operation kann von der Wahl Ihres Chirurgen und des Krankenhauses abhängen. Während der Entscheidungsfindung sind zahlreiche Faktoren zu bedenken, wie in Kapitel 12 beschrieben. Hier erkläre ich Ihnen noch einmal einige wenige.

Wahl des Krankenhauses

→ Nähe oder Entfernung zu Ihrem Wohnort
→ Infrastruktur und andere vorhandene Einrichtungen
→ Allgemeiner Ruf
→ Kostendeckung durch die Versicherung

Wahl des Chirurgen

→ akademische/professionelle Qualifizierung
→ Zertifikationen und Lizenzen
→ Zurückliegende Erfahrung, insbesondere auf dem Gebiet, das Ihren Fall betrifft
→ Erfolgs-/Misserfolgsrate
→ Referenzen früherer Patienten
→ Kostendeckung durch Ihre Versicherung

Manche Patienten haben das Problem, dass der Chirurg ihrer Wahl nicht in einem nahegelegenen Krankenhaus arbeitet. In solchen Fällen können Sie das mit Ihrem Operateur und dem Krankenhaus besprechen und eine geeignete Lösung ausarbeiten.

B) Während des Eingriffs

Q13. Die Ärzte sprechen so viel über Spinalfusion – was ist das?

Eine Spinalfusion ist allgemein gesagt ein Vorgang, in dem zwei oder mehr Wirbel in der Krümmung dauerhaft miteinander verbunden oder „verschmolzen" werden, um Ihre Wirbelsäule zu begradigen. In diesem Vorgang wird ein Knochentransplantat zwischen den Wirbeln eingesetzt. Implantate wie Stäbe, Schrauben und Platten halten diese Transplantate an Ort und Stelle, bis sie mit dem Knochen verwachsen.

Q14. Was sind die verwendeten „Implantate"?

Das Wort „Implantat" ist eine Art Schirmbegriff für das bei der Operation verwendete Material. Alle Stäbe, Schrauben, Haken und Platten, mit denen Ihre Wirbelsäule begradigt wird, werden als Implantate bezeichnet.

Q15. Sind eine endoskopische und eine offene Operation das gleiche?

Nein. Bei einer offenen Operation wird ein einziger oder eine Reihe von großen Schnitten gemacht. Bei einer endoskopischen Operation dagegen werden viele kleine Schnitte gesetzt. Geleitet über ein Endoskop (ein Gerät, das aus einem langen, dünnen Schlauch besteht, an dem ein Lämpchen und eine Kamera befestigt sind, und das es dem Chirurgen erlaubt, den OP-Bereich durch einen kleinen Schnitt genau zu sehen), werden kleine chirurgische Instrumente eingeführt und die Fusion dann vorgenommen.

Q16. Wie lange wird die Operation dauern?

Die Gesamtzeit Ihrer Operation kann variieren, je nach Schweregrad Ihrer Krümmung und der von Ihrem Chirurg gewählten Methode. Durchschnittlich kann eine Skoliose-Operation zwischen 3 und 8 Stunden dauern.

Q17. Erklären Sie mir die verschiedenen Techniken bei Skoliose-Operationen.

Allgemein gesagt gibt es 4 Haupttypen von Skoliosetechniken, aus denen Sie oder Ihr Chirurg auswählen können. Das sind:

→ der hintere Zugang, bei dem Ihre Wirbelsäule von hinten operiert wird

→ der vordere Zugang, bei dem Ihre Wirbelsäule von vorne, d.h. von der Brustwand aus operiert wird

→ der kombinierte Zugang, der die beiden zuvor genannten verwendet. Der Chirurg nähert sich der Wirbelsäule von vorne, führt die eigentliche Fusion aber von hinten durch

→ Minimal-invasive Techniken, beispielsweise die endoskopische Technik (bei der mehrere kleine Schnitte gesetzt werden), Thorakoplastik, Wirbelkörperverklammerung und ähnliches.

Q18. Welche Vorgehensweise ist die bessere?

Ein erfahrener Chirurg und eine sorgfältige medizinische Analyse können jede der genannten Techniken zu einem Erfolg werden lassen. Jedes Vorgehen hat seine eigenen Vorteile und Risiken. Außerdem reagieren die einzelnen Krümmungen unterschiedlich auf die verschiedenen Techniken. So wählt man z.B. den vorderen Zugang bei einer Krümmung in der thorakolumbalen Region (T12-L1). Ihr Arzt wird bestens in der Lage sein, die geeignete Technik für Ihre Operation auszuwählen.

Q19. Werde ich während des Eingriffs bei Bewusstsein sein?

Sobald Sie den OP erreichen, werden Sie unter Narkose gelegt. Sie erlangen Ihr Bewusstsein erst wieder, wenn die Operation vorüber ist. Sie werden also nichts von dem Eingriff selbst mitbekommen.

Q20. Wie lang wird der Schnitt sein?

Die Länge des Schnittes hängt von zwei Dingen ab, darunter der verwendeten Technik und der Anzahl der Wirbel, die versteift werden müssen. Ein typischer Schnitt für den hinteren Zugang ist zwischen 15 und 30 cm lang, von der Mitte des Rückens aus gemessen.

Q21. Was sind Dränagen und warum/wann werden sie gelegt?

Eine Dränage ist im Grunde ein Schlauch, der am Ende der Operation in die Wunde gelegt wird, kurz bevor der Bereich vernäht wird. Über die Dränage soll Flüssigkeit aus dem operierten Bereich abgeleitet werden, um den Schnitt vor Schäden oder Infektionen zu schützen.

Q22. Kann es während der Operation zu ernsthaften Schwierigkeiten kommen?

Ja. Sie sind zwar selten, aber es besteht eine gewisse Wahrscheinlichkeit für Komplikationen während der Operation. Darunter:

→ Schwere Atmungs-/Respirationsprobleme
→ Herzprobleme
→ Übermäßiger Blutverlust
→ Nervenschädigung
→ Infektion
→ Chronischer Schmerz
→ Blutgerinnsel
→ Tod

Q23. Kann ich die Implantate sehen, die benutzt werden?

Wenn Sie Interesse daran haben, kann Ihr Chirurg Ihnen die Implantate, die in Ihren Körper eingesetzt werden sollen, vor der Operation vorstellen und Sie mit ihnen vertraut machen. Wenn Sie hinreichend informiert sind, können Sie Ihren Chirurgen auch bitten, Ihnen diese Implantate in einem der Treffen vor der Operation zu zeigen.

Q24. Woher stammt das Knochentransplantat? Werde ich an der Entnahmestelle lange Zeit Schmerzen haben?

Es gibt drei Optionen, woher Ihr Chirurg das Knochentransplantat erhält:

→ Autotransplantat/Eigentransplantat, dabei wird das Knochenmaterial während der Operation aus dem Beckenkamm oder der Hüftgegend entnommen.
→ Allotransplantat/Fremdtransplantat – der Chirurg erhält das Knochenmaterial vor der Operation von einer Knochenbank
→ Synthetisches Knochenersatzmaterial, dabei wird verschiedenes synthetisches Knochenersatzmaterial verwendet

Wenn Ihr Chirurg sich dafür entschieden hat, Knochenmaterial aus Ihrem Beckenkamm zu entnehmen, führt das später meist nicht zu schweren Komplikationen oder starken Schmerzen.

Q25. Werde ich viel Blut verlieren?

Blutverlust bei einer Operation ist vollkommen natürlich, da der Vorgang invasiv geschieht. Auf Grund dieses Blutverlustes ist es nicht ungewöhnlich, dass ein Patient in einem bestimmten Umfang eine Bluttransfusion benötigt. Falls dieser Blutverlust aber nicht ein bestimmtes Maß übersteigt, sind schwerwiegende Komplikationen in dem Zusammenhang eher unwahrscheinlich.

C) Nach der Operation - Ihre Bedenken

Q26. Wie werde ich mich unmittelbar nach der Operation fühlen?

Obwohl Sie Schmerzmittel erhalten, empfinden Sie ein gewisses Wundsein. Vielleicht empfinden Sie dieses Wundsein auch dort, wo das Knochentransplantat eingesetzt wurde. Darüber hinaus stehen Sie unter Medikation und fühlen sich durch die Mittel wie benebelt. Das Wirrwarr aus Schläuchen und Kathetern kann für die Nerven belastend sein. Daher ist es so wichtig, dass Sie sich im Vorfeld mental vorbereiten.

Q27. Nach welchem Zeitraum kann ich wieder gehen?

Wenn Ihre Operation gut verlaufen ist, wird das Krankenhauspersonal Ihnen am zweiten oder dritten Tag nach der Operation helfen, mit einer Krücke oder einem Stock ein wenig zu laufen. Sie werden Sie dazu ermutigen, immer größere Strecken zu gehen (beispielsweise den Krankenhausflur entlang), ohne dabei den Rücken zu belasten. Vielleicht empfiehlt man Ihnen diese Gehhilfen noch 4-6 Wochen nach dem Eingriff zu verwenden. Ein Physiotherapeut begleitet Sie im Krankenhaus. Er unterstützt Sie mit der richtigen Gehhilfe – einer Krücke oder einem Stock, er zeigt Ihnen, wie Sie sich sicher auf die andere Seite legen, und wie Sie gehen, ohne den Rücken zu gefährden. Insgesamt hilft er Ihnen, alle notwendigen Bewegungen wiederzuerlangen bevor Sie entlassen werden.

Q28. Wie schnell kann ich nach der Operation wieder etwas essen und trinken?

Die meisten Patienten können nach bereits 4 bis 5 Stunden nach dem Eingriff wieder Flüssigkeiten zu sich nehmen. Ihre Ärzte werden die Menge und die Häufigkeit langsam entsprechend Ihrem Zustand steigern.

Q29. Wie schnell kann ich nach der Operation wieder duschen?

Es besteht eine Minimumwartezeit von 72 Stunden bevor Sie duschen dürfen. Sie werden mit dem Schwamm gewaschen. Wenn der Heilungsprozess langsamer abläuft, kann sich diese Wartezeit verlängern. Eine frische Wunde darf niemals feucht werden.

Q30. Müssen die Fäden gezogen werden?

Heutzutage verwenden die meisten Chirurgen unter der Haut Fäden, die sich selbst auflösen. Die Fäden sollten jedoch unbedingt auf mögliche Infektionen hin untersucht werden und nach ungefähr 10 Tagen sollte Ihr Arzt prüfen, ob der Schnitt noch einmal vernäht werden muss.

Q31. Wie lange muss man sich durchschnittlich von der Operation erholen?

Obwohl die Anzahl der Tage und Wochen bei den einzelnen Patienten variieren kann, verläuft die Erholungsphase meist so ab:

→ Krankenhausaufenthalt – ungefähr 3 bis 5 Tage
→ Selber tägliche Routinearbeiten ausführen – nach ungefähr 7 bis 10 Tagen
→ Zurück zur Schule – nach ungefähr 4 bis 6 Wochen
→ Autofahren – nach 2 bis 4 Wochen
→ Eingeschränktes Heben – nach ungefähr 6 Monaten
→ Vollkommene Genesung – nach etwa 8 bis 12 Monaten

Q32. Wann werde ich ein normales Leben führen können?

Der gesamte Versteifungsprozess dauert mindestens 6 Monate. Das heißt, das ist das Minimum, das Ihr Körper zur Heilung und Erholung benötigt. Sie müssen bei Ihren körperlichen Aktivitäten langsam machen und Ihre Routine darauf umstellen. Ihr Arzt wird Ihnen in den ersten Monaten nur eingeschränkt das Heben von bestimmten Gewichten erlauben und so weiter.

Q33. Wie unabhängig werde ich sein, wenn ich nach Hause komme?

Sie werden Unterstützung brauchen. Um sich umherzubewegen, zum Kochen, Heben und selbst sich im Bett Umlagern brauchen Sie zunächst Hilfe. Auch wenn Sie eigentlich am liebsten alles selber machen, Sie dürfen Ihren Rücken nach der Operation nicht belasten. Daher sollten Sie die Hilfe mindestens eines Familienmitglieds, eines Freundes oder eines Pflegers in Anspruch nehmen. Im Idealfall, so die Fachleute, sollte diese Person Ihnen mindestens 3-4 Wochen nach der Operation zur Verfügung stehen.

Hinzu kommt, dass Sie sich wahrscheinlich schneller erholen und schneller wieder unabhängig sind, wenn Sie jung, gesund, kraftvoll sind und wenn Sie vor der Operation sehr aktiv waren.

Q34. Werde ich später leicht etwas aufheben und hochheben können?

Mit einigen Vorsichtsmaßnahmen sollten Sie in der Lage sein, Dinge leicht vom Boden aufzuheben. Da Ihr Rücken aber jetzt versteift ist, müssen Sie lernen, dazu in die Knie zu gehen und aus der Hocke heraus zu heben.

Q35. Werde ich größer werden?

Höchstwahrscheinlich ja. Ihre Wirbelsäule ist jetzt gerader, dadurch werden Sie wahrscheinlich um 1,5 bis 2 cm größer sein.

Q36. Werde ich Übungen machen müssen, um die Erholung nach der Operation zu erleichtern?

Sobald Sie fit genug dafür sind, wird Ihr Arzt Sie an einen Physiotherapeuten überweisen, der Ihnen eine Reihe von Übungen zeigt, die Sie jeden Tag durchgehen sollten, um die Erholung zu beschleunigen. Die häufigsten Übungen, die nach der Operation empfohlen werden, sind:

→ Übungen zur Rückenstärkung
→ Übungen zur Grundstärkung
→ Regelmäßiges Gehen
→ Atemübungen, um Ihre Lungenfunktion zu stärken

Unter Berücksichtigung Ihres Alters und Ihres Gesundheitszustandes wird Ihr Physiotherapeut Ihnen ein Übungsset zusammenstellen.

Q37. Wird die Asymmetrie in meinen Schultern/meiner Brust vollkommen verschwinden?

Zuallererst wird die Operation die vorstehenden Rippen unter der Brust auf der Skolioseseite entfernen. Obwohl eine starke kosmetische Verbesserung zu erwarten ist, können doch ein paar Asymmetrien bleiben.

Q38. Werde ich mein Leben stark umstellen müssen?

Selbstverständlich. Und die Vorbereitung darauf sollte auch bereits lange vor der Operation begonnen haben. Als erstes müssen Sie einige Dinge in Ihrem Haus umstellen. Stellen Sie alles auf eine erreichbare Höhe, damit Sie sich nicht zu tief bücken oder zu hoch oben nach etwas greifen müssen. Vielleicht müssen Sie auch die elektrischen Schalter auf eine andere Höhe bringen und sollten dafür sorgen, dass sie vom Bett aus leicht zu erreichen sind. Sie sollten das Kochen und Fahren planen etc. Kurz gesagt, schauen Sie sich Ihre tägliche Routine an, und überlegen Sie sich, wo Sie im Vorfeld Vorkehrungen treffen müssen damit Sie es später möglichst angenehm haben. Vielleicht stellen Sie fest, dass Sie für Ihre Unterstützung einen guten Stuhl mit geeigneten Rücken- und Armlehnen nach der Operation brauchen usw.

Q39. Benötige ich nach der Operation eine andere Matratze?

Nicht unbedingt. Sie benötigen einfach eine feste Matratze, die Ihren Rücken angemessen unterstützt, besonders in den ersten 3-4 Wochen nach der Operation.

Q40. Muss ich meine Ernährung nach der Operation drastisch umstellen?

Ja, auf jeden Fall. Sie werden einige entscheidende Veränderungen vornehmen müssen, u.a.:

→ kleine, häufige Mahlzeiten einnehmen
→ möglichst leichte Mahlzeiten zu sich nehmen, mild und kalorienarm
→ auf Alkohol und Zigaretten verzichten
→ Bestimmte Nahrungsmittel zu sich nehmen, die den Heilungsprozess unterstützen (dazu mehr in Kapitel 23)

Q41. Wird die Krümmung wiederkehren?

In den meisten Fällen ist die Versteifung dauerhaft und die Wahrscheinlichkeit, dass die Krümmung wiederkehrt, nicht sehr hoch, außer bei fortgeschrittenem Alter und starker Abnutzung. Ein kleiner Buckel oder eine Asymmetrie im Erscheinungsbild können bestehen bleiben.

Q42. Wird man die Implantate in meinem Rücken sehen können?

Das kommt sehr selten vor. Studien belegen, dass solche Implantate meist mit bloßem Auge nicht zu sehen sind, außer Sie sind besonders schlank oder dünn.

Q43. Werden die Implantate meinem Körper schaden?

Meistens nicht. Diese Stäbe und andere Implantate wurden wissenschaftlich dafür entwickelt, im menschlichen Körper zu verbleiben, und unterstützen Sie angemessen. In manchen Fällen jedoch können die Stäbe nach einer Weile unangenehm werden und Schmerzen verursachen, worauf Sie meist Schmerzmittel erhalten. In schweren Fällen wird eine weitere Operation erforderlich, um diese Stäbe und andere Implantate zu entfernen.

Q44. Wird die Narbe lange sichtbar bleiben? Werde ich entstellt aussehen?

Gewöhnlich befindet sich der Schnitt einer Skoliose-Operation an Stellen, die von Kleidung bedeckt sind. Wenn es sich bei Ihnen nicht um einen kleinen kosmetischen Eingriff handelt, werden Sie die Narbe Ihr Leben lang behalten. Wenn Sie gerne herumprobieren, können Sie später diese Narbe kosmetisch behandeln lassen. Sprechen Sie sich aber vorher mit Ihrem Arzt ab, damit diese Maßnahmen keine negativen Auswirkungen auf Ihre Narbe und die Wunde haben.

Q45. Was ist das Kurbelwellenphänomen?

Das Kurbelwellenphänomen ist eine Komplikation, die im Zusammenhang mit der Harrington-Methode steht. Sie kommt häufiger bei kleinen Kindern vor, deren Knochenstruktur noch nicht ausgereift ist. Nach der Spinalfusion wächst der vordere Anteil der versteiften Wirbelsäule noch weiter. Da der versteifte Anteil nicht mehr wachsen kann, wird die Wirbelsäule sich langsam verdrehen und eine weitere Krümmung entwickeln.

Q46. Was ist das Flachrücken-Syndrom?

Auch das steht im Zusammenhang mit der Harrington-Methode. Bei diesem Zustand verliert der untere Anteil des Rückens seine natürliche Innenkrümmung (Lordose). In Folge dessen wird sich die Bandscheibe unterhalb der versteiften Stelle nach einigen Jahren abnutzen, wodurch der Patient nur noch erschwert aufrecht stehen kann und starke Schmerzen verspürt.

Q47. Was ist ein Aufwachtest und warum wird er durchgeführt?

Der Stagnara-Aufwachtest ist einer der zahlreichen intraoperativen (während der Operation durchgeführten) Tests, mit Hilfe derer eventuelle Nervenschädigungen bereits im Zuge der Operation entdeckt werden können.

Q48. Wieviele Medikamente werden nach der Operation verabreicht?

Das ist besonders für Patienten, die auf einige Medikamente allergisch reagieren, eine wichtige Frage. Unmittelbar nach der Operation werden Sie eine hochdosierte patientengesteuerte Analgesie (PCA) erhalten. Das heißt, die Menge der Medikation kann entsprechend dem Schmerz angepasst werden. Darüber hinaus erhalten Sie noch eine ganze Weile nach der Operation Schmerzmittel und Infektionshemmer. Solche Punkte sollten Sie im Vorfeld mit Ihrem behandelnden Arzt besprechen.

Q49. Werde ich mich nach meiner Rückkehr nach Hause sehr schwach fühlen?

Das hängt davon ab, wie gut Sie auf sich achten. Sicher werden Sie sich eine Zeit nach der Operation schwach und verletzlich fühlen. Wenn Sie vor der Operation jedoch gesund und aktiv gelebt haben, werden Sie Ihre Kraft schneller wiedergewinnen.

Q50. Wann muss die Operation wiederholt werden?

Eine weitere Operation ist nur sehr selten erforderlich und kommt nur in den folgenden Fällen vor:

→ starke Rückkehr der Krümmung
→ schweres Unwohlsein oder Schmerzen durch die Stäbe/ andere Implantate
→ Wenn die Wirbelsäule noch einmal neu ausgerichtet werden muss
→ Wenn Ihr Chirurg obsolete Techniken wie die Harrington-Methode verwendet hat
→ Wenn der Heilungsprozess durch einen großen Unfall oder eine Verletzung gestört ist
→ Wenn Materialschäden oder Pseudarthrose auftauchen

Wahre Skoliose-Geschichten: Der Schmerz ging weiter ...

Das Ergebnis einer Skoliose-Operation variiert je nach Individuum. Jeder macht da seine eigenen Erfahrungen.

Bei Claudia wurde im Alter von 11 Jahren eine Skoliose mit einem Winkel von 25 Grad festgestellt. Ihr wurde sofort eine Rumpforthese angepasst, damit die Krümmung sich nicht weiter verschlimmerte. Da sie sich noch im Wachstum befand, machte sie all diese komischen Gefühle durch, die man als Teenager empfindet, wenn man anders als die anderen aussieht.

Leider hatte sich ihre Kurve mit 12 Jahren trotz der Orthese bereits auf 59 Grad verschlimmert. In diesem Stadium wurde an ihr eine Operation vorgenommen, bei der ihre Wirbelsäule von der Hüfte an bis in das obere Drittel versteift wurde. Noch lange nach der Operation hatte Claudia Schmerzen und fühlte sich unwohl. Als Claudia 19 war, musste sie sich einer weiteren Operation unterziehen, in der einige Schrauben und andere Anteile der Implantate, die sie störten, entfernt wurden.

Selbst nachdem sie verschiedene Methoden ausprobiert hatte, um die Schmerzen in den Griff zu bekommen, berichtete Claudia weiter von ständigen Rückenschmerzen und war in ihrer täglichen Arbeit auf Grund der Skoliose und der Operation weniger effektiv.

Abschließende Worte

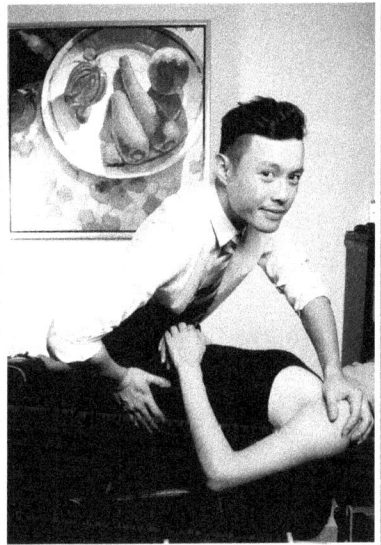

Die Welt der Medizin kann verwirrend sein. Ein Laie findet all die Fachtermini oft missverständlich und kann sie meist nicht ohne Hilfe verstehen.

In einer Welt voller Lebewesen ist es nahezu unmöglich, keine Krankheiten abzubekommen. Dabei sollte man beachten, dass krank sein und nicht gesund sein nicht dasselbe ist. Selbst die Gesündesten können von lebensbedrohlichen Krankheiten und Störungen befallen werden. Alles, was gegen die Auswirkungen dieser Krankheiten hilft, ist ein gesunder Lebenswandel, ein starkes Immunsystem und vor allem eine positive Einstellung.

Gesund zu sein ist ein Zustand, den wir bewusst lange aufrecht erhalten können. Wichtige Forderung ist dabei eine ausgewogene Ernährung, regelmäßiger Sport, Stressfreiheit, eine positive Einstellung und vor allem ein robustes Immunsystem.

Wenn wir einen solchen gesundheitlichen und mentalen Idealzustand erreichen, sind wir gerüstet, Krankheiten und Störungen wie Skoliose zu bekämpfen. Skoliose ist eine krankhaft bedingte Haltungsstörung, die eine Asymmetrie Ihrer Wirbelsäule hervorruft. Von der Diagnose und der Analyse sind es einige Schritte bis hin zu wissenschaftlich fundierten Behandlungsmethoden, um die natürliche Symmetrie des Körpers wiederherzustellen. Auf diesem Behandlungsweg müssen Sie sich disziplinieren und sich der Bedeutung Ihrer Entscheidungen bewusst sein. Ihr Plan für eine natürliche Behandlung und Vorbeugung von Skoliose ist für Sie ein wertvoller Begleiter bei Ihrem Versuch, die Skoliose auf natürlichem Weg zu bekämpfen.

Medizin, Chirurgie und Therapie werden Ihnen beistehen, wenn Sie sich auf den Weg machen, Ihre Skoliose zu behandeln. Bei einigen von Ihnen reicht möglicherweise eine konservative Vorgehensweise aus, wenn die Krümmung bei Ihnen stärker ausgeprägt ist, müssen Sie vielleicht einen operativen Eingriff wählen.

Sprechen Sie mit Ihrem Chirurgen über alle möglichen Komplikationen im Zusammenhang mit der Operation, und bereiten Sie sich mental darauf vor. Wappnen Sie sich mit allen verfügbaren Informationen über den genauen Verlauf, die Instrumente, die verwendet werden usw. Mit Ihrem Wissen können Sie und Ihr Arzt vielleicht gemeinsam entscheiden, ob es Ihnen mit einer leichten Krümmung nicht besser geht, als den möglichen Konsequenzen einer Operation entgegenblicken zu müssen. Gehören Sie einer höheren Altersgruppe an oder leiden Sie bereits an einer stark einschränkenden Erkrankung, träfe das auf Sie zu!

Denken Sie daran: Ihre Gesundheit liegt wirklich in Ihren Händen. Recherchieren Sie, sprechen Sie mit Fachleuten, und versuchen Sie Ihr Möglichstes, Ihre Krümmung zu behandeln und in den Griff zu bekommen. Essen Sie gut, treiben Sie Sport, wenn möglich, und holen Sie sich Unterstützung. Müssen Sie sich doch einer Operation unterziehen, nehmen Sie zu Hause und am Arbeitsplatz die erforderlichen Veränderungen vor. Holen Sie sich Hilfe. Suchen Sie sich eine Handvoll Familienmitglieder oder Freunde, die Ihnen im Krankenhaus und noch viel wichtiger, zu Hause beistehen. Denken Sie daran, dass Sie jemanden brauchen werden, schon allein, um von einem Stuhl aufzustehen – da gibt es für Sie einiges vorzubereiten!

Wenn Sie dieses Buch gelesen haben, würde ich mich über Vorschläge oder ein Feedback freuen unter scoliosis.feedback@ gmail.com. Auch in meinen anderen Büchern warten viele wichtige Informationen auf Sie:

- Ihr Plan für eine natürliche Behandlung und Vorbeugung von Skoliose
- Ihr Arbeitsbuch zur natürlichen Skoliose-Behandlung
- Skoliose und eine gesunde Schwangerschaft

Die DVD „Übungen zur Vorbeugung und Korrektur von Skoliose" ist eine wichtige audio-visuelle Hilfe auf Ihrem Weg. Die folgenden Apps sind genau das richtige für die elektrovernarrte jüngere Generation:

- ScolioTrack für iPhone und Android
- Scoliometer für iPhone und Android
- Scoliometer Pro für das iPad

Auf www.HIYH.info erfahren Sie mehr über meine Angebote.

Ich würde mich freuen, von Ihnen zu hören, und auch Vorschläge Ihrerseits tragen dazu bei, dass meine Arbeit noch effizienter wird. Jetzt ist es an der Zeit zu handeln. Nehmen Sie Ihr Schicksal in die Hände, und machen Sie sich auf den Weg zu einem gesünderen Leben.

Dr. Kevin Lau D.C.

Glossar

1. Coventry MB. Anatomy of the intervertebral disk. Clin Orthop 67:9-15, 1969.

2. Jinkins JR: MRI of enhancing nerve roots in the unoperated lumbosacral spine. AJNR 14:193-202, 1993.

3. Langenskio Id A, Michelsson JE. "Experimental progressive scoliosis in the rabbit," J Bone Joint Surg [Br] 1969;43:116–20.

4. Yamada K, Ikata I, Yamamoto H, et al. "Equilibrium function in scoliosis and active plaster jacket for the treatment.," Tokushima J Exp Med 1969;16:1–7.

5. Yamada K, Yamamoto H, Nakagawa Y, et al. "Etiology of idiopathic scoliosis," Clin Orthop 1984;184:50–7.

6. Piggott, H.: "The natural history of scoliosis in myelodysplasia," J. Bone Jt Surg. 62: 54-58 (1980).

7. Kinetic Imbalance due to Suboccipital Strain Newborns. The Journal of Manual Medicine

8. Ikuyo Kou, Yohei Takahashi, Todd A Johnson, Atsushi Takahashi, Long Guo, Jin Dai, Xusheng Qiu, Swarkar Sharma, Aki Takimoto, Yoji Ogura, Hua Jiang, Huang Yan, Katsuki Kono, Noriaki Kawakami, Koki Uno, Manabu Ito, Shohei Minami, Haruhisa Yanagida, Hiroshi Taneichi, Naoya Hosono, Taichi Tsuji, Teppei Suzuki, Hideki Sudo, Toshiaki Kotani, Ikuho Yonezawa, Douglas Londono, Derek Gordon, John A. Herring, Kota Watanabe, Kazuhiro Chiba, Naoyuki Kamatani, Qing Jiang, Tuji Hiraki, Michiaki Kubo, Yoshiaki Toyama, Tatsuhiko Tsunoda, Carol A. Wise, Yong Qiu, Chisa Shukunami, Morio Matsumoto, and Shiro Ikegawa.

9. "Genetic variants in GPR126 are associated with adolescent idiopathic scoliosis"

10. Nature Genetics (2013)

11. Wynne–Davies R. "Familial (idiopathic) scoliosis. A family survey," J Bone Joint Surg [Br] 1968;50:24–30.

12. Cowell HR, Hall JN, MacEwen GD. "Genetic aspects of idiopathic scoliosis," Clin Orthop 1972;86:121–31.

13. Scoliosis & Epigenetics, Written by Dr. A. Joshua Woggon, Copyright 2012.

14. New York Times - http://health.nytimes.com/health/guides/disease/scoliosis/causes.html

15. Scoliosis as a Neurologic Condition: 4 Points on Two New Genes Making the Connection. Becker's Orthopedic, Spine and Pain Management Review. © Copyright ASC COMMUNICATIONS 2011.

16. Machida M, Dubousset J, Imamura Y, et al. "An experimental study in chickens for the pathogenesis of idiopathic scoliosis," Spine 1993;18:1609–15.

17. Scoliosis Associated With Typical Mayer-Rokitansky-Küster-Hauser Syndrome. Keri Fisher, PA-S, Richard H. Esham, MD, Ian Thorneycroft, PhD, MD, Departments of Physicians Assistant Studies, Medicine, and Obstetrics and Gynecology University of South Alabama, Mobile. Posted: 02/01/2000; South Med J. 2000;93(2) © 2000 Lippincott Williams & Wilkins.

18. Arai S, Ohtsuka Y, Moriya H, et al. "Scoliosis associated with syringomyelia," Spine 1993; 18: 1591-2.

19. Emery E, Redondo A, Rey A. "Syringomyelia and Arnord Chiari in scoliosis initially classified as idiopathic: Experience with 25 patients," Eur Spine J 1997; 6: 158-62.

20. Harrenstein RJ. Die Skoliose bei, Sauglingen und ihre Behandlung. Z Orthop Chir 1 930;52:1.

21. Lloyd-Roberts GC, Pilcher MF. "Structural idiopathic scoliosis in infancy,". J Bone Joint Surg [Br] 1965;47-B:520-23.

22. Juvenile Idiopathic Scoliosis. Curve Patterns and Prognosis in One Hundred and Nine Patients. C. M. ROBINSON, B.MED.SCI., F.R.C.S.†; M. J. MCMASTER, M.D., F.R.C.S.†, EDINBURGH, SCOTLAND. The Journal of Bone & Joint Surgery. 1996; 78:1140-8. Copyright © The Journal of Bone and Joint Surgery, Inc.

23. Cobb JR: Outline for the study of scoliosis. Instructional course lectures. American Academy of Orthopedic Surgeons 5:261–275, 1948

24. Pritchett JW, Bortel DT:"Degenerative symptomatic lumbar scoliosis," Spine 18:700–703, 1993

25. O'Brien MF, Newman, PO, "Nonsurgical Treatment of Idiopathic Scoliosis," Surgery of the Pediatric Spine, ed. Daniel H. Kim et al. (Thieme Medical Publishers, 2008), 580. books.google.com.

26. Good CR, "The Genetic Basis of Idiopathic Scoliosis," Journal of the Spinal Research Foundation, 2009:4:1:13-5, www.spinemd.com.

27. Pearsall, D.J., Reid, J.G., and D.M. Hedden. (1992). "Comparison of three noninvasive methods for measuring scoliosis," Physical Therapy 72(9):648-657.

28. Wong, H., Hui, J.H.P., Rajan, U., and H. Chia. (2005). "Idiopathic scoliosis in Singapore schoolchildren," SPINE 30(10):1188-1196.

29. Yawn, B.P., Yawn, R.A., Hodge, D., Kurland, M., Shaughnessy, W.J., Ilstrup, D., and S.J. Jacobsen. (1999). "A population-based study of school scoliosis screening," JAMA 282(15):1427-1432.

30. Screening for adolescent idiopathic scoliosis. Policy statement. US Preventive Services Task Force. JAMA. 1993;269:2664–6.

31. Yawn BP, Yawn RA, Hodge D, Kurland M, Shaughnessy WJ, Ilstrup D, et al. "A population based study of school scoliosis screening," JAMA. 1999;282:1427-32.

32. Karachalios T, Sofianos J, Roidis N, Sapkas G, Korres D, Nikolopoulos K. "Ten-year follow-up evaluation of a school screening program for scoliosis," Is the forward-bending test an accurate diagnostic criterion for the screening of scoliosis? Spine. 1999;24:2318–24.

33. Screening for adolescent idiopathic scoliosis. Policy statement. US Preventive Services Task Force. JAMA. 1993;269:2664–6.

34. Hagan, J.F., Shaw, J.S., and P.M. Duncan, eds. 2008. Bright Futures: Guidelines for Health

35. Bunnell, W.P. (2005). Selective screening for scoliosis Clinical Orthopaedics and Related Research 434:40-45.

36. Negrini S, Minozzi S, Bettany-Saltikov J, et al. "Braces for idiopathic scoliosis in adolescents," Spine (Phila Pa 1976). 2010;35(13):1285-1293. 10.1097/BRS.0b013e3181dc48f4.

37. Karachalios,T., Sofianos, J., Roidis, N., Sapkas, G., Korres, D., and K. Nikolopoulos.

38. (1999). "Ten-year follow-up evaluation of a school screening program for scoliosis," SPINE 24(22):2318-2324.

39. Karachalios, T., Sofianos, J., Roidis, N., Sapkas, G., Korres, D., and K. Nikolopoulos. (1999). "Ten-year follow-up evaluation of a school screening program for scoliosis. SPINE 24(22):2318-2324.

40. An evaluation of the Adams forward bend test and the scoliometer in a scoliosis school screening setting. Grossman TW, Mazur JM, Cummings RJ. Department of Orthopaedics, Naval Hospital, Great Lakes, Illinois, USA. J Pediatr Orthop. 1995 Jul-Aug;15(4):535-8.

41. Amendt, L.E., Ause-Ellias, K.L., Eybers, J.L., Tadsworth, C.T., Nielsen, D.H., and S.L. Weinstein. (1990). "Validity and reliability testing of the scoliometer," Physical Therapy 70(2):108-117.

42. Spine: Affiliated Society Meeting Abstracts: 23–26 September 2009 - Volume 10 - Issue - p 204 Electronic Poster Abstracts. What Does a Scoliometer Really Measure?: E☐Poster #73. Cahill, Patrick J. MD (Shriners' Hospital for Children); Ranade, Ashish MD; Samdani, Amer MD; Asghar, Jahangir MD; Antonacci, Darryl M. MD; Clements, David H. MD; MD; Betz, Randal R. MD. © 2009 Lippincott Williams & Wilkins, Inc.

43. Bunnell, W.P. (1984). "An objective criterion for scoliosis screening," J. Bone & Joint Surgery 66(9):1381-1387.

44. Reamy BV, Slakey JB. "Adolescent idiopathic scoliosis: review and current concepts," Am Fam Physician. 2001;64(1):111-116.

45. Lenssinck ML, Frijlink AC, Berger MY, Bierman-Zeinstra SM, Verkerk K, Verhagen AP. "Effect of bracing and other conservative interventions in the treatment of idiopathic scoliosis in adolescents: a systematic review of clinical trials," Phys Ther. 2005;85(12):1329-1339.

46. June 13, 2010: Interview with Dr. Alain Moreau, creator of Scoliosis blood test (http://www.scoliosis.org/forum/showthread.php?10705-Interview-with-Dr.-Alain-Moreau-creator-of-Scoliosis-blood-test)

47. Kane WJ. "Scoliosis prevalence: a call for a statement of terms," Clin Orthop. 1997;126:43–6.

48. Scoliosis Surgery, The Definitive Pateint's Reference. David K. Wolpen

49. Shea KG, Stevens PM, Nelson M, Smith JT, Masters KS, Yandow S. "A comparison of manual versus computer-assisted radiographic measurement: Intraobserver measurement variability for Cobb angles," Spine. 1998; 23:551-555.

50. Variability in Cobb angle measurements in children with congenital scoliosis, RT Loder; A Urquhart; H Steen; G Graziano; RN Hensinger; A Schlesinger; MA Schork; and Y Shyr. 1995 British Editorial Society of Bone and Joint Surgery

51. Chen YL. Vertebral centroid measurement of lumbar lordosis compared with the Cobb technique. Spine, Sept. 1, 1999:24(17), pp 1786-1790.

52. J Bone Joint Surg Am. 1984 Sep;66(7):1061-71. The prediction of curve progression in untreated idiopathic scoliosis during growth. Lonstein JE, Carlson JM.

53. Cobb, J.R.: Outlines for the study of scoliosis measurements from spinal roentgenograms. Physical Therapy, 59: 764–765, 1948.

54. Table Peterson, Nachemson JBJS 1995; 77A:823-7

55. Spine (Phila Pa 1976). 2009 Apr 1;34(7):697-700. Curve progression in idiopathic scoliosis: follow-up study to skeletal maturity.

56. The pathogenesis of adolescent idiopathic scoliosis. A systematic review of the literature Kouwenhoven JWM Castelein RM.

57. Bull Acad Natl Med. 1999;183(4):757-67; discussion 767-8. [Idiopathic scoliosis: evaluation of the results]

58. Several factors may predict scoliosis progression Wu H. Eur Spine J. doi:10.1007/s00586-010-1512-9.

59. Assessment of curve progression in idiopathic scoliosis. Soucacos PN, Zacharis K, Gelalis J, Soultanis K, Kalos N, Beris A, Xenakis T, Johnson EO. Source: Department of Orthopedic Surgery, University of Ioannina, School of Medicine, Greece. Eur Spine J. 1998;7(4):270-7.

60. Roach JW. Adolescent idiopathic scoliosis. Orthop Clin North Am. 1999;30:353–65.

61. Nykoliation JW, Cassidy JD, Arthur BE, et al: An Algorithm for the Managemment of Scoliosis. J. Manipulative Physiol Ther 9:1, 1986

62. Spine (Phila Pa 1976). 2006 Aug 1;31(17):1933-42. Progression risk of idiopathic juvenile scoliosis during pubertal growth.

63. Kesling KL, Reinker KA. Scoliosis in twins. A meta-analysis of the literature and report of six cases. Spine. 1997;22:2009–14.

64. Cho KJ, Suk SI, Park SR, Kim JH, Kim SS, Choi WK, et al. Complications in posterior fusion and instrumentation for degenerative lumbar scoliosis. Spine (Phila Pa 1976) 2007;32:2232–7.

65. Brooks HL, Azen SP, Gerber E, Brooks R, Chan L. Scoliosis: a prospective epidemiological study. J Bone Joint Surg Am 1975;57:968–72.

66. Specific exercises in the treatment of scoliosis--differential indication. Weiss HR, Maier-Hennes A. Source: Asklepios Katharina Schroth Spinal Deformities Rehabilita.tion Centre, Korczakstr. 2, 55566 Bad Sobernheim, Germany. hr.weiss@asklepios.com

67. The postural stability control and gait pattern of idiopathic scoliosis adolescents. Po-Quang Chen, Jaw-Lin Wang, Yang-Hwei Tsuang, Tien-Li Liao, Pei-I Huang, Yi-Shiong Hang. Section of Spinal Surgery, Department of Orthopedic, National Taiwan University Hospital, Taipei, Taiwan, ROC.

68. Relations Between Standing Stability and Body Posture Parameters in Adolescent Idiopathic Scoliosis Nault, Marie-Lyne BSc,*†; Allard, Paul PhD, PEng,*†; Hinse, Sébastien MSc,*†; Le Blanc, Richard PhD,†; Caron, Olivier PhD,‡; Labelle, Hubert MD,§; Sadeghi, Heydar PhD*†.

69. "Influence of Different Types of Progressive Idiopathic Scoliosis on Static and Dynamic Postural Control," Gauchard, Gérome C. PhD*†; Lascombes, Pierre MD‡; Kuhnast, Michel MD§; Perrin, Philippe P. MD, PhD*†. Spine: 1 May 2001 - Volume 26 - Issue 9 - pp 1052-1058.

70. Weiss HR: "The effect of an exercise programme on VC and rib mobility in patients with IS," Spine 1991, 16:88-93.

71. Worthington V, Shambaugh P: "Nutrition as an environmental factor in the etiology of idiopathic scoliosis,"

72. J Manipulative Physiol Ther 1993, 16(3):169-73.

73. Heijmans BT, Tobi EW, Lumey LH, Slagboom PE: "The epigenome: archive of the prenatal environment," Epigenetics 2009, 4(8):526-31.

74. Correction of Spinal Curvatures by Transcutaneous Electrical Muscle Stimulation AXELGAARD, JENS MS, PhD; NORDWALL, ANDERS MD; BROWN, JOHN C. MD.

75. Surface Electrical Stimulation Versus Brace in Treatment of Idiopathic Scoliosis. DURHAM, JOHN W. MD; MOSKOWITZ, ALAN MD; WHITNEY, JOHN BS.

76. http://sciencestage.com/d/573038/transcutaneous-electrical-stimulation-tces-for-the-treatment-of-adolescent-idiopathic-scoliosis-prel.html

77. "Transcutaneous electrical muscle stimulation for the treatment of progressive spinal curvature deformities," 1984, Vol. 6, No. 1 , Pages 31-46. Rancho Los Amigos Rehabilitation Engineering Center, Rancho Los Amigos Hospital, University of Southern California.

78. Morningstar, Mark W. "Outcomes for adult scoliosis patients receiving chiropractic rehabilitation: a 24-month retrospective analysis," Journal of Chiropractic Medicine. January 2011; 10: 179-184.

79. Blount, W. P.; Moe, J. H.: The Milwaukee Brace. Baltimore, Williams & Wilkins, 1973.

80. Goldberg, C. J.; Moore, D. P.; Fogarty, E. E.; Dowling, F. E.: "Adolescent idiopathic scoliosis: the effect of brace treatment on the incidence of surgery," Spine, 26(1):42-47, 2001.

81. Braces for idiopathic scoliosis in adolescents Negrini S, Minozzi S, Bettany-Saltikov J, Zaina F, Chockalingam N, Grivas TB, Kotwicki T, Maruyama T, Romano M, Vasiliadis ES - See more at: http://summaries.cochrane.org/CD006850/braces-for-idiopathic-scoliosis-in-adolescents#sthash.8CQkzUr1.dpuf

82. Nachemson, A.; Peterson, L. E.; and members of the Brace Study Group of the Scoliosis Research Society: "Effectiveness of treatment with a brace in girls who have adolescent idiopathic scoliosis. A prospective, controlled study based on data from the Brace Study of the Scoliosis Research Society," J. Bone and Joint Surg., 77-A: 815-822, June 1995.

83. Effectiveness of the Charleston Night-time Bending Brace in the Treatment of Adolescent Idiopathic Scoliosis. Lee CS, Hwang CJ, Kim DJ, Kim JH, Kim YT, Lee MY, Yoon SJ, Lee DH. Scoliosis Center, Asan Medical Center, College of Medicine, University of Ulsan, Seoul, Korea. J Pediatr Orthop. 2012 Jun;32(4):368-72.

84. Rowe, D. E.; Bernstein, S.M.; Riddick, M. F.; Adler, F.; Emans, J. B.; Gardner-Bonneau, D.: "A meta-analysis of the efficacy of non-operative treatments for idiopathic scoliosis," JBJS, 79A-5:664-674, 1997.

85. The estimated cost of school scoliosis screening Spine 2000 Sep 15;25(18):2387-91 Yawn & Yawn. Department of Research, Olmsted Medical

Center, Rochester, Minnesota 55904, USA. Spine (Phila Pa 1976). 2000 Sep 15;25(18):2387-91.

86. Patil CG, Santarelli J, Lad SP, et al. Inpatient complications, mortality, and discharge disposition after surgical correction of idiopathic scoliosis: a national perspective. *Spine J.* 2008 Mar 19 [Epub ahead of print]

87. Risks for Complications After Scoliosis Surgery Identified. Complications after scoliosis surgery more likely in nonambulatory patients, large pre-op curve. Spine. Publish date: Apr 1, 2011

88. The estimated cost of school scoliosis screening Spine 2000 Sep 15;25(18):2387-91 Yawn & Yawn. Department of Research, Olmsted Medical Center, Rochester, Minnesota 55904, USA. Spine (Phila Pa 1976). 2000 Sep 15;25(18):2387-91.

89. http://www.europeanmedicaltourist.com/spine-surgery/scoliosis.html

90. Sharrock NE. Anesthesia. In: Callaghan JJ, Rosenberg AG, Rubash HE, eds. The Adult Hip Philadelphia: Lippincott - Raven Publishers, 1998.

91. [Anesthesia for scoliosis surgery: preoperative assessment and risk screening of patients undergoing surgery to correct spinal deformity]. Rev Esp Anestesiol Reanim. 2005 Jan;52(1):24-42; quiz 42-3, 47.

92. Engelhardt T, Webster NR. Pulmonary aspiration of gastric contents in anaesthesia. Br J Anaesth 1999; 83: 453–60

93. Genever EE. Suxamethonium induced cardiac arrest in unsuspected pseudohypertrophic muscular dystrophy. Br J Anaesth 1971; 43: 984–6

94. Kafer ER. Review article: Respiratory and cardio vascular functions in scoliosis and the principles of anesthetic management. Anesthesiology 1980; 52:339-351.

95. Peterson DO, Drummond DC, Todd MM. Effects of halothane, enflurane, isoflurane and nitrous oxide on somatosensory evoked potentials in humans. Anesthesiology 1986; 65: 35–40

96. Pelosi L, Stevenson M, Hobbs GJ, et al. Intraoperative motor evoked potentials to transcranial electrical stimulation during two anesthetic regimens. Clin Neurophysiol 2001; 112: 1076–87

97. Anterior approach to the thoracolumbar spine: technical considerations. Burrington JD, Brown C, Wayne ER, Odom J., Arch Surg. 1976 Apr;111(4):456-63.

98. Posterior vertebrectomy in kyphosis, scoliosis and kyphoscoliosis due to hemivertebra. Aydogan M, Ozturk C, Tezer M, Mirzanli C, Karatoprak O, Hamzaoglu A. Istanbul Spine Center, Florence Nightingale Hospital, Istanbul, Turkey. J Pediatr Orthop B. 2008 Jan;17(1):33-7.

99. Combined anterior and posterior instrumentation in severe and rigid idiopathic scoliosis, Viola Bullmann, Henry F. H. Halm, Tobias Schulte, Thomas Lerner, Thomas P. Weber, Ulf R. Liljenqvist. European Spine Journal April 2006, Volume 15, Issue 4, pp 440-448

100. Posterior only versus combined anterior and posterior approaches to lumbar scoliosis in adults: a radiographic analysis. Pateder DB, Kebaish KM, Cascio BM, Neubaeur P, Matusz DM, Kostuik JP. Department of Orthopaedic Surgery, Johns Hopkins Hospital, Johns Hopkins University School of Medicine, Baltimore, MD, USA.Spine[2007, 32(14):1551-1554]

101. Vendoscopic Anterior Surgery for Idiopathic Thoracic Scoliosis; Preliminary Report on Pre-operative CT Examination and Small Thoracotomy for Safe and Accurate Screw Insertion.Authors: KAMIMURA M (Shinshu Univ. School Of Medicine) KINOSHITA T (Shinshu Univ. School Of Medicine) ITOH H (Shinshu Univ. School Of Medicine) YUZAWA Y (Shinshu Univ. School Of Medicine) TAKAHASHI J (Shinshu Univ. School Of Medicine). Journal Title: Spinal Deformity. Journal Code: L0113A.

102. MECHANICAL COMPLICATIONS DURING ENDOSCOPIC SCOLIOSIS SURGERY. J.R. Crawford, M.T. Izatt, C.J. Adam, R.D. Labrom and G.N. Askin.

103. Thoracoplasty in thoracic adolescent idiopathic scoliosis. Thoracoplasty in thoracic adolescent idiopathic scoliosis.

104. Se-Il Suk, Jin-Hyok Kim, Sung-Soo Kim, Jeong-Joon Lee, Yong-Tak Han. Seoul Spine Institute, Inje University Sanggye Paik Hospital, Seoul, Korea.

105. U.S. Army Medical Department Center and School, Fort Sam Houston, Texas. Spine[1994, 19(14):1636-1642]. Geissele AE, Ogilvie JW, Cohen M, Bradford DS.

106. Surgical technique: modern Luqué trolley, a self-growing rod technique. Ouellet J. Division of Orthopaedic Surgery, McGill University Health Centre, Montreal Children Hospital, 2300 Tupper Street, Montreal, QC H3H 1P3, Canada. jean.ouellet@muhc.mcgill.ca. Clin Orthop Relat Res. 2011 May;469(5):1356-67.

107. Hardware complications in scoliosis surgery. Bagchi K, Mohaideen A, Thomson JD, Foley LC. Present address: 5302 Bishop's View Circle, Cherry Hill, NJ 08002, USA. Pediatr Radiol. 2002 Jul;32(7):465-75. Epub 2002 Apr 4.

108. Scoliosis surgery : correction not correlated with instrumentation, quality of life not correlated with correction or instrumentation. Rolf SOBOTTKE, Jan SIEWE, Jan HOKEMA, Ulf SCHLEGEL, Thomas ZWEIG, Peer EYSEL. The University of Cologne, Germany, and the University of Bern, Switzerland.

109. Segmental pedicle screw instrumentation in idiopathic thoracolumbar and lumbar scoliosis. Halm H, Niemeyer T, Link T, Liljenqvist U. Center for Spine Surgery and Scoliosis Center, Klinikum Neustadt, Germany. Eur Spine J. 2000 Jun;9(3):191-7.

110. Comparative analysis of pedicle screw versus hook instrumentation in posterior spinal fusion of adolescent idiopathic scoliosis. Kim YJ, Lenke LG, Cho SK, Bridwell KH, Sides B, Blanke K. Washington University School of Medicine, Department of Orthopaedic Surgery and Shriners Hospitals for Children, St. Louis Unit, St. Louis, MO, USA. Spine (Phila Pa 1976). 2004 Sep 15;29(18):2040-8.

111. Pedicle screw instrumentation for adult idiopathic scoliosis: an improvement over hook/hybrid fixation. Rose PS, Lenke LG, Bridwell KH, Mulconrey DS, Cronen GA, Buchowski JM, Schwend RM, Sides BA. Spine (Phila Pa 1976). 2009 Apr 15;34(8):852-7; discussion 858. doi: 10.1097/BRS.0b013e31818e5962.

112. Pedicle screw instrumentation in adolescent idiopathic scoliosis (AIS), Se-Il Suk, Jin-Hyok Kim, Sung-Soo Kim, Dong-Ju Lim. European Spine Journal. January 2012, Volume 21, Issue 1, pp 13-22

113. Comparative analysis of pedicle screw versus hook instrumentation in posterior spinal fusion of adolescent idiopathic scoliosis. Kim YJ, Lenke LG, Cho SK, Bridwell KH, Sides B, Blanke K. Washington University School of Medicine, Department of Orthopaedic Surgery and Shriners Hospitals for Children, St. Louis Unit, St. Louis, MO, USA. Spine (Phila Pa 1976). 2004 Sep 15;29(18):2040-8.

114. Square-lashing technique in segmental spinal instrumentation: a biomechanical study. Eur Spine J. 2006 July; 15(7): 1153–1158. Published online 2006 February 10. doi: 10.1007/s00586-005-0010-y

115. Cobalt chromium sublaminar wires for spinal deformity surgery. Spine (Phila Pa 1976). 2006 Sep 1;31(19):2209-12. Cluck MW, Skaggs DL. University Hospitals of Cleveland Spine Institute, Cleveland, OH, USA.

116. Safety of sublaminar wires with Isola instrumentation for the treatment of idiopathic scoliosis. Girardi FP, Boachie-Adjei O, Rawlins BA. Scoliosis Service, Hospital for Special Surgery, New York, New York, USA.

117. Use of the Universal Clamp for deformity correction and as an adjunct to fusion: preliminary results in scoliosis. J Child Orthop. 2010 February; 4(1): 73–80. Published online 2009 November 28. doi: 10.1007/s11832-009-0221-6

118. Use of the Universal Clamp for deformity correction and as an adjunct to fusion: preliminary results in scoliosis. Jean-Luc Jouve, Jérôme Sales de Gauzy, Benjamin Blondel, Franck Launay, Franck Accadbled, Gérard Bollini. Journal of Children's Orthopaedics. February 2010, Volume 4, Issue 1, pp 73-80

119. Analysis of complications in scoliosis surgery. Xu RM, Sun SH, Ma WH, Liu GY, Gu YJ, Huang L, Ying JW, Jiang WY. Department of Orthopedics, the Sixth Hospital of Ningbog, Ningbo 315040, Zhejiang, China.

120. Scoliosis Research Society Morbidity and Mortality of Adult Scoliosis Surgery. Sansur, Charles A.; Smith, Justin S.; Coe, Jeff D.; Glassman, Steven D.; Berven, Sigurd H.; Polly, David W. Jr.; Perra, Joseph H.; Boachie-Adjei, Oheneba; Shaffrey, Christo.

121. Complications of scoliosis surgery in Prader-Willi syndrome. Accadbled F, Odent T, Moine A, Chau E, Glorion C, Diene G, de Gauzy JS. Spine (Phila Pa 1976). 2008 Feb 15;33(4):394-401. doi: 10.1097/BRS.0b013e318163fa24.

122. Results of surgical treatment of adults with idiopathic scoliosis. J Bone Joint Surg Am 1987 Jun;69(5):667-75

123. Sponseller PD, Cohen MS, Nachemson AL, Hall JE, Wohl ME.

124. Intraoperative blood loss during different stages of scoliosis surgery: A prospective study. Hitesh N Modi, Seung-Woo Suh*, Jae-Young Hong, Sang-Heon Song and Jae-Hyuk Yang

125. Complications and risk factors of primary adult scoliosis surgery: a multicenter study of 306 patients. Charosky S, Guigui P, Blamoutier A, Roussouly P, Chopin D; Study Group on Scoliosis. Spine (Phila Pa 1976). 2012 Apr 15;37(8):693-700. doi: 10.1097/BRS.0b013e31822ff5c1,

126. Complications of pedicle screw fixation in scoliosis surgery: a systematic review. Hicks JM, Singla A, Shen FH, Arlet V. Spine (Phila Pa 1976). 2010 May 15;35(11):E465-70. doi: 10.1097/BRS.0b013e3181d1021a.

127. Hardware complications in scoliosis surgery. Bagchi K, Mohaideen A, Thomson JD, Foley LC. Pediatr Radiol. 2002 Jul;32(7):465-75. Epub 2002 Apr 4.

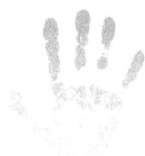

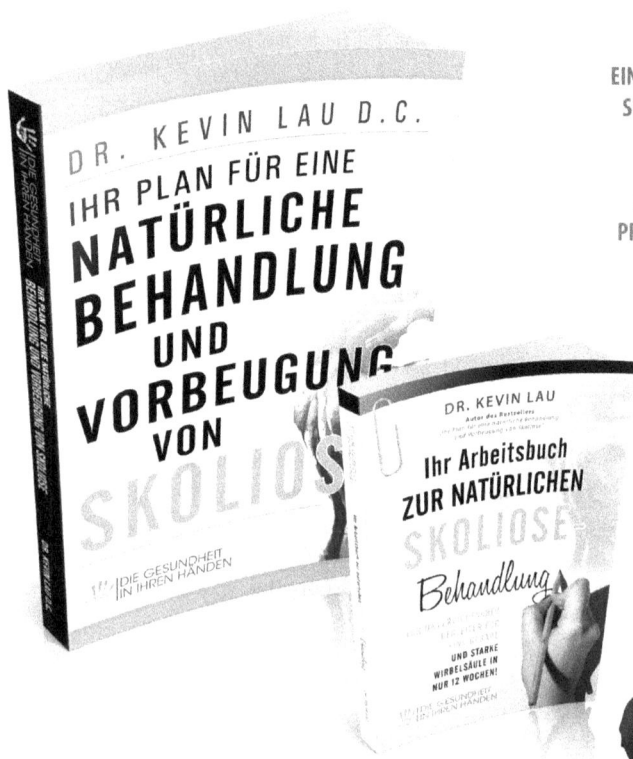

EIN KOMPLETT NATÜRLICHES, SICHERES UND ERPROBTES ERNÄHRUNGS- UND ÜBUNGSPROGRAMM ZUR BEHANDLUNG UND PRÄVENTION VON SKOLIOSE!

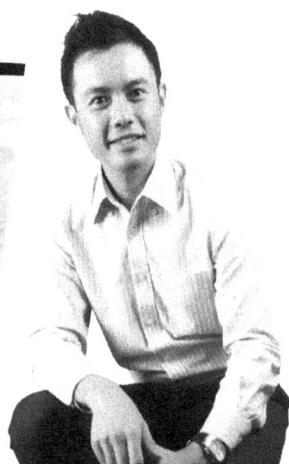

DR. KEVIN LAU D.C.

IHR PLAN FÜR EINE

NATÜRLICHE BEHANDLUNG UND VORBEUGUNG VON SKOLIOSE

DR. KEVIN LAU
Autor des Bestsellers

Ihr Arbeitsbuch
ZUR NATÜRLICHEN
SKOLIOSE
Behandlung

UND STARKE WIRBELSÄULE IN NUR 12 WOCHEN!

IN DIESEM BUCH WERDEN SIE:

- die neusten Forschungsergebnisse über die wahren Ursachen von Skoliose kennen lernen
- Erfahren, wie die Korsettierung und Chirurgie eigentlich nur die Symptome der Skoliose behandeln und nicht deren Wurze.
- Herausfinden, welche der neusten Behandlungsmethoden funktionieren und welche nicht.
- Mit den häufigsten Symptomen, die bei Skoliosepatienten auftreten, vertraut gemacht.
- Sehen, wie eine schnelle Skoliose-Untersuchung bei Teenagern deren spätere Lebensqualität erhöhen kann.
- Erfahren, wie eine Mangelernährung Krankheiten in unserem Körper verursacht und das normale Wachstum unserer Wirbelsäule beeinträchtigt.
- Das einzige Buch weltweit, dass die Skoliose behandelt, indem kontrolliert wird, welche Gene für Skoliose zum Ausdruck kommen.
- Sie bekommen ein tiefgreifendes Verständnis davon, wie Muskeln und Bänder bei den häufigsten Formen von Skoliose arbeiten.
- Erstellen Sie sich einen individuellen Übungsplan für Ihre Skoliose, der sogar mit dem stressigsten Terminplan kompatibel ist.
- Lernen Sie die besten Positionen fürs Stehen, Sitzen und Schlafen bei Skoliose kennen.

ScolioTrack

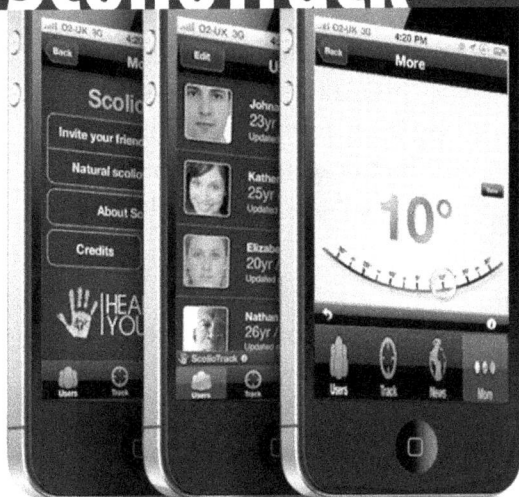

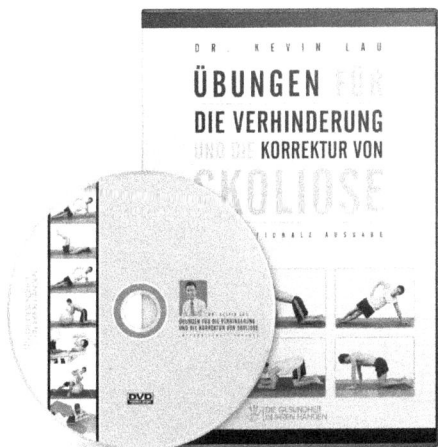

Bleiben Sie auf dem Laufenden

Bleiben Sie mit den folgenden Links immer auf dem Laufenden über die neuesten Gesundheitstipps, Nachrichten und Updates von Dr. Kevin Lau. Kommen Sie auf unsere Health in Your Hands Seite auf facebook, und stellen Sie Dr. Kevin Lau dort Fragen zu seinem Buch, allgemeine Fragen über Skoliose, die iPhone App ScolioTrack oder die Übungs-DVD:

facebook.	www.facebook.com/Skoliose.de
You Tube	www.youtube.com/DrKevinLau
Blogger	www.DrKevinLau.blogspot.com
twitter	www.twitter.com/DrKevinLau
Linked in	www.linkedin.com/in/DrKevinLau/de

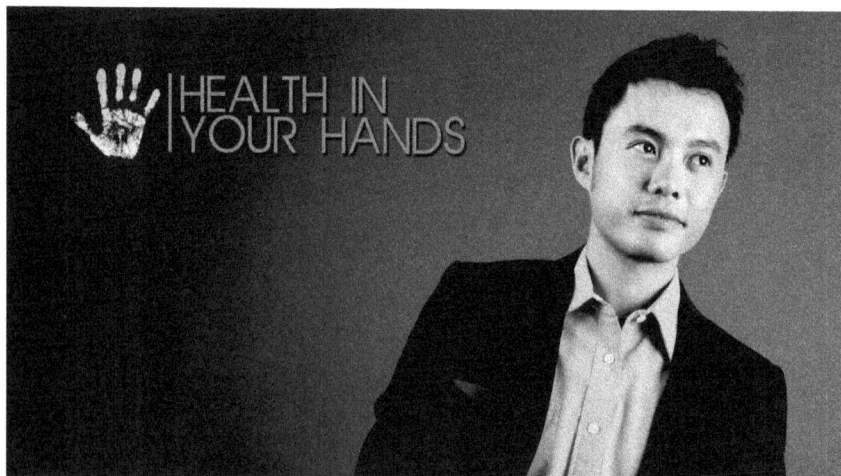

www.ingramcontent.com/pod-product-compliance
Lightning Source LLC
Chambersburg PA
CBHW060319200326
41519CB00011BA/1771